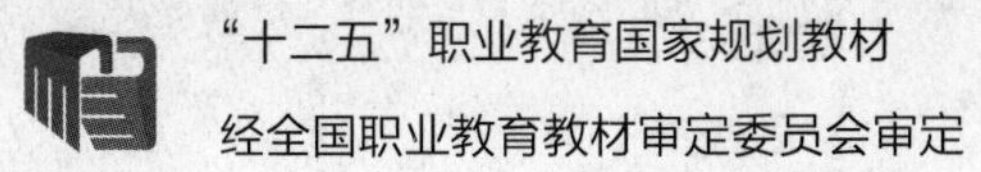

SHENGLIXUE

生理学

（第3版）

马晓健 主编

高等教育出版社·北京

内容提要

本书为"十二五"职业教育国家规划教材。

生理学是研究人体正常生命活动规律的科学。具体研究构成人体各个系统的器官和细胞的正常活动过程，各器官、细胞功能表现的内部机制，不同细胞、器官、系统之间的相互联系和相互作用。本书共13章，分别为绪论、细胞的基本功能、血液、血液循环、呼吸、消化与吸收、能量代谢与体温、排泄、神经系统、感觉器官、内分泌、生殖及老年生理。每章附有学习目标和学习要点，以便于学生自学与复习。

本书适用于全日制高职高专院校临床医学、预防医学、护理、助产、医学技术、卫生管理等医学相关专业学生，亦可作为成人教育相关专业教学用书。

图书在版编目（CIP）数据

生理学／马晓健主编. --3版. --北京：高等教育出版社，2015.3（2016.1重印）

ISBN 978-7-04-042079-1

Ⅰ.①生… Ⅱ.①马… Ⅲ.①人体生理学-高等职业教育-教材 Ⅳ.①R33

中国版本图书馆CIP数据核字（2015）第039263号

策划编辑 夏 宇　　责任编辑 夏 宇　　封面设计 李小璐　　责任印制 田 甜

出版发行 高等教育出版社
社 址 北京市西城区德外大街4号
邮政编码 100120
印 刷 北京市联华印刷厂
开 本 787mm×1092mm 1/16
印 张 16.25
字 数 380千字
购书热线 010-58581118
咨询电话 400-810-0598

网 址 http://www.hep.edu.cn
http://www.hep.com.cn
网上订购 http://www.landraco.com
http://www.landraco.com.cn
版 次 2005年3月第1版
2015年3月第3版
印 次 2016年1月第3次印刷
定 价 29.00元

物 料 号 42079-00

《生理学》 第3版编写人员

主　编　马晓健

副主编　罗华荣　王光亮

编　委　（以姓氏笔画为序）

丁玉琴　南阳医学高等专科学校
马晓健　湖南医药学院
王光亮　邢台医学高等专科学校
李文忠　荆楚理工学院
况　伟　宁波卫生职业技术学院
张　君　湖南医药学院
陆建林　顺德职业技术学院
罗华荣　荆州职业技术学院
胡　庆　沧州医学高等专科学校
郭　兵　重庆医药高等专科学校
郭　锐　首都铁路卫生学校

秘　书　柳　洁　湖南医药学院

出版说明

教材是教学过程的重要载体，加强教材建设是深化职业教育教学改革的有效途径，推进人才培养模式改革的重要条件，也是推动中高职协调发展的基础性工程，对促进现代职业教育体系建设，切实提高职业教育人才培养质量具有十分重要的作用。

为了认真贯彻《教育部关于“十二五”职业教育教材建设的若干意见》（教职成〔2012〕9号），2012年12月，教育部职业教育与成人教育司启动了“十二五”职业教育国家规划教材（高等职业教育部分）的选题立项工作。作为全国最大的职业教育教材出版基地，我社按照“统筹规划，优化结构，锤炼精品，鼓励创新”的原则，完成了立项选题的论证遴选与申报工作。在教育部职业教育与成人教育司随后组织的选题评审中，由我社申报的1 338种选题被确定为“十二五”职业教育国家规划教材立项选题。现在，这批选题相继完成了编写工作，并由全国职业教育教材审定委员会审定通过后，陆续出版。

这批规划教材中，部分为修订版，其前身多为普通高等教育“十一五”国家级规划教材（高职高专）或普通高等教育“十五”国家级规划教材（高职高专），在高等职业教育教学改革进程中不断吐故纳新，在长期的教学实践中接受检验并修改完善，是“锤炼精品”的基础与传承创新的硕果；部分为新编教材，反映了近年来高职院校教学内容与课程体系改革的成果，并对接新的职业标准和新的产业需求，反映新知识、新技术、新工艺和新方法，具有鲜明的时代特色和职教特色。无论是修订版，还是新编版，我社都将发挥自身在数字化教学资源建设方面的优势，为规划教材开发配备数字化教学资源，实现教材的一体化服务。

这批规划教材立项之时，也是国家职业教育专业教学资源库建设项目及国家精品资源共享课建设项目深入开展之际，而专业、课程、教材之间的紧密联系，无疑为融通教改项目、整合优质资源、打造精品力作奠定了基础。我社作为国家专业教学资源库平台建设和资源运营机构及国家精品开放课程项目组织实施单位，将建设成果以系列教材的形式成功申报立项，并在审定通过后陆续推出。这两个系列的规划教材，具有作者队伍强大、教改基础深厚、示范效应显著、配套资源丰富、纸质教材与在线资源一体化设计的鲜明特点，将是职业教育信息化条件下，扩展教学手段和范围，推动教学方式方法变革的重要媒介与典型代表。

教学改革无止境，精品教材永追求。我社将在今后一到两年内，集中优势力量，全力以赴，出版好、推广好这批规划教材，力促优质教材进校园、精品资源进课堂，从而更好地服务于高等职业教育教学改革，更好地服务于现代职教体系建设，更好地服务于青年成才。

高等教育出版社
2014年7月

第 3 版前言

《生理学基础》自 2005 年出版以来，受到了使用学校广大师生的一致好评，2007 年入选普通高等教育“十一五”国家级规划教材，2009 年出版第 2 版更名为《生理学》。时隔 5 年，应广大师生的要求，在高等教育出版社的统一组织下于 2014 年开始第 3 版修订工作，并立项“十二五”职业教育国家规划教材建设。

本书的编写原则是以专业培养目标为导向，以职业技能培养为根本，满足科学需要、教学需要和社会需要，充分体现职业教育、护理专业两个特点。同时，教材编写继续坚持“三基五性”（基本知识、基本理论和基本技能；思想性、科学性、先进性、启发性和实用性）的原则，但基本理论和基本知识以“必需、够用”为度，强调基本技能的培养，特别强调教材的实用性（适教、适学）和先进性。

本书在内容选择上既强调打好基础，同时又注重体现学科的进展；在编排上注重遵循生理过程的发生规律，使之更加适应教学。如第四章心脏生理、第六章消化与吸收的编排都有别于传统教材。与前两版教材相比，每章前增加了学习目标，许多章节增加了生理学的新内容，删除了部分陈旧内容。

为便于学生自学与复习，每章后附有学习要点，学习要点为本章的重点内容，是编者根据多年教学实践经验体会的精华。

第 3 版的编委及分工有所调整，湖南医药学院马晓健教授编写第一章和第四章；沧州医学高等专科学校胡庆教授编写第二章；湖南医药学院张君教授编写第三章；首都铁路卫校郭锐高级讲师编写第五章；邢台医学高等专科学校王光亮教授编写第六章；南阳医学高等专科学校丁玉琴教授编写第七章和第十三章；荆州职业技术学院罗华荣副教授编写第八章；顺德职业技术学院陆建林副教授编写第九章；荆楚理工学院医学院李文忠教授编写第十章；宁波卫生职业技术学院况炜副教授编写第十一章；重庆医药高等专科学校郭兵副教授编写第十二章。湖南医药学院柳洁老师用计算机绘制了大部分插图和协助做了大量的文字处理工作。教材的编写，得到了各参编学校的大力支持。在此对各学校的支持和各位老师的辛勤劳动表示衷心感谢。

在教材的编写过程中，我们参考了国内近几年新版的多种教材，从内容到插图对我们的编写都给予极大的启迪和帮助，在此对各位作者表示诚挚的谢意。

由于我们的水平有限，教材肯定还存在不少缺点和错误，真诚地希望广大读者提出批评和改进意见。

根据本教材的内容和深度，建议教学时数为 72 学时，其中理论教学 56 学时，实验教学 16 学时，各学校可根据实际情况进行调整。具体时间分配如下：

章　节	1	2	3	4	5	6	7	8	9	10	11	12	13	总计
理论课学时	2	4	4	10	4	4	3	6	8	4	4	2	1	56
实践课学时		2	2	4	1	1	1	2	2	1				16
合　计	2	6	6	14	5	5	4	8	10	5	4	2	1	72

马晓健

2014 年 12 月

第 1 版前言

《生理学基础》一书的编写原则是以专业培养目标为导向，以职业技能培养为根本，满足科学需要、教学需要和社会需要，充分体现职业教育、护理专业两个特点。同时教材编写继续坚持“三基五性”（基本知识、基本理论和基本技能；思想性、科学性、先进性、启发性和实用性）的原则，但基本理论和基本知识以“必需、够用”为度，强调基本技能的培养，特别强调教材的实用性（适教适用）和先进性。

本书在内容选择上既强调打好基础，同时又注重体现学科的进展，如增加了第十三章老年生理，第二章增加了细胞的转导功能等；在编排上注重遵循生理过程的发生规律，使之更加适应教学，如第六章消化与吸收、第四章心脏生理的编排都有别于传统教材。

为便于学生自学与复习，每章后面附有学习要点，要点内容为本章的重点内容，是教师多年教学实践经验、体会的精华。

怀化医学高等专科学校马晓健副教授负责编写第一章和第四章；河北沧州医学高等专科学校胡庆副教授负责编写第二章和第十三章；怀化医学高等专科学校李湘君副教授编写第三章；首都铁路卫校郭锐高级讲师编写第五章；河北邢台医学高等专科学校田仁副教授编写第六章；湖南中医药高等专科学校喻春桃副教授编写第七章和第十章；湖北荆州职业技术学院罗华荣副教授编写第八章；广东顺德职业技术学院陆建林讲师编写第九章；宁波天一职业技术学院况炜讲师编写第十一章和第十二章。柳洁老师用计算机绘制了大部分插图并协助做了大量的文字处理工作。在教材编写中得到了怀化医学高等专科学校、湖北荆州职业技术学院等学校的大力支持。在此对各学校的支持和各位老师的辛勤劳动表示衷心感谢。

由于时间仓促，特别是我们的水平有限，教材肯定存在不少缺点和错误，真诚地希望广大读者提出批评和改进意见。

马晓健

2004 年 10 月

目　录

第一章 绪 论

学习目标

1. 掌握 兴奋性、兴奋、抑制等概念，内环境、稳态的概念及生理意义，人体功能活动的调节机制，负反馈、正反馈的概念。

2. 熟悉 刺激引起的条件，条件反射、非条件反射的概念。

3. 了解 生理学研究的任务和内容。

第一节 概 述

一、什么是生理学

生理学(Physiology)是生物科学的一个分支，是以生物机体的生命活动现象和机体各个组成部分的功能为研究对象的一门科学。根据研究对象的不同，生理学可分为植物生理学、动物生理学、人体生理学等。

人体生理学简称生理学，本书所介绍的即为人体生理学。其任务是研究构成人体各个系统的器官和细胞的正常活动过程，特别是各个器官、细胞功能表现的内部机制，不同细胞、器官、系统之间的相互联系和相互作用，并阐明人体作为一个整体，其各部分的功能活动是如何互相协调、互相制约，从而能在复杂多变的环境中维持正常的生命活动过程的。

二、医学生学习生理学的意义

生理学是一门基础理论课程，在医学课程体系中具有重要的地位和作用。一方面，学习生理学需要一些前期课程作为基础，由于人体的生理功能是建立在形态结构基础之上的，因此，学习生理学必须以解剖学和组织学等形态学课程为基础；另一方面，生理学又是学习后续医学基础课和临床课程的基础。医学生必须在了解正常人体各个组成部分功能的基础上，才能理解在各种疾病情况下身体某个或某些部分发生的变化，器官在疾病时发生的功能变化与形态变化之间的关系，一个器官发生病变时如何影响其他器官的功能等。所以，生理学是医学各专业的一门必修课程。

三、学习生理学的基本观点和方法

(一) 树立整体观念

人体是作为一个完整的统一体而存在的，各种生理活动都是完整统一体中的组成部分。构成人体的各系统、器官、组织、细胞都具有不同的活动规律，但它们之间的活动又是相互联系、相互制约、有机配合、协调一致的，以服从于人体作为整体而适应环境变化的需要。如果学习和应用中只注重人体局部的功能变化，忽略适应环境的人体整体功能的效应，就会走进学习的误区。

（二）结构与功能统一的观点

人体的形态结构是生理功能的物质基础，而人体的各种生理功能则是形态结构的运动形式。一定的形态结构决定一定的功能，在人的生命进程中，功能的变化能逐渐引起形态结构的变化，形态结构的改变又可影响功能活动，二者相辅相成。

（三）动态平衡的观点

人的生命活动是在适应环境的过程中不断变化的，这种变化在生理范围内是一种动态平衡过程，其目的是维持内环境的相对稳定。因此，在学习中要注意掌握人体正常的生理变异和功能活动的周期性、双重性、双向性等活动规律，不能以静态的观点来理解生理学内容。

（四）注重学科渗透

生理学与其他学科的知识具有广泛的联系，正是由于学科间的相互渗透而促进了生理学科的发展，各学科的知识内容相互联系、相互促进，关注生理学与其他学科的联系，将有助于开拓思路，加深对生理学知识的理解，也有利于将所学知识融会贯通。

（五）注重实验研究

生理学是一门实验性科学，也就是说，生理学知识主要是通过实验获得的。构成身体的最基本单位是细胞。许多不同的细胞构成器官。行使某种生理功能的不同器官相互联系，构成系统。人体是由各个器官系统相互联系、相互作用而构成的一个复杂的整体。生理学研究可以在细胞分子水平、器官系统水平和整体水平上进行。由于实验往往会给机体带来损害，因此，研究人体功能常采用动物实验。生理学所用的动物实验方法，可分为急性实验和慢性实验。在生理学的实验教学中，一些实验是为验证某一生理学知识而设计的经典实验，一些是为培养学生的能力而设计的综合性实验。无论是哪一类实验，对培养学生的动手能力、科学思维和分析问题的能力都有着不可替代的作用。

生理学发展简史

17 世纪初，英国医生 William Harvey 通过动物活体实验，首先科学地阐明了血液循环的途径和规律，被公认为近代生理学的奠基人。20 世纪初，俄国生理学家巴甫洛夫研究了大脑的功能，创建了高级神经活动学说，对生理学、医学、心理学甚至哲学产生了深远的影响。1939 年，美国生理学家 W. B. Cannon 在内环境恒定概念的基础上，又提出了“稳态”这一十分重要的概念。我国近代生理学形成的标志是 1926 年中国生理学会的成立。林可胜是我国近代生理学和中国生理学会的奠基人，也是我国消化生理学的先驱。蔡翘、张锡钧等在生理学上的创造性成果，受到国内外生理学界的高度评价，也是我国近代生理学的奠基人。

第二节 生命活动的基本特征

人体生命活动的基本特征表现为新陈代谢、兴奋性、适应性和生殖四个方面。

一、新陈代谢

新陈代谢(metabolism)是指机体与环境之间进行物质交换和能量转换的自我更新过程。新陈代谢包括合成代谢和分解代谢两个方面:机体不断地从环境中摄取营养物质并合成为自身的物质,称为合成代谢。同时机体又不断地分解自身成分,并将其分解产物排出体外,称为分解代谢。在新陈代谢过程中,包含了物质代谢和能量代谢两个密不可分的过程。新陈代谢是一切生物体的最基本特征,机体的一切生命现象和功能活动,都是在新陈代谢的基础上实现的。新陈代谢一旦停止,生命也随之终结。

二、兴奋性

(一)刺激与反应

机体所处的环境是经常发生变化的,正常情况下,机体对环境的变化会作出适应的反应。生理学上将能引起机体发生反应的内、外环境条件的变化称为**刺激**(stimulus)。而将刺激引起机体的变化称为**反应**(reaction)。

刺激的种类很多,可分为物理性刺激(如电、机械、温度、声波、光等)、化学性刺激(如酸、碱、药物等)、生物性刺激(如细菌、病毒等)。对人类来说,还有社会因素形成的刺激。刺激引起反应必须具备三个条件:即足够的刺激强度、足够的刺激作用时间和一定的强度-时间变化率。若刺激作用时间和强度-时间变化率固定不变,只改变刺激强度,则能引起组织细胞产生反应的最小刺激强度称为阈强度,亦称**阈值**(threshold)。具有阈强度的刺激称为阈刺激,刺激强度小于阈值的刺激称为阈下刺激,大于阈值的刺激称为阈上刺激。

组织细胞对刺激所产生的反应是多种多样的,如肌肉表现为收缩,腺体表现为分泌,神经表现为产生和传导冲动。但均可将其归纳为两种形式:一种是由相对静止状态转变为活动状态,或由弱活动状态转变为强活动状态,称为**兴奋**(excitation);另一种是由活动状态转变为相对静止状态,或由强活动状态转变为弱活动状态,称为**抑制**(inhibition)。

(二)兴奋性

一切有生命活动的细胞、组织或机体所具有的对刺激产生兴奋性反应的能力或特征,称为**兴奋性**(excitability)。由于组织细胞产生兴奋之前都会产生一种共同的生物电反应——动作电位,故近代生理学将组织细胞对刺激产生动作电位的能力称为兴奋性。兴奋性是机体生命活动的基本特征之一,它使生物体能对环境的变化产生反应,是生物生存的必要条件。

不同组织细胞或同一组织细胞在不同的情况下,对刺激反应的能力并不相同,即组织细胞的兴奋性是不同的。常用来衡量组织细胞兴奋性的指标是阈值。兴奋性越高的组织细胞,对弱的刺激就能产生兴奋,即其刺激阈值越小,只对很强的刺激才产生兴奋的组织,表示其兴奋性较低,其刺激阈值也越高。换言之,组织细胞兴奋性的高低与阈值的大小呈现反变关系,即:兴奋性 $\propto$ 1/阈值。

三、适应性

机体所处的环境千变万化,这些变化都可构成对机体的刺激而影响生命活动,但机体能够随环境的变化不断地调整自身各部分的功能和相互关系,使机体与环境取得平衡,以保证生命活动的正常进行。机体这种根据内外环境的变化而调整体内各部分活动和关系的功能称为**适应性**(adaptability)。

适应性分为行为性适应和生理性适应两种。行为性适应常有躯体活动的改变,如寒冷时睡姿的改变,遇到伤害刺激时的躲避活动等。生理性适应是指身体内部的协调性反应。如强光下瞳孔缩小,减少进入眼内的光线以保护视网膜。适应性是在种族进化过程中逐渐发展和完善起来的。到了人类,不仅是单纯地依靠生理反应来适应环境的变化,而且能运用客观规律来控制环境,这是更高层次的适应。

四、生殖

生物体生长发育到一定阶段,能够产生与自己相似的个体,这种功能称为生殖,生殖功能对种群的繁衍是必需的,因此,被视为生命活动的基本特征之一。

第三节 人体与环境

环境是机体赖以生存和发展的必要条件。多细胞生物及高等动物的细胞面临着两种环境,即内环境与外环境。外环境是指机体所生存的自然环境。对人类而言,外环境除自然环境外,还包括社会环境。一般情况下,不论外环境如何变化,正常机体的生理功能都能保持相对的稳定,这主要是机体存在相对稳定的内环境。

一、体液与内环境

人体内的液体总称为**体液**(body fluid)。体液约占体重的60%,按其分布分为细胞内液和细胞外液两类。细胞内的液体称为细胞内液,约占体重的40%(占体液的2/3);细胞外的液体称细胞外液,包括血浆、淋巴液和组织液等,约占体重的20%(占体液的1/3)。

人体内绝大多数细胞与外界环境没有直接接触,它们所需的营养物质从细胞外液中获取,代谢产物也排泄到细胞外液中。因此,细胞外液是细胞生存和活动的直接环境,称为机体的**内环境**(internal environment)。

二、内环境稳态

在正常生理情况下,细胞外液的理化特性是相对稳定的。内环境理化性质的相对稳定是指细胞外液的化学成分、pH、温度、渗透压等保持相对稳定的状态,只在狭小的范围内波动。内环境的各项理化因素保持相对稳定的状态,称为**内环境稳态**(homeostasis of internal environment)。内环境稳态是细胞进行正常生命活动的必要条件。在新陈代谢过程中,内、外环境的变化随时可使内环境稳态遭到破坏,但通过机体的调节机制,能够使受破坏的内环境恢复至相对稳定状态。这一调节过程涉及机体各器官、系统的功能活动的适应性改变,维持内环境稳态需要机体各器官、系统生理功能的正常活动以及机体调节机制的参与,尤其是反馈控制系统的参与。可见,稳态的概念不仅包括内环境的相对稳定状态,也应包括机体内许多保持与协调稳态的生理过程、机体不同层次或水平的稳定状态及这些稳定状态的调节机制。因此,**稳态**(homeostasis)是指通过机体的各种调节机制，维持生理功能和内环境保持相对稳定的状态，它是一种复杂的生理过程，是一个不断破坏和不断恢复的过程，是一个动态的、相对稳定的状态。

稳态的提出是内环境稳态概念的延伸和发展，稳态概念已不仅是生理学中的基本概念，也成为控制论、生态学、生物化学、临床医学和预防医学中的重要概念。可以认为，稳态是生命科学中具有普遍意义的一个基本概念。

内环境及稳态概念的由来与发展

内环境的概念是由法国生理学家 C. Bernard 提出的。1857 年，他在一次讲座中指出："有机体所表现的对外环境的独立性乃成于下述事实：在生物体中，组织实际上并不直接接受外环境的作用，而是被一种真正的内环境所防护着，这个内环境主要由在体内循环的体液所组成"。Bernard 在他的著作《普通生理学教程：动植物共同的生命现象》中进一步提出了生命科学的两句名言，"内环境的稳态是自由和独立生活的首要条件"。"所有的生命机制尽管多种多样，但只有一个目标，就是保持内环境中生活条件的稳定"。随后，美国生理学家 W. B. Cannon 进一步明确了稳态的概念："稳态指的是一种状态，一种可变的、但又是相对恒定的一种状态"。

在现代生物学和医学中，稳态的概念已被大大扩展，它不仅仅指血液、组织液等内环境的稳定状态。"在广义上，稳态包括了使有机体大多数稳定状态得以保持的那些协调的生理过程"。"这一概念也能应用于细胞、器官系统、个体以及社会群体水平等不同的组织层次。稳态可以从几毫秒到几百万年。稳态的根本特性在于一些因素的相互作用，使在特定的时间内保持特定的状态"。"稳态并不意味着没有变化，因为稳态是调节机制的作用所向，可随时间推移而变动。然而通过这种变化却仍保持在某种紧密的控制下"。

可见，稳态已不仅仅是生理学中的概念，也是在控制论、细胞生物学、遗传学、生态学、临床医学等许多不同学科中广泛应用的重要概念。可以说，稳态是贯穿于生命科学的、具有普遍意义的一个基本概念，它揭示了生命活动的一个重要规律。

第四节 人体功能的调节

当机体的内外环境发生变化时，体内各器官组织的功能及相应关系也会发生相应的变化，使机体适应环境的变化，并维持内环境的稳态。人体各器官功能的这种适应性反应称为生理功能的调节。

一、人体功能的调节方式

机体生理功能的调节方式有神经调节、体液调节和自身调节。在整体条件下，这三种调节方式是相互配合、密切联系的，但各具有不同的作用和特点。

（一）神经调节

神经调节（nervous regulation）是机体最主要的调节方式，是指神经系统的活动通过神经纤维的联系，对机体各部位的生理功能发挥调节作用。神经调节的特点是反应迅速、准确，作用时间短。

神经调节的基本方式是**反射**(reflex)。反射是指在中枢神经系统参与下，机体对刺激所产生的规律性反应。完成反射的结构基础是**反射弧**(reflex arc)。它包括感受器、传入神经、中枢、传出神经和效应器5个部分(图1-1)。反射活动的完成有赖于反射弧结构和功能的完整，若反射弧任何一个部分遭受破坏，反射活动将不能完成。

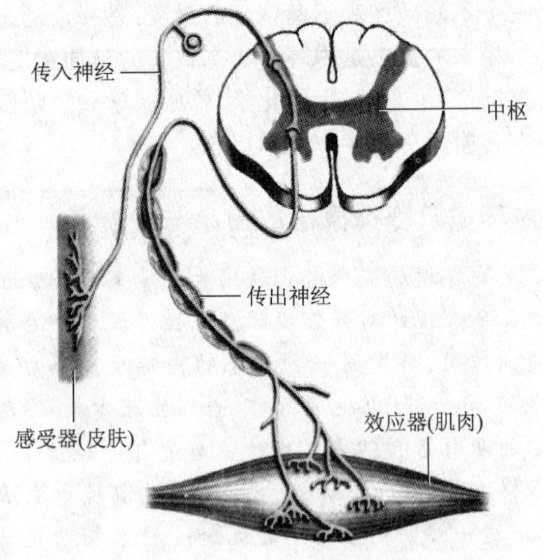

图1-1　反射弧模式

(二) 体液调节

体液调节(humoral regulation)是指体内产生的一些特殊化学物质通过体液途径对某些组织或器官的活动进行调节的过程。体内产生的化学物质有：① 由内分泌腺或内分泌细胞分泌的激素，如甲状腺素、肾上腺素等。② 一些组织细胞产生的特殊化学物质，如组胺、5-羟色胺等。③ 细胞代谢的某些产物，如 CO_2、乳酸等。化学物质到达被调节的组织或器官，主要是通过血液循环运送，但有一些化学物质并不通过血液循环运送，而是直接扩散到周围的组织液作用于邻近的组织细胞。体液调节的特点是反应缓慢，作用持续时间长，作用面较广泛。

体液调节一般是一个独立的调节系统，但人体内很多内分泌腺的活动直接或间接受神经的支配和调节，在这种情况下，内分泌腺往往成为神经调节传出通路上的分支。这种神经和体液复合调节的方式称为**神经-体液调节**(neurohoumoral regulation)(图1-2)。

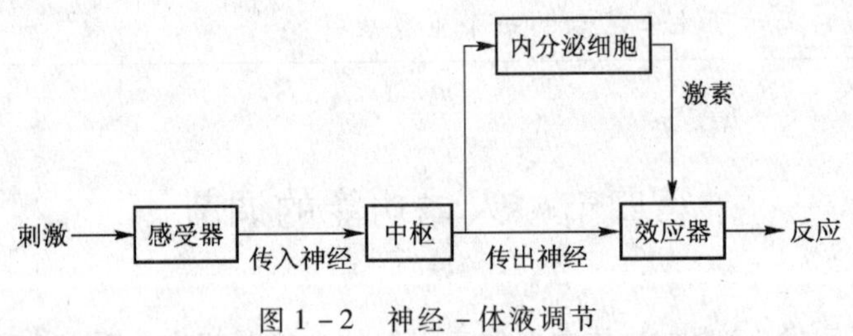

图1-2　神经-体液调节

(三) 自身调节

自身调节(autoregulation)是指组织或器官不依赖于神经和体液调节，而是由其自身特性对内外环境变化产生的适应性反应。这种调节方式只存在于少数组织和器官。如心肌的异长自身调节、肾血流量的自身调节等。自身调节的特点是影响范围小、调节幅度小、灵敏度较低。但它在维持某些器官的功能中仍具有一定意义。

二、人体功能调节的反馈控制

在人体，通常将神经中枢或内分泌腺看做是控制部分，而将效应器或靶细胞看成是受控部分。在多数情况下，控制部分与受控部分往往并不是一种单向的信息联系，而是存在双向的信息联系，即控制部分发出信息改变受控部分的活动，受控部分也不断有信息返回控制部分，纠正和调整控制部分的活动。生理学上将受控部分的返回信息称为反馈信息，反馈信息作用于控制部分的过程称为**反馈**（feedback）。

由于反馈的存在，使机体活动的调节更为精确。根据受控部分对控制部分发生的作用效果不同，将反馈分为正反馈和负反馈。

（一）正反馈

受控部分发出的反馈信息能加强对控制部分的活动，称为**正反馈**（positive feedback）。正反馈的反馈信息使控制部分的作用不断加强，直到发挥最大效应，从而使某种生理功能迅速达到预期顶点并尽快完成。如排尿反射、血液凝固、分娩等都属于正反馈。

控制论与反馈

控制论是研究各类系统的调节和控制规律的科学。它是自动控制、通讯技术、计算机科学、数理逻辑、神经生理学、统计力学、行为科学等多种科学相互渗透形成的一门横断性学科。它研究生物体和机器以及各种不同基质系统的通讯和控制过程，探讨它们共同具有的信息交换、反馈调节、自组织、自适应的原理和改善系统行为，使系统稳定运行的机制，从而形成了一大套适用于各门科学的概念、模型、原理和方法。控制论的创始人 N. Wiener 在他的《控制论》一书的副标题上标明，控制论是"关于在动物和机器中控制和通讯的科学"。

控制论的研究表明，无论自动机器，还是神经系统、生命系统，以至经济系统、社会系统，撇开各自的质态特点，都可以看作是一个自动控制系统，在这类系统中，有专门的调节装置来控制系统的运转，维持自身的稳定和系统的目的功能。控制机构发生指令，作为控制信息传递到系统的各个部分（即控制对象）中去。由它们按指令执行之后再把执行的情况作为反馈信息输送回来，并作为决定下一步调整控制的依据。

（二）负反馈

受控部分发出的反馈信息能减弱对控制部分的活动，称为**负反馈**（nega tive feedback）。负反馈总是使机体的某种生理功能维持在一定水平并保持相对稳定，它是维持机体与外环境协调及维持内环境稳态的重要控制机制。负反馈在机体调节中非常普遍，如血压的调节、体温的调节、血糖水平的维持等都属于负反馈。反馈控制见图 1－3。

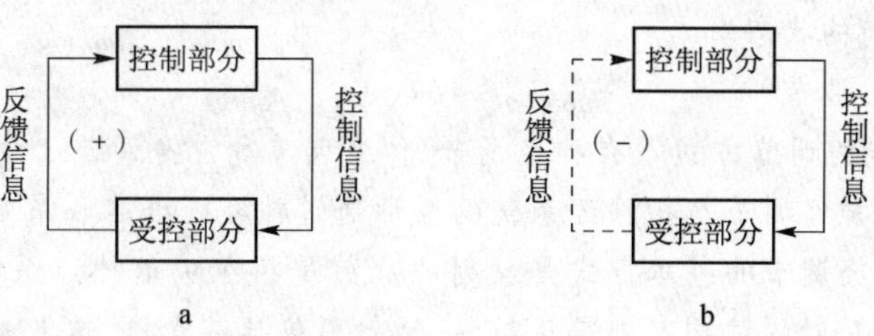

图 1－3　反馈控制

a. 正反馈；b. 负反馈；（＋）加强；（－）减弱

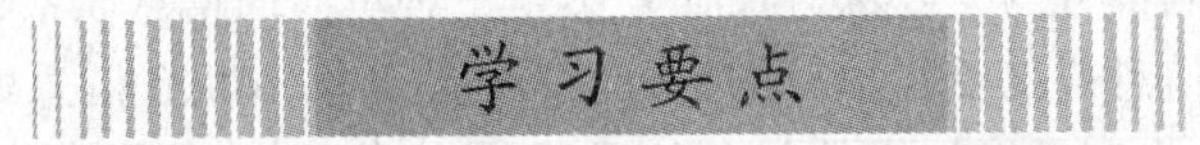

学习要点

(一) 什么是生理学

生理学是研究正常机体生命活动规律的科学。可分为植物生理学、动物生理学、人体生理学,人体生理学简称生理学。生理学是一门实验性科学,是医学中一门重要的基础学科。

(二) 生命活动的基本特征

1. 新陈代谢 是指机体与环境之间进行物质交换和能量转换的自我更新过程。包括合成代谢和分解代谢两个方面,包含了物质代谢和能量代谢两个密不可分的过程。

2. 兴奋性

(1) 刺激与反应 生理学上将能引起机体发生反应的内、外环境条件的变化称为刺激,而将刺激引起机体的变化称为反应。

(2) 反应的基本形式 兴奋和抑制。

$$\text{相对静止状态} \xrightarrow{\text{兴奋}} \text{活动状态}$$

$$\text{弱活动} \xleftarrow[\text{抑制}]{} \text{强活动}$$

(3) 兴奋性的概念 一切有生命活动的细胞、组织或机体所具有的对刺激产生兴奋的能力或特性称为兴奋性。

(4) 阈值 如果刺激的作用时间、强度-时间变化率不变,能引起组织发生反应的最小刺激强度称为阈值。阈值是衡量组织细胞兴奋性高低的指标,兴奋性$\propto$1/阈值。

3. 适应性 机体根据内外环境的变化而调整体内各部分活动和相互关系的功能称为适应性,分为行为性适应和生理性适应两种。

4. 生殖 生物体生长发育到一定阶段,能够产生与自己相似的个体,这种功能称为生殖。

(三) 内环境稳态

1. 体液 人体内的液体总称为体液,约占体重的60%。体液分为细胞内液和细胞外液(包括血浆、组织液、淋巴液、脑脊液等,约占体液的1/3)。

2. 内环境 细胞外液是细胞生存与活动的直接环境,称为内环境。

3. 内环境稳态 内环境的理化因素保持相对恒定的状态,称为内环境稳态。近来,稳态的内涵有了进一步的发展,它是指机体通过各种调节机制维持生理功能和内环境保持相对稳定的状态,是一种动态平衡的状态。

(四) 人体功能的调节

1. 机体生理功能的调节方式 有神经调节、体液调节和自身调节3种。

(1) 神经调节 神经调节是指神经系统的活动通过神经纤维的联系对机体各部分的生理功能发挥调节作用。神经调节的基本方式是反射。反射是指在中枢神经系统参与下,机体对刺激产生的规律性反应。反射的结构基础是反射弧,反射弧包括感受器、传入神经、中枢神经、传出神经、效应器5个部分。其中任何一个环节被破坏,反射将不能完成。神经调节的特点是反应迅速、准确,持续时间短。

(2) 体液调节 是指体内产生的一些特殊化学物质,通过体液途径对某些组织或器官的活动进行调节的过程。其特点是反应速度较慢,作用较广泛、持久。

(3) 自身调节　是指组织或器官不依赖于神经和体液调节,而是由其自身特性对内外环境变化产生的适应性反应。其特点是影响范围小,调节幅度小,灵敏度较低。

2. 人体功能调节的反馈控制

(1) 反馈　控制部分与受控部分之间形成一个闭合回路,存在双向的信息联系,受控部分的反馈信息作用于控制部分的过程,称为反馈。

(2) 正反馈　受控部分发出的反馈信息加强控制部分的作用,使其活动进一步加强,称为正反馈。正反馈使控制部分的作用不断加强,直至发挥最大效应,使某种生理功能迅速达到预期顶点并尽快完成。

(3) 负反馈　受控部分发出的反馈信息对控制部分的作用产生抑制作用,使控制部分的活动减弱,称为负反馈。负反馈使机体的某种生理功能维持在一定水平并保持相对稳定。

(马晓健)

第二章　细胞的基本功能

学习目标

1. 掌握　细胞膜物质转运的形式、静息电位和动作电位、兴奋 - 收缩耦联的概念及生理意义。

2. 熟悉　细胞膜物质转运的特点,动作电位传导,神经 - 肌肉接头的结构和传递过程。

3. 了解　静息电位和动作电位的原理,肌肉收缩的形式及影响因素。

细胞是有生命个体的基本结构和功能单位。人体内的细胞有 200 余种,体内所有的生理功能和生物化学反应都是由细胞甚至是由其中的大分子实现的。可以说,对细胞及构成细胞的各种大分子的认识,是阐明人体的各种生命活动以及生长、发育、衰老等生物学现象的基础。

第一节　细胞膜的基本结构和功能

一、细胞膜的基本结构

细胞被细胞膜或质膜所包被,它把细胞内容物与细胞周围环境分隔开,使细胞能独立生存。电镜下,细胞膜分为三层,即在膜的靠内、外两侧各有一条电子致密带,中间夹有一条透明带,这种结构见于各种细胞的细胞膜和各种细胞器的膜性结构(如线粒体膜、内质网膜、溶酶体膜等),是一种细胞中普遍存在的基本结构形式。

膜的化学成分主要是脂质、蛋白质和糖类,以蛋白质和脂质为主。如以质量计算,膜中蛋白质为脂质的 1 ~4 倍不等,但蛋白质的相对分子质量比脂质大得多,故膜中脂质的分子数反而较蛋白质分子数多得多,至少超过蛋白质分子数 100 倍以上。

各种物质分子在膜中的排列形式是决定膜的基本生物学特性的关键因素,是各种生命现象得以实现的基础。根据对生物膜以及一些人工模拟膜特性的分析研究,自 20 世纪 30 年代以来就提出了各种有关膜的分子结构的假说,其中为大多数人所普遍接受的是 1972 年由 Singer 和 Nicolson 提出的**液态镶嵌模型**(fluid mosaic model)。这一假想模型的基本内容是:膜的共同结构特点是以液态的脂质双分子层为基架,在体温条件下呈液态,具有流动性;在脂质双分子层中及其表面镶嵌着具有不同分子结构、不同生理功能的蛋白质,如膜内在蛋白质(镶嵌蛋白质)、膜周边蛋白质(附着蛋白质)等,统称为膜蛋白;有些脂质分子和膜蛋白上结合着具有不同功能的糖链(图 2-1)。

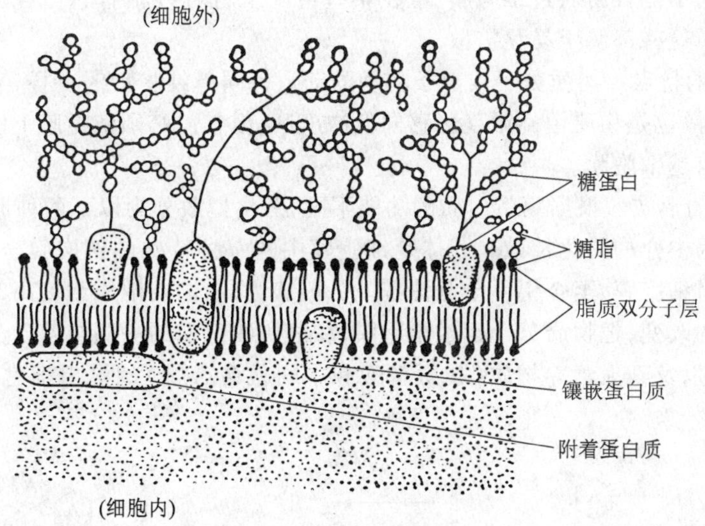

图 2-1　细胞膜的分子结构模型

二、细胞膜的跨膜物质转运功能

每一个细胞要维持正常的生命活动,都必须与其生活环境进行物质和能量交换,由于细胞膜主要是由脂质双分子层和蛋白质构成的高度选择透过性膜,所以,脂溶性的小分子物质易通过,其他物质不易通过,而必须借助细胞膜上的蛋白质的协助才能通过。现将几种常见的跨膜物质转运形式分述如下。

(一) 单纯扩散

单纯扩散(simple diffusion)是一种简单的物理扩散。它是物质微粒热运动产生的迁移,扩散的方向和速度取决于物质分子在膜两侧的浓度差和膜对该物质的通透性,根据物质扩散原理,物质总是从高浓度一侧向低浓度一侧移动,即物质分子从浓度势能高处扩散到浓度势能低处,直至该物质在膜两侧的浓度达到平衡为止,因此,这种转运方式不需要外力帮助,也不需要消耗细胞的能量。

细胞膜对各种物质的通透性取决于它们的脂溶性大小。一般来说,脂溶性高的小分子物质能自由穿过细胞膜。例如,O_2、N_2、CO_2、尿素、类固醇激素等都属于这类物质,它们都是以单纯扩散的方式通过细胞膜的。

另外,水分子虽然脂溶性很低,但是,它能自由、迅速地通过细胞膜,其原因是:① 水分子极性小、不带电荷,所以膜对它具有高度通透性。② 水分子还可通过水通道即水孔蛋白通过细胞膜。

(二) 易化扩散

有很多物质脂溶性很低,水溶性很高,不能自由地通过细胞膜,但它们也能由膜的高浓度一侧向低浓度一侧移动。这种有悖于单纯扩散基本原则的物质转运,是在细胞膜中一些特殊蛋白质的“协助”下完成的,因而被称为**易化扩散**(facilitated diffusion)。例如,葡萄糖是水溶性的有机小分子,但细胞外液中的葡萄糖可以不断地进入细胞,以满足代谢的需要;Na^+、K^+、Ca^{2+}等离子虽然由于带电荷而不能自由通过细胞膜,但在某些情况下也可以顺着它们各自的浓度差快速地进入或移出细胞。这些都属于易化扩散。

1. 易化扩散的特点　物质分子或离子移动的动力仍同单纯扩散时一样,来自物质自身的热运动,所以易化扩散也是物质由高浓度区移向低浓度区,但它们必须依靠膜上的一些具有特殊结构的蛋白质才能跨越细胞膜。

2. 易化扩散的形式　根据膜蛋白质的功能不同,易化扩散分为以下两种形式。

(1) 以载体为中介的易化扩散　载体是细胞膜中的一种特殊的镶嵌膜全层的蛋白质,它们如何转运物质通过细胞膜,至今仍不十分清楚。一般认为,它们在溶质浓度高的一侧与溶质结合后发生立体构象的改变,把物质分子运过细胞膜,在溶质浓度低的一侧与溶质分离。上面提到的葡萄糖进入细胞,以及其他营养物质(如氨基酸和中间代谢产物)的进出细胞,就属于这种转运方式(图 2-2)。

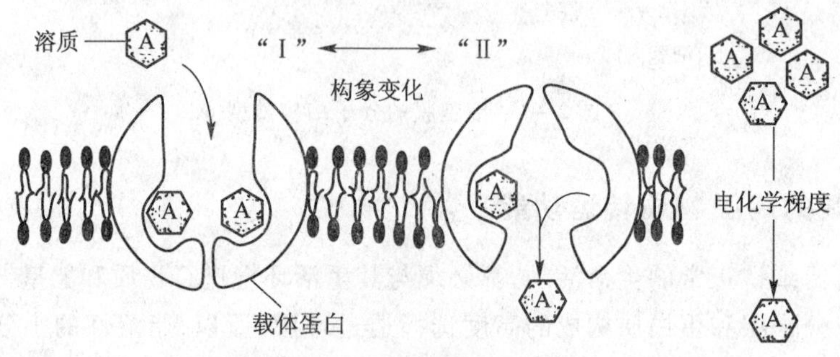

图 2-2　以载体为中介的易化扩散

以载体为中介的易化扩散具有如下的共同特性:① 高度的特异性。一种载体只能选择性地与某种物质分子结合。以葡萄糖为例,在同样浓度差的情况下,右旋葡萄糖的跨膜通过量大大超过左旋葡萄糖(人体内可利用的葡萄糖都是右旋的),木糖则几乎不能被转运。② 饱和现象。如果膜一侧的浓度增加到一定程度时,再增加底物浓度并不能使转运数量增加。饱和现象的原因是因为膜中与该物质易化扩散有关的载体蛋白分子的数目是有限的,其所能结合转运的物质数量也受到一定的限制。③ 竞争性抑制。即结构近似的两种物质可竞争性地占用同一载体,当其中一种物质的转运量增加时,另一种物质的转运量就会减少。

(2) 以通道为中介的易化扩散　细胞内、外的一些带电离子(如 Na^+、K^+、Ca^{2+}、Cl^-等)借助于细胞膜上通道蛋白的帮助,由高浓度一侧向低浓度一侧的快速移动的转运方式。通道蛋白是镶嵌在细胞膜上并带有开关装置的管道。开放时,有关的离子可以快速地由膜的高浓度一侧移向低浓度一侧,关闭时则不能通过。对于不同的离子转运,膜上都有结构特异的通道蛋白质协助,分别称为 Na^+通道、K^+通道、Ca^{2+}通道等。离子通过通道扩散的速度和扩散量的多少,主要取决于扩散的动力,即膜两侧的浓度差或离子产生的电场力(图 2-3)。

目前认为,离子通道的开放和关闭是通过"闸门"控制的,故通道又被称为门控通道。根据引起通道开放的原因不同,我们把通道分成不同的类型,由化学刺激引起开放的通道称为**化学门控通道**(chemically-gated channel);由电压变化引起开放的通道称为**电压门控通道**(voltage-gated

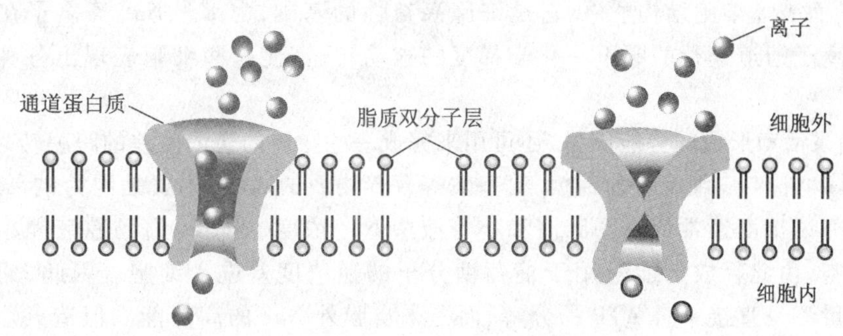

图 2-3 以通道为中介的易化扩散

channel);由机械刺激引起开放的通道称为**机械门控通道**(mechanically-gated channel)。至于通道开放和关闭的分子机制目前尚不十分清楚。

以上两种物质转运方式都是物质分子从高浓度一侧运向低浓度一侧,动力来源都是分子浓度差即浓度势能,不消耗细胞本身的能量,因而属于被动转运。

(三)主动转运

主动转运(active transport)是指细胞通过消耗自身的能量,将某种物质的分子或离子由膜的低浓度一侧移向高浓度一侧的过程。按照热力学定律,溶液中的分子由低浓度区域向高浓度区域移动,就像举起重物或使电荷逆电场方向移动一样,必须由外界供给能量。在膜的主动转运中,能量由细胞的 ATP 供给。在细胞膜上,主动转运功能的完成是靠一种特殊的镶嵌全层的蛋白质实现的,这种蛋白质我们形象地称之为"泵",这种转运方式称之为**原发性主动转运**(primary active transport)。

例如:正常时,神经细胞膜内 K^+ 浓度约为细胞膜外的 30 倍,细胞膜外的 Na^+ 浓度约为细胞膜内的 12 倍。这种明显的离子浓度差的形成和维持要依靠新陈代谢,提示这是一种耗能的过程。在缺氧或应用一些代谢抑制剂时可引起细胞内外 Na^+、K^+ 的浓度差减小,而在细胞恢复正常代谢活动后,又可恢复正常的浓度差。由此认为,细胞膜上普遍存在着钠-钾泵的结构,简称钠泵。其作用是消耗 ATP,逆浓度差将细胞内的 Na^+ 移出细胞膜外,同时把细胞外的 K^+ 移入细胞膜内,从而保持了膜内高 K^+ 和膜外高 Na^+ 的不均衡离子分布。

钠泵的本质是镶嵌在膜的脂质双分子层中的一种特殊蛋白质,它除了有转运 Na^+、K^+ 的功能外,还具有 ATP 酶的活性,可以分解 ATP 为 ADP 并释放能量,并利用此能量进行 Na^+ 和 K^+ 的主动转运。因此,钠泵也称为 Na^+-K^+ 依赖式 ATP 酶。钠泵的启动和活动强度与细胞膜内出现较多的 Na^+ 和细胞膜外出现较多的 K^+ 有关。并且泵出 Na^+ 和泵入 K^+ 这两个过程是同时进行的。根据在体内或离体情况下的计算,在一般生理情况下,每分解一个 ATP 分子,可以使 3 个 Na^+ 移到细胞膜外同时有 2 个 K^+ 移入细胞膜内(图 2-4)。

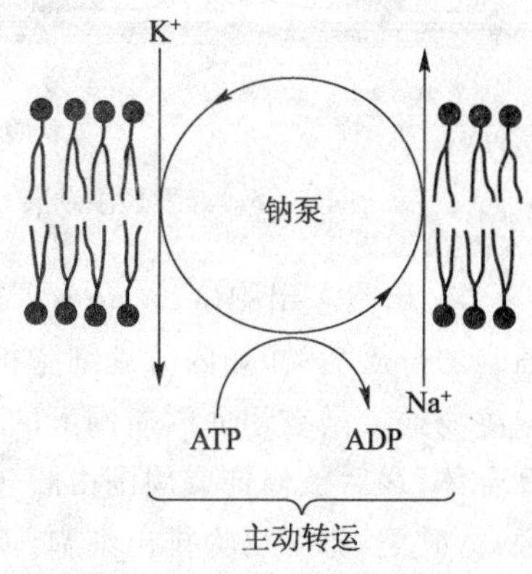

图 2-4 主动转运

细胞膜上钠泵活动的意义:① 由钠泵活动造成的细胞内高 K^+ 是许多代谢反应进行的必需条件。② 保持正常的细胞结构,如果细胞允许大量细胞外 Na^+ 进入膜内,由于渗透压的改变,必然会导致过多的水分子进入细胞,将引起细胞的肿胀,进而破坏细胞结构。③ 它是细胞兴奋性的基础,由 K^+、Na^+ 等离子在特定条件下通过各自的离子通道进行的顺电-化学梯度的被动转运,使这些细胞表现出各种形式的生物电现象。

另外,钠泵活动形成的势能储备,还可用来完成一些物质的逆浓度差的跨膜转运,例如,小肠上皮细胞和肾小管上皮细胞对葡萄糖、氨基酸等营养物质的吸收,主要是因为钠泵的持续活动,造成细胞内 Na^+ 浓度经常低于肠腔液和小管液中 Na^+ 浓度,当 Na^+ 由肠腔液和小管液顺浓度差扩散入细胞,由此释放的能量用于葡萄糖分子的逆浓度差进入细胞。因此,葡萄糖主动转运所需的能量不是直接来自 ATP 的分解,而是来自膜外 Na^+ 的高势能。但造成这种高势能的钠泵活动是需要分解 ATP 的,因而糖的主动转运所需的能量还是间接地来自 ATP,为此把这种类型的转运称为**继发性主动转运**(secondary active transport)(图 2-5)。在细胞膜上完成继发性主动转运功能的也是一种镶嵌蛋白,但它既不同于通道也不同于载体,我们特称之为转运体。

主动转运是人体非常重要的物质转运形式,除上述的钠泵外,目前了解较多的还有 Ca^{2+} 泵、H^+ 泵等。这些泵蛋白在分子结构上和钠泵类似,都以直接分解 ATP 为能量来源,将有关离子进行逆浓度差的转运。

(四)出胞与入胞式物质转运

一些大分子物质或团块物质出入细胞,是通过出胞和入胞作用完成的(图 2-6)。

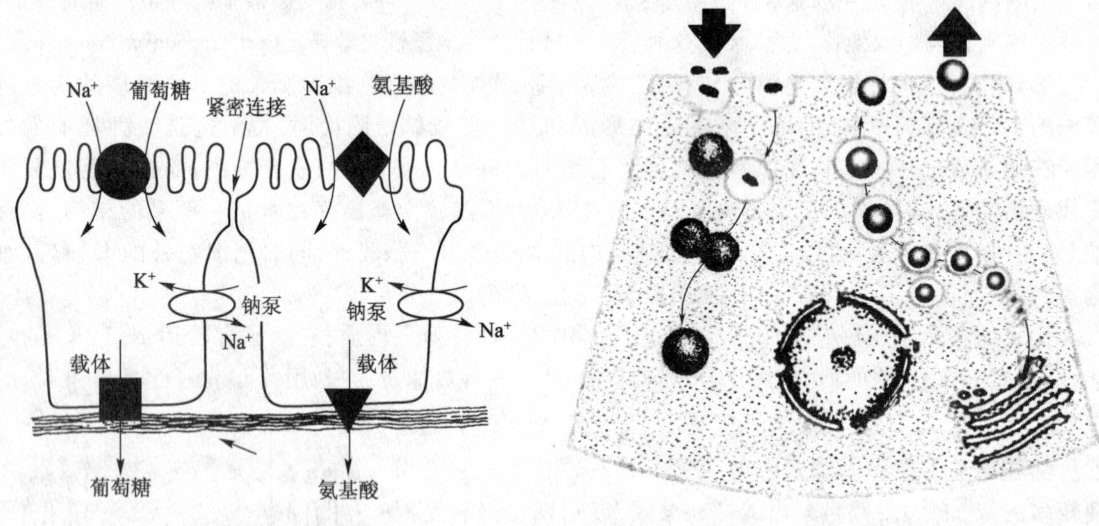

图 2-5 继发性主动转运

图 2-6 入胞和出胞过程

1. 出胞 **出胞**(exocytosis)是指大分子或团块物质从细胞内排到细胞外的过程。主要见于细胞的分泌活动,如内分泌细胞把激素分泌到细胞外,外分泌腺把酶颗粒分泌到腺管的管腔中。分泌物通常是在粗面内质网上的核糖体合成,首先转移到内质网中,再以膜泡形式转移到高尔基复合体,最后被修饰成周围由膜包裹的分泌囊泡,这些囊泡逐渐向细胞膜移动,并与细胞膜发生融合、破裂,将分泌物排出细胞,而囊泡膜融合成为细胞膜的一部分。

2. 入胞 **入胞**(endocytosis)与出胞相反,是指细胞外的大分子物质或团块进入细胞的过程,例如，白细胞吞噬细菌或细胞碎片的过程。入胞过程首先是胞外物质被细胞膜识别并互相接触，然后引起接触部分的膜内陷并逐渐被膜包裹，最后与膜离断并移入细胞内部，形成一个吞噬泡。这些吞噬泡最终与溶酶体融合，其内容物被溶酶体中的酶所消化。固体物质进入细胞称为吞噬，液体物质进入细胞称为吞饮。

出胞和入胞过程均需要消耗能量。能量来自细胞内线粒体氧化过程中形成的 ATP。

三、细胞膜的跨膜信号转导功能

人体作为一个多细胞生物体，体内的每一个细胞并非孤立地生存，而是不断受到其生活环境中各种理化因素的影响。因此，细胞之间必须有完善的信息联系，即具有**信号转导**（signal transduction）功能。能在细胞间传递信息的物质称为信号分子，如神经递质、激素、细胞因子等。信号分子一般首先作用于细胞的某种特异性蛋白质，引起细胞膜两侧的电位变化或细胞内发生某些功能改变。细胞上这种能与信号分子特异结合而发挥转导信息作用的蛋白质称为**受体**（receptor）。受体存在于细胞膜或细胞内，它具有特异性、饱和性和可逆性等特性。

（一）离子通道耦联受体介导的信号转导

有些细胞膜上的化学门控通道本身就具有受体的功能，或者说受体蛋白本身就是离子通道。它们有与信号分子结合的位点，当与信号分子结合后，引起通道开放或关闭，实现化学信号的跨膜转导，这种信号转导方式称为离子通道耦联受体介导的信号转导。例如，运动神经纤维末梢释放乙酰胆碱（ACh）引起它所支配的骨骼肌细胞兴奋。当神经冲动到达神经末梢时，先由末梢释放一定数量的 ACh 分子，ACh 同肌细胞终板膜上相应受体相结合，引起终板膜化学门控通道开放，产生终板电位。当终板电位总和达到阈电位时，又引起肌细胞膜的电压门控通道开放，最后引起整个肌细胞的兴奋和收缩。

（二）G－蛋白耦联受体介导的信号转导

G－蛋白耦联受体介导的信号转导是通过膜受体、G－蛋白、G－蛋白效应器和第二信使等一系列存在于细胞膜和细胞质中的信号分子的活动实现的。G－蛋白耦联受体是存在于细胞膜上的一种蛋白质，它与信号分子结合后可激活细胞膜上的 G－蛋白（鸟苷酸调节蛋白），激活的 G－蛋白进而激活 G－蛋白效应器酶（如腺苷酸环化酶），G－蛋白效应器酶再催化某些物质（如 ATP）产生第二信使（如 cAMP），第二信使通过蛋白激酶或离子通道发挥信号转导作用。

由于这类膜受体要通过 G－蛋白才能发挥作用，故称为 G－蛋白耦联受体，又因为这种信号转导通过 G－蛋白耦联受体进行，故称为 G－蛋白耦联受体介导的信号转导。这种信号转导有多种 G－蛋白效应器酶和第二信使，又可分为多种不同的途径。含氮激素多是通过 G－蛋白耦联受体介导的信号转导途径转导信息的。

（三）酶耦联受体介导的信号转导

酶耦联受体具有和 G－蛋白耦联受体完全不同的分子结构和特性，受体分子既有受体的作用又有酶的作用。酶耦联受体包括酪氨酸激酶受体、酪氨酸磷酸酶受体、鸟苷酸环化酶受体等。酶耦联受体既有与信号分子结合的位点，起受体的作用，又具有酶的催化作用，通过它们的这种双重作用完成信号转导。这种信号转导方式称为酶耦联受体介导的信号转导。体内大部分生长因子和一部分肽类激素（如胰岛素）就是通过这种方式进行信号转导的。

离子通道耦联受体、G－蛋白耦联受体和酶耦联受体都是膜受体，因此，以上三种信号转导都是通过膜受体介导的。

受体功能的特性

同一种化学物质作用于不同的受体，产生不同的生理效应。例如，去甲肾上腺素与血管平滑肌细胞的α受体结合，使血管平滑肌收缩；而与支气管平滑肌细胞的β_2受体结合，却使之舒张。此外，不同化学物质作用于同一种受体，产生不同的影响。例如，乙酰胆碱与N_2受体结合可使肌细胞兴奋，筒箭毒则使之阻断。由此可见，某一化学物质对细胞的作用取决于化学物质的特性和受体的种类。神经递质、激素、某些药物正是通过与受体结合发挥生理效应的。一些病毒进入人体宿主细胞也是先与细胞膜上的受体结合才得以进入细胞内的。临床上使用受体激动剂或阻断剂人为地调控细胞的某些生理过程，从而达到治疗疾病的目的。

第二节　细胞的生物电现象

生物电（bioelectrcity）是指细胞在生命活动过程中伴随的电现象，它与细胞的兴奋、抑制以及兴奋的传导密切相关，其主要表现形式为安静时的静息电位和兴奋时的动作电位。现在以神经细胞为例分别叙述如下。

一、静息电位及其产生机制

（一）静息电位

静息电位（resting potential，RP）是指细胞处于生理静息状态时存在于细胞膜两侧的电位差。记录细胞静息电位的方法如图2－7。当示波器的两个电极都处于细胞膜外任意两点时，只要细胞未受刺激，可发现细胞外表面各点都是等电位的。但是，当把测量电极一个放在细胞的外表面，另一个连接玻璃微电极并把它缓慢刺穿细胞膜进入膜内、电极尖端刚刚进入膜内的瞬间，在示波器上显示出一个突然的电位跃变，这表明细胞膜两侧存在电位差，此即为静息电位。因为这一电位差存在于细胞的膜两侧，故也称为跨膜电位。

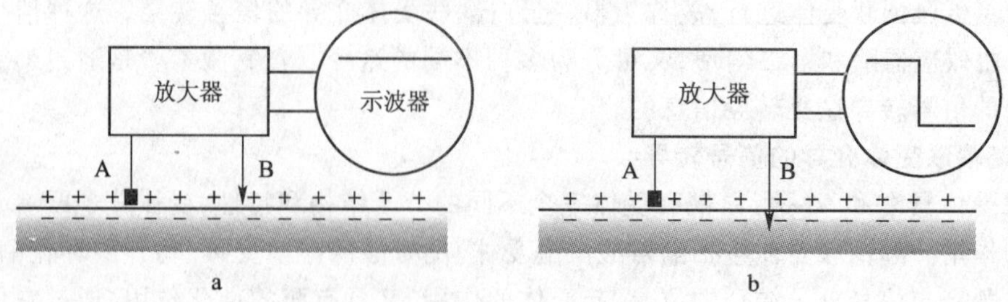

图2－7　静息电位的记录方法

a. 等电位；b. 静息电位

人体细胞的静息电位都表现为膜内为负，膜外为正。若规定膜外电位为0，则膜内电位大都在-10 mV至-100 mV之间。例如，枪乌贼的巨大神经轴突和蛙骨骼肌细胞的静息电位为-50 mV至-70 mV，哺乳动物的肌肉和神经细胞为-70 mV至-90 mV，人的红细胞为-10 mV，等等。只要细胞未受外来刺激而且保持正常的新陈代谢，静息电位就稳定在某一相对恒定的水平。静息电位的大小通常以负值的大小来判断，例如，从-70 mV变化到-90 mV，称为静息电位增大，反之，则称为静息电位减小。人们常把细胞在静息状态下所保持的膜外带正电、膜内带负电的状态称为**极化**(polarization)；静息电位的增大称为**超极化**(hyperpolarization)，超极化使细胞的兴奋性降低；静息电位的减小称为**除极**(depolarization，又称去极化)，去极化使细胞的兴奋性增高；细胞膜去极化后再向静息电位方向恢复，称为**复极化**(repolarization)。

（二）静息电位的产生机制

产生静息电位需要两个前提条件：其一是细胞内外的离子分布不均匀，即存在浓度差；其二是细胞膜在不同情况下对不同离子的通透性不同。

由于Na^+泵的活动，使细胞内K^+浓度较高，为细胞外的30倍左右，细胞外Na^+浓度较高，为细胞内的10倍左右。细胞外负离子以Cl^-为主，细胞内负离子以带负电的蛋白质(A^-)为主。当细胞处于生理静息状态时，细胞膜对K^+的通透性较大，对Na^+的通透性则很小，对胞内大分子的A^-则无通透性。故K^+顺着浓度差向细胞外扩散，由于正负电荷的相互吸引，细胞膜内的A^-随K^+一同向细胞膜外移动，K^+通过细胞膜到膜外，因细胞膜对A^-不通透，故A^-被阻隔在细胞膜内。结果使细胞膜外带正电，细胞膜内带负电，这就造成细胞外电位高而细胞内电位低的电位差。所以K^+外流是静息电位形成的主要原因。

同时，K^+外流形成的膜外正、膜内负的电场对K^+外流构成阻力，随着K^+外流的增加，电场阻力将逐渐增大，当促使K^+外流的浓度差和阻止K^+外流的电场力相等时，K^+的净移动量等于零。这时细胞内、外的电位差就稳定在一定的水平上，所以静息电位就是K^+的电-化学平衡电位。由此可知，静息电位的大小是由细胞内、外的K^+浓度差决定的。

静息电位的实测值比K^+平衡电位的理论计算值(用Nernst公式计算，略)稍小，其原因是，当细胞处于静息状态时，细胞膜对Na^+也有一定的通透性，造成少量Na^+内流，抵消了一部分K^+外流所造成的膜内负电位。

二、动作电位及其产生机制

（一）动作电位

动作电位(action potential，AP)是指细胞受刺激时，在静息电位基础上发生的快速、可传播的电位变化。它是一个电位的快速变化过程，而不是一个稳定的电位差；是细胞受刺激后产生兴奋的标志。动作电位只产生在受刺激的局部细胞膜，但是，能沿着细胞膜向四周传播。

我们以神经轴突为试验材料，给它刺激后，在静息电位的基础上受刺激局部的细胞膜会立即爆发一次快速而连续的电位变化。首先膜内电位值迅速减小到零，进而变成正值。膜内电位可由-90 mV变到+30 mV(图2-8)，形成动作电位的上升支，但时间很短，大约在0.5 ms内完成。这时细胞膜的电位由外正、内负的极化状态变成外负、内正的**反极化**状态，该过程被称为动作电位的去极化时相。上升支中从0 mV到+30 mV称为**超射**(overshoot)。到达顶点后，曲线迅速下降，直至接近静息电位水平，形成动作电位的下降支，又称为复极化时相。上升支和下降支构成一个尖锋样图形，总时间不超过2.0 ms，称为**锋电位**（spike potential）。锋电位之后膜电位并不是立即下降到静息电位水平，复极化曲线后段明显减缓，这部分称为负后电位，随后出现缓慢而持续时间较长的超极化电位，称为正后电位。后电位结束后细胞完全恢复到静息电位水平。

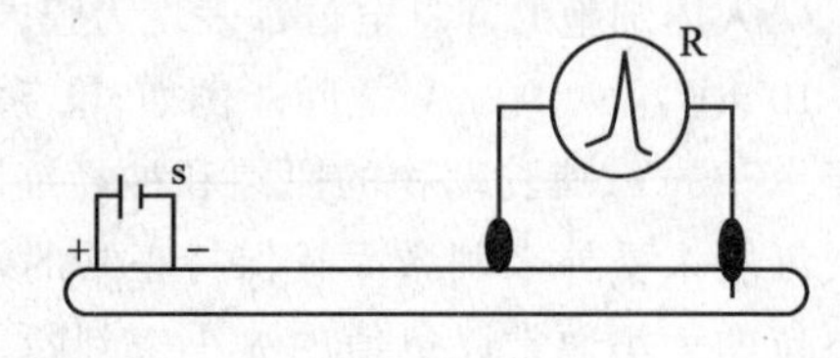

（二）动作电位的产生机制

动作电位产生的前提条件与静息电位相同。当细胞受刺激时，并不是立即产生动作电位，而是受刺激局部细胞膜的 Na^+ 通道少量开放，Na^+ 顺浓度差少量内流，引起细胞膜轻度去极化，当去极化达到一个临界电位值时才产生动作电位，这个临界电位值称为**阈电位**（threshold potential，TP）。

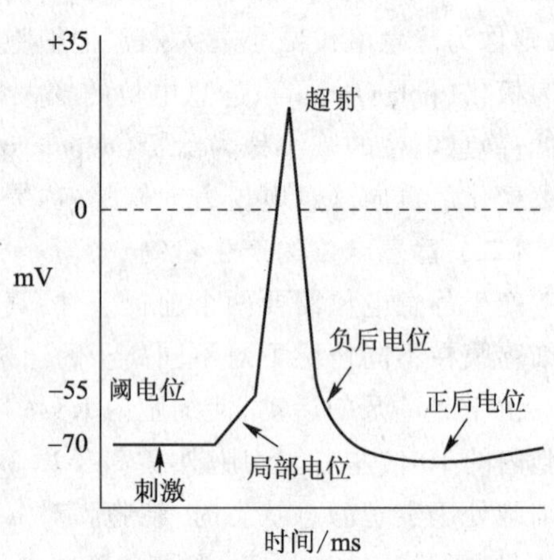

图 2－8 动作电位模式图

当细胞膜受刺激产生去极化形式的局部电位达到阈电位时，膜对 Na^+ 的通透性增大（大量钠通道开放），对 K^+ 的通透性减小，此时 Na^+ 在浓度差和电场力的作用下快速、大量内流，导致细胞内负电位迅速减小，直至膜内电位比膜外高，形成了内正、外负的反极化状态。这就是动作电位的上升支，即去极化时相。随着 Na^+ 内流，阻止 Na^+ 内流的电场阻力也在增大，当促使 Na^+ 内流的浓度差和阻止 Na^+ 内流的电场力相等时，膜电位达到一个新的平衡点，这就是 Na^+ 的电－化学平衡电位，该平衡电位接近超射值。

在此过程中，钠通道开放的时间仅为万分之几秒，随后 Na^+ 通道关闭，Na^+ 内流停止。K^+ 通道则被激活而打开，K^+ 迅速外流，细胞内电位快速下降，又恢复到负电位状态，形成动作电位的下降支，这就是复极化时相。

此时，膜电位基本恢复到静息电位，但是，由于动作电位的形成和恢复过程中总有一部分 Na^+ 流入细胞内，一部分 K^+ 流到细胞外。这就造成细胞外 K^+ 浓度有所升高，细胞内 Na^+ 浓度有所升高，此时细胞膜的 Na^+-K^+ 泵被激活，将细胞内多余的 Na^+ 泵出，流出细胞的 K^+ 泵入，以恢复静息状态时的离子分布，为下一次兴奋打下基础。Na^+ 泵的活动对细胞电位的影响较小，但可能与后电位的形成有关。

总之，动作电位的去极化时相是由于 Na^+ 的大量、快速内流形成的；复极化时相是 K^+ 快速外流的结果；后电位的产生可能是 Na^+-K^+ 泵活动的结果。

膜片钳技术

膜片钳技术是一种记录膜结构中单一离子通道的开放和关闭，测量单通道离子电流和电导的技术。由德国细胞生物学家 Neher 和 Sakmann 在 1976 年发明。其基本原理是利用极细的玻璃吸管，其尖端紧紧吸住一小片细胞膜并形成紧密的封接。如果这一小片膜中包含一个通道蛋白分子，则微电极就可测量出单一通道开放时的离子电流和电导，并可对单通道的其他功能特性进行分析。

（三）动作电位的特点

动作电位具有以下几个特点。

1. “全或无”现象　细胞膜在刺激作用下去极化，一旦达到阈电位，动作电位就会立即产生且达到最大值，即使再增加刺激的强度，动作电位的幅度也不会随之增大。也就是说，动作电位要么不产生（无），一旦产生即达最大（全）。

2. 脉冲式　由于不应期的存在使连续的多个动作电位不可能融合，相邻的两个动作电位之间总有一定的时间间隔。

3. 不衰减性传导　动作电位在同一细胞的传导过程中，其幅度和波形不会因为传导距离的增加而减小，这是因为动作电位的幅度和波形取决于细胞膜本身的生理特性和膜内外的离子分布状态，而在同一个细胞不同部位细胞膜的性质和离子分布基本相同。

三、动作电位的引起及传导

细胞膜受到阈下刺激时，不能产生动作电位，但在受刺激的细胞膜局部可产生小于阈电位的轻度去极化，称为**局部电位**（局部反应）。局部电位不具备“全或无”特性、不能远传，但可以总和，连续多个阈下刺激产生的局部去极化可以叠加起来，一旦达到阈电位便可产生一次动作电位。由此可见，能否产生动作电位的关键在于去极化是否达到了阈电位。刺激强度达到阈值是细胞产生动作电位的外部条件，细胞膜去极化达到阈电位才是细胞膜产生动作电位的根本原因。

在受刺激的局部细胞膜产生的动作电位（即兴奋），将沿细胞膜自动向邻近未兴奋的部位传导。在神经纤维上传导的动作电位，称为**神经冲动**（nerve impulse）。下面以无髓神经纤维为例用局部电流学说解释。如图 2－9a 所示，当细胞膜的某一处受刺激而兴奋时，兴奋部位的细胞膜发生反极化即膜外为负、膜内为正，这样在兴奋部位和邻近部位之间出现了电位差，由于膜内、外都是可导电的溶液，所以必然出现电荷流动，形成局部电流。局部电流的方向，在膜内由兴奋部位流向未兴奋部位，在膜外由未兴奋部位流向兴奋部位。这样流动的结果，使未兴奋部位膜内电压升高、膜外电压降低，即引起该部分膜的除极，当除极达到阈电位，即爆发动作电位。这样的过程在细胞膜连续下去，就表现为兴奋在整个细胞的传导。动作电位在无髓神经纤维的传导是连续进行的，直至神经纤维末端。但是，在人体内，绝大部分神经是有髓的，由于髓鞘具有电绝缘性，局部电流只能在郎飞结之间形成，因此，动作电位的传导也只能从一个郎飞结传到下一个郎飞结，呈现一种跳跃式的传导（图 2－9b）。因此，有髓神经纤维的传导速度比无髓神经纤维快得多。

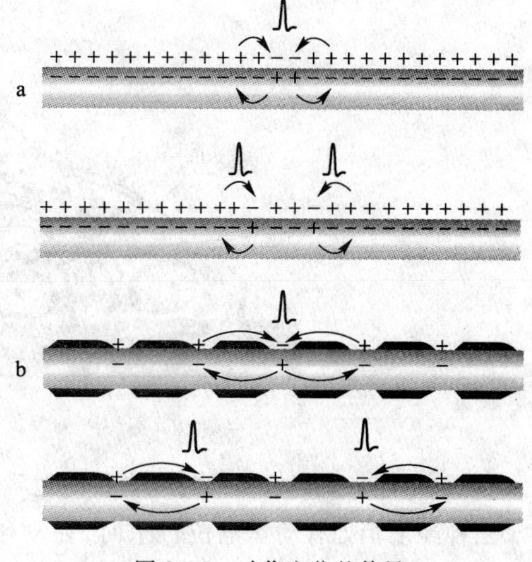

图 2－9　动作电位的传导

第三节 肌细胞的收缩功能

人体的肌细胞可分为骨骼肌、心肌、平滑肌三种。运动和姿势的维持，主要是靠骨骼肌细胞的收缩实现；心脏的射血靠心肌完成；胃肠等内脏器官的运动则由平滑肌完成。就收缩原理而言，三种肌细胞基本相同。本节以骨骼肌为例讨论肌细胞的收缩功能，心肌和平滑肌的某些特点将在有关章节中叙述。

一、神经－肌肉接头的兴奋传递

运动神经纤维末梢和骨骼肌细胞相互接触的部位称为神经－肌肉接头，它是兴奋由神经传到肌细胞的部位。

（一）神经－肌肉接头的结构

运动神经的轴突分支在到达骨骼肌细胞时其末梢失去髓鞘，以裸露的神经末梢嵌入肌细胞表面所形成的凹陷中。靠近肌细胞膜的轴突末梢膜称为**接头前膜**（prejunctional membrane），而与接头前膜相对应的肌细胞膜称为**接头后膜**（postjunctional membrane），又称为**终板膜**（endplate membrane）。终板膜规则地向细胞内凹陷形成许多皱褶，以扩大其面积，有利于兴奋的传递。接头前膜和终板膜二者之间有一个充满细胞外液的间隙，称为**接头间隙**（junctional cleft）。终板膜上有特殊的化学门控通道，能与乙酰胆碱（ACh）发生特异性结合。另外还有大量的能分解 ACh 的胆碱酯酶，以皱褶处最多（图 2－10）。在轴突末梢的轴浆中，有大量的无特殊结构的囊泡和线粒体，囊泡中富含 ACh，神经处于安静状态时，只有少数囊泡随机释放，不会对肌细胞产生大的影响。

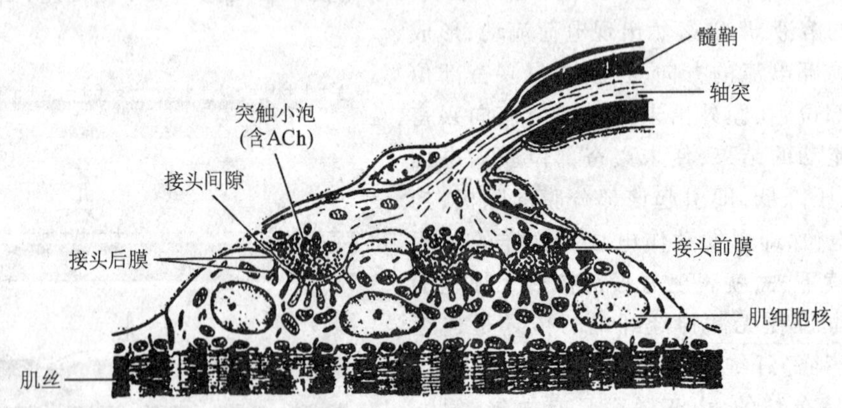

图 2－10 神经－肌肉接头的超微结构

（二）神经－肌肉接头处的兴奋传递过程

当神经末梢处有动作电位传来时，在动作电位去极化相的作用下引起轴突膜 Ca^{2+} 通道开放，Ca^{2+} 由细胞外液进入轴突胞质内，触发含乙酰胆碱的囊泡向接头前膜移动，最终与接头前膜融合进而破裂，以出胞的方式将囊泡中的乙酰胆碱全部释放到接头间隙。一次动作电位能使 200～300 个囊泡释放，可使约 10^7 个乙酰胆碱分子释放到接头间隙。

乙酰胆碱经接头间隙与终板膜上的乙酰胆碱受体结合。因乙酰胆碱受体是化学门控通道，当受体与乙酰胆碱结合后，随即发生分子构象的变化而使通道开放，允许 Na^+、K^+ 通过，但以 Na^+ 内流为主，引起终板膜去极化，产生终板电位。终板电位以电紧张性扩布的形式影响其邻近的细胞膜，使后者发生去极化，当去极化形式的局部电位达到肌细胞膜的阈电位时，爆发动作电位并传向整个细胞。于是完成一次神经和肌肉之间的兴奋传递。

接头前膜释放的 ACh 并没有进入肌细胞，它们只起传递信息的作用，很快就被终板膜的胆碱酯酶所分解。这样就保证了一次神经冲动只引起一次肌细胞兴奋，表现为一对一的关系。这种由神经末梢释放，在细胞之间传递信息的化学物质称为神经递质。

神经肌肉接头与疾病

许多药物或病理改变可作用于骨骼肌神经－肌肉接头兴奋传递中的不同环节，影响兴奋的正常传递和肌肉收缩。例如，筒箭毒、α－银环蛇毒可特异性阻断终板膜上的 ACh 受体通道，使神经－肌肉接头的传递功能丧失，肌肉松弛；重症肌无力的病人发病是由于自身免疫性抗体破坏了终板膜上的 ACh 受体通道而引起的；肉毒杆菌中毒导致的肌无力是由于毒素抑制了接头前膜 ACh 释放的结果；而有机磷农药中毒则是由于药物使胆碱酯酶失活，造成 ACh 在接头间隙蓄积，引起中毒症状。

二、骨骼肌的收缩机制

Huxley 等在 20 世纪 50 年代初期就提出了用肌小节中粗、细肌丝的相互滑行来说明肌肉收缩的机制，这被称为**肌丝滑行理论**（myofilament sliding theory）。其主要内容是：肌肉收缩时虽然在外观上可以看到整个肌肉或肌纤维的缩短，但在肌细胞内并无肌丝或它们所含的分子结构的缩短，只是在每一个肌小节（图 2－11）内细肌丝向粗肌之间滑行，即 Z 线两侧的细肌丝在某种力量的作用下向暗带中央移动，结果各相邻的 Z 线都互相靠近，肌小节长度变短，造成整个肌细胞乃至整条肌肉长度的缩短。肌丝滑行理论最直接的证明是，肌肉收缩时并无暗带长度的变化，只能看到明带长度的缩短；与此同时也看到暗带中央 H 带相应的变窄甚至消失。这说明，细肌丝在肌肉收缩时没有缩短，只是向暗带中央移动，和粗肌丝发生了更大程度的重叠。这种变化只能用粗、细肌丝之间出现了相对运动即滑行现象来解释。肌丝滑行的机制可以从组成肌丝的蛋白质分子结构的水平得到阐明。

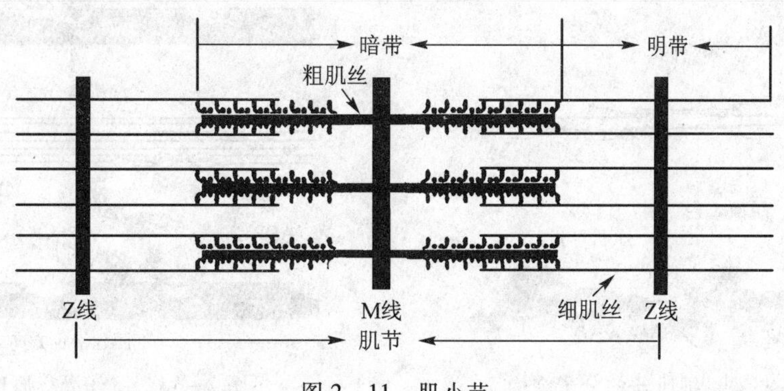

图 2－11　肌小节

（一）粗细肌丝的分子结构

粗肌丝主要由多个肌凝蛋白（又称肌球蛋白）分子组成。每个肌凝蛋白由杆状的主干和球状的头部构成。在组成粗肌丝时，这些肌凝蛋白分子分成两束，每束肌凝蛋白分子的长杆部横向聚合并朝向M线，形成粗肌丝主干。而分子的球状头部，则有规则地突出在M线两侧的粗肌丝主干表面，形成所谓的**横桥**（cross Bridge）。横桥具有两个重要的功能：一是有一个能与三磷酸腺苷（ATP）结合的位点，同时具有ATP酶的活性，但这种酶只有横桥与细肌丝结合时，才被激活，并分解ATP释放能量，供肌肉收缩使用；二是在一定的条件下，横桥可以和细肌丝相应的位点可逆性结合，并连续摆动，牵拉细肌丝向粗肌丝之间滑行（图2-12）。

细肌丝由肌纤蛋白、原肌凝蛋白和肌钙蛋白组成。肌纤蛋白是由两列球形肌纤蛋白单体聚合成双螺旋结构，构成细肌丝的主干，其上排列着许多与横桥结合的位点。原肌凝蛋白呈螺旋束状与肌纤蛋白伴行，当肌肉舒张时原肌凝蛋白的位置正好在肌纤蛋白和横桥之间，阻碍了二者的结合，称为位阻效应。肌钙蛋白含有C、T、I三个亚单位，C是Ca^{2+}的受体，并与其有很高的亲和性，T的作用是把肌钙蛋白连接在原肌凝蛋白上，I的作用是把C与Ca^{2+}结合的信息传给原肌凝蛋白，使后者的构型和位置发生变化以解除其位阻效应。可见，原肌凝蛋白和肌钙蛋白并不直接参与肌丝的滑行，但它们对肌肉收缩过程起着重要的调控作用（图2-12）。

（二）肌丝滑行过程

当肌细胞质中Ca^{2+}的浓度增加约100倍时，Ca^{2+}与肌钙蛋白的亚单位C结合，引起其立体构象的改变，通过I亚单位把这一信息传递给原肌凝蛋白，使后者的构型改变并发生移位，它对横桥和肌纤蛋白的位阻效应消失，于是横桥和肌纤蛋白结合（图2-13a）。此时横桥的ATP酶被激活，分解ATP释放能量，横桥利用这些能量拖动细肌丝向粗肌丝之间滑行，肌小节缩短，肌细胞收缩（图2-13b）。当肌细胞质中的Ca^{2+}浓度降低时，Ca^{2+}与肌钙蛋白分离，肌钙蛋白和原肌凝蛋白的立体构型恢复原状，原肌凝蛋白又将肌纤蛋白上的结合位点掩盖起来，产生位阻效应，细肌丝恢复原位，表现为肌肉舒张。由此可见，在肌肉的收缩和舒张过程中Ca^{2+}发挥着非常重要的作用。

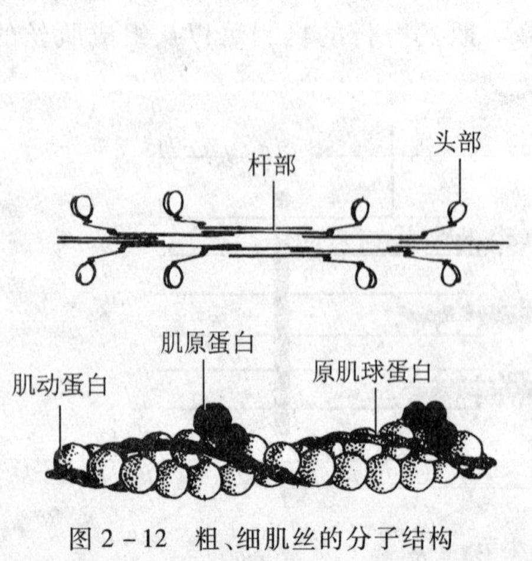

图2-12　粗、细肌丝的分子结构

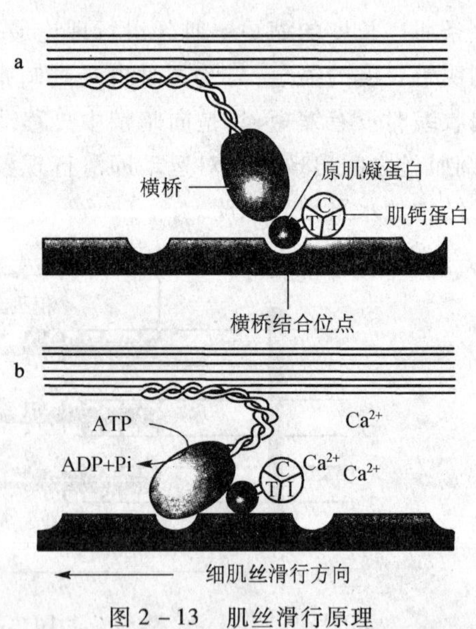

图2-13　肌丝滑行原理

三、骨骼肌的兴奋－收缩耦联

当肌细胞兴奋时，首先肌细胞膜上产生动作电位，然后才触发肌细胞的收缩。我们把肌细胞膜的兴奋和肌细胞的收缩连接起来的中介过程称为**兴奋－收缩耦联**(excitation-contraction coupling)。在这个过程中起关键作用的耦联物就是Ca^{2+}，三联管结构是兴奋－收缩耦联的结构基础。

肌细胞兴奋时产生的动作电位沿肌细胞膜迅速传导，当由横管膜传导到细胞内部的三联管时，导致终池膜的钙通道开放，终池内Ca^{2+}扩散进入到肌细胞质，导致细胞质中的Ca^{2+}浓度由10^{-7} mol/L升高到10^{-5} mol/L，从而Ca^{2+}与肌钙蛋白结合，如前所述触发了肌丝的滑行。肌细胞兴奋过后，位于纵管膜上的Ca^{2+}泵分解ATP，逆浓度差将肌细胞质中的Ca^{2+}重新摄入终池中储存，于是肌细胞质中Ca^{2+}浓度降低，Ca^{2+}与肌钙蛋白分离，肌钙蛋白恢复安静时的构象，原肌凝蛋白复位，横桥与细肌丝分开，细肌丝滑回原来的位置，肌肉舒张。

由以上过程可知，Ca^{2+}在细胞质中的浓度变化是肌肉收缩和舒张的关键因素，如果缺少Ca^{2+}，即使肌细胞膜可以产生动作电位，但因为失去了Ca^{2+}的耦联作用，肌细胞也不会收缩，这种现象称为兴奋－收缩脱耦联。

四、骨骼肌收缩的外部表现

肌肉收缩是指肌肉的长度缩短或肌肉的内部张力增加。肌肉收缩的外部表现根据肌肉所受负荷可表现为等长收缩、等张收缩，根据肌肉收缩波是否融合分为单收缩和复合收缩。

（一）等长收缩和等张收缩

1．等长收缩　**等长收缩**(isometric contraction)是指在有后负荷的情况下，骨骼肌只表现为张力增加而无长度缩短的收缩。这种收缩由于没有使负荷移动，所以没有做功。此时虽然横桥分解ATP牵拉细肌丝，但不发生细肌丝的滑行。其主要生理意义是维持人体站立时对抗重力的位置和姿势。

2．等张收缩　**等张收缩**(isotonic contraction)是指肌肉收缩时只有长度的缩短而无张力的变化。这是在肌肉收缩时所承受的负荷小于肌肉收缩力的情况下产生的。这种收缩使物体产生位移，因此对物体做了功。

一般情况下，正常人体内骨骼肌的收缩大多是混合式的，既有张力的增加，又有长度的缩短，而且张力增加总是在先，当张力增加到超过负荷时，才开始出现长度的缩短，一旦肌肉长度开始缩短，肌肉的张力就不再增加。

（二）单收缩和强直收缩

1．单收缩　当肌肉受到一次刺激时，爆发一次动作电位，引起一次收缩，称为**单收缩**(twitch)。用记录仪记录的收缩曲线(图2－14)，可分为潜伏期、收缩期和舒张期。潜伏期约10 ms，收缩期约40 ms，舒张期约50 ms。潜伏期包括动作电位在一段神经上的传导和通过神经－肌肉接头的传递，以及肌肉兴奋－收缩耦联的时间。

2．强直收缩　给肌肉连续刺激，肌肉处于持续收缩状态，产生的强而持久的收缩称为**强直收缩**(tetanus)。这时记录的肌肉收缩曲线也将融合起来。如果每一次新刺激落在前一次收缩的舒张期，就会形成在第一次收缩的舒张期还没有完结时就发生了第二次收缩，这种情况记录的曲线呈锯齿状，称为不完全强直收缩(图2－14)。如果刺激频率加快，新刺激落在前一次收缩的收

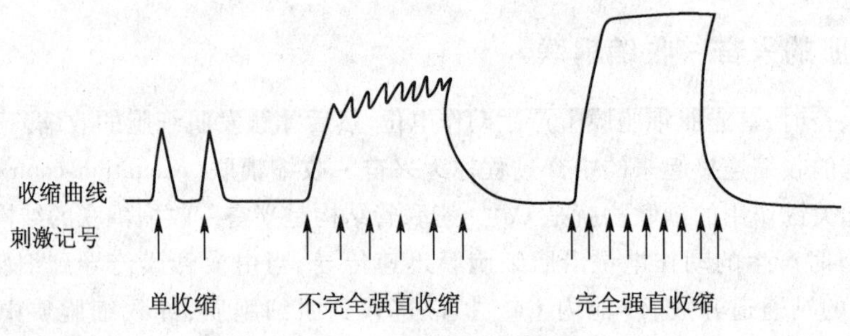

图 2-14 单收缩和强直收缩

缩期内，就会出现收缩的叠加现象，只有收缩期而没有舒张期，称为完全强直收缩。这时记录的收缩曲线完全融合，曲线高度比单收缩时高数倍，这说明肌肉的收缩可以总和，因而强直收缩可以产生更大而稳定的收缩力。在人体内，骨骼肌的收缩都是不同程度的强直收缩。

（三）影响骨骼肌收缩的主要因素

1. 前负荷 **前负荷**（preload）是指肌肉收缩前已存在的负荷。在前负荷作用下，肌肉收缩前的长度称为**初长度**（initial length）。对一块肌肉来说，初长度和前负荷密切相关，在其他条件不变时，增加肌肉的前负荷，肌肉初长度随之增加。我们从肌肉收缩产生的张力随初长度变化的曲线上发现，在一定范围内肌张力和初长度呈正相关，但是超过一定限度，则呈反变关系（图 2-15）。也就是说，在初长度增加的开始阶段，增加初长度能使肌张力相应增大，当肌肉初长度超过一定限度时，再增加初长度，肌张力不但不会增大，反而会减小。这个产生最大张力的肌肉初长度称为最适初长度。肌肉在最适初长度时的收缩张力最大、速度最快、缩短的程度也最大，做功效率最高。

2. 后负荷 **后负荷**（afterload）是指肌肉开始缩短后所遇到的负荷。肌肉在有后负荷的情况下进行收缩时，开始由于后负荷的阻力而不能缩短长度，只表现为张力增加。当张力增大到超过后负荷时才开始缩短长度，肌肉一旦开始收缩，张力就不再增加。因此，肌肉在有后负荷的情况下，总是张力增加在先，缩短出现在后。后负荷越大，肌肉在缩短前产生的张力越大，肌肉长度缩短出现的越晚，缩短的速度越慢。因此，在一定范围内，后负荷与张力成正变关系，与收缩速度呈反变关系（图 2-16）。从肌肉做功方面而言，适度的后负荷才能使肌肉的做功效率达到最高。

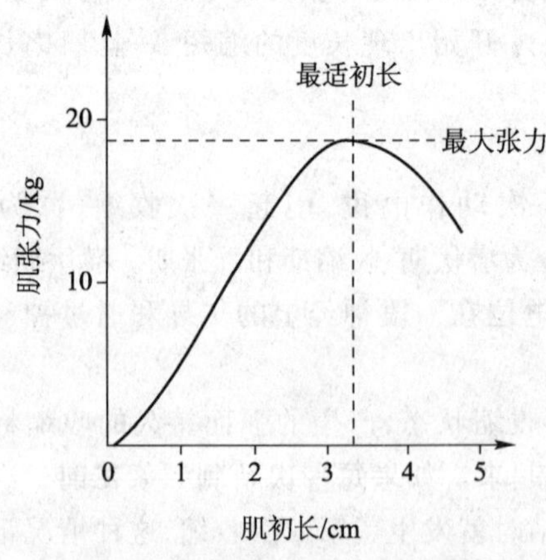

图 2-15 前负荷对肌肉收缩的影响

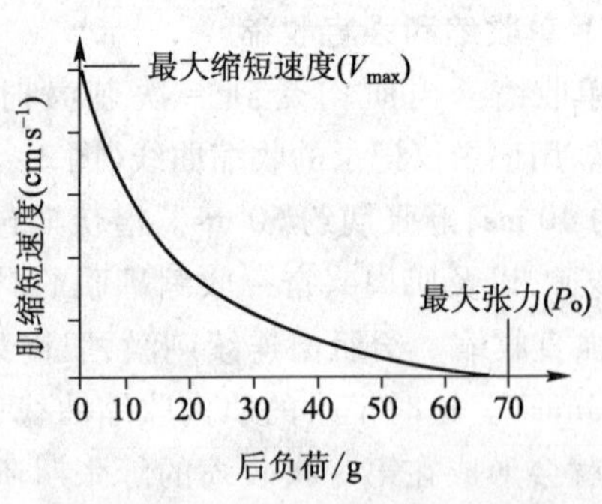

图 2-16 后负荷对肌肉收缩的影响

3. 肌肉的收缩能力　肌肉的**收缩能力**(contractility)是指影响肌肉收缩效果的肌肉内部功能状态。它主要取决于兴奋－收缩耦联期间细胞质中的 Ca^{2+} 浓度、横桥的 ATP 酶活性等。在其他条件不变时,肌肉收缩能力增强,可使肌肉收缩张力增加,收缩速度加快,做功效率增加。缺氧、酸中毒、能源物质缺乏等可使肌肉收缩能力下降;而 Ca^{2+}、咖啡因、肾上腺素等体液因素使肌肉收缩能力增强。

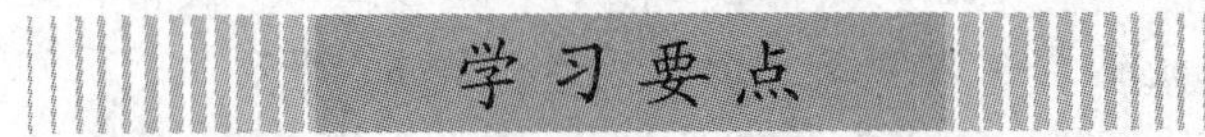

(一) 细胞膜的物质转运

细胞膜对物质转运的形式如下。

- 小分子物质的转运
  - 被动扩散
    - 单纯扩散
    - 易化扩散
      - 载体易化扩散
      - 通道易化扩散
  - 主动转运

- 大分子物质的转运
  - 入胞
    - 吞噬
    - 吞饮
  - 出胞

1. 单纯扩散　是指脂溶性的小分子物质顺浓度差进行的跨膜转运。如 O_2、CO_2 通过细胞膜的过程。

2. 易化扩散　是指非脂溶性物质或脂溶性很小的小分子物质或离子,顺浓度差或电位差进行跨膜转运。需借助于细胞膜上的载体蛋白(载体)或通道蛋白(离子通道)的帮助。

3. 主动转运　是指离子和小分子在细胞膜上泵蛋白的帮助下,逆浓度差或电位差进行跨膜转运,需要消耗能量。

钠泵:又称钠－钾泵,是 Na^+-K^+ 依赖式 ATP 酶。可逆浓度差转运 Na^+ 和 K^+,保持 K^+、Na^+ 在细胞内外的正常浓度差。

4. 出胞和入胞　大分子或团块物质通过细胞膜的运动由细胞内排到细胞外的过程,称为出胞;反之,进入细胞内的过程称为入胞。固体物质进入细胞称为吞噬,液体物质进入细胞称为吞饮。

(二) 细胞膜的跨膜信号转导功能

细胞之间的信息联系称为信号转导功能,在跨膜信号转导过程中,细胞膜受体是将细胞外信号导入细胞内的重要枢纽。跨膜信号转导的方式有:① 离子通道耦联受体介导的信号转导。② G－蛋白耦联受体介导的信号转导。③ 酶耦联受体介导的信号转导。

(三) 细胞的生物电现象

1. 静息电位　是指细胞处于静息时,存在于细胞膜内外两侧的电位差。静息电位主要是 K^+ 外流形成的电－化学平衡电位。

极化:是指安静时,细胞膜两侧电位保持着内负、外正的电荷分布状态。

去极化:细胞接受刺激后,在静息电位的基础上,膜内电位向负值减小的方向变化。如由 －90 mV 变为 －70 mV。细胞去极化时表现为兴奋。

超极化：是指膜内电位向负值增大的方向变化，如 -90 mV 变为 -100 mV。细胞超极化时表现为抑制。

复极化：细胞膜发生去极化后，电位又恢复到极化状态的过程。

2. 动作电位 是指可兴奋细胞受到有效刺激时，在静息电位的基础上产生的可扩布的电位变化过程。动作电位是细胞兴奋的标志。

动作电位去极化相是 Na^+ 内流形成的电-化学平衡电位。复极化相是由 K^+ 外流形成的电-化学平衡电位。后电位是钠泵逆浓度差主动转运 Na^+ 和 K^+ 所致。

锋电位：是神经纤维动作电位的主要组成部分，由一个上升相（去极化相）和一个下降相（复极化相）组成。

动作电位的特点：①"全或无"现象。② 不衰减式传导。③ 脉冲式。

（四）兴奋的引起及其在同一细胞上的传导

兴奋的引起是阈刺激或阈上刺激作用于可兴奋细胞，使膜去极化达到阈电位水平而产生动作电位。

1. 阈电位 使细胞膜对 Na^+ 通透性突然增大的临界膜电位值。细胞兴奋性的高低与细胞的静息电位和阈电位之间的距离呈反变关系。

2. 局部反应的特点 ① 随刺激强度的增加而增大，无"全或无"现象。② 呈紧张性扩布。电位幅度小，并随传播距离的增加而迅速衰减。③ 有总和效应。

3. 动作电位在同一细胞上的传导 是由于在兴奋部位和未兴奋部位产生了局部电流。

有髓神经纤维的动作电位的传导，是由于兴奋部位的郎飞结和未兴奋部位的郎飞结之间产生了局部电流。

动作电位的传导特点：① 双向传导。② 不衰减传导。③"全或无"现象。

（五）骨骼肌细胞的收缩功能

1. 神经-肌肉接头处的兴奋传递 神经-肌肉接头又称为运动终板，是指运动神经纤维末梢与骨骼肌细胞膜相接触的部位。由接头前膜、接头间隙、接头后膜（终板膜）组成。

神经递质：乙酰胆碱（ACh）。

终板膜：有 N_2 受体、胆碱酯酶。

当运动神经兴奋、神经冲动传至神经轴突末梢时，使轴突末梢膜对 Ca^{2+} 的通透性增加，Ca^{2+} 内流，促使囊泡向接头前膜移动，当囊泡达到接头前膜时，与接头前膜融合，然后破裂，将所含的乙酰胆碱释放出来。乙酰胆碱通过接头间隙，到达接头后膜。与接头后膜上的 N_2 受体结合，使接头后膜对 Na^+ 通透性增加，Na^+ 内流，引起局部去极化，形成终板电位。

终板电位可以总和，总和一旦达到阈电位水平，就可以爆发动作电位，引起细胞兴奋。乙酰胆碱在发挥了信息传递作用后，即被接头后膜上的胆碱酯酶水解而清除。

2. 骨骼肌的兴奋-收缩耦联 是指将肌细胞的兴奋和肌细胞的收缩联系起来的中介过程。

兴奋-收缩耦联的过程包括：① 兴奋通过横管系统传向肌细胞深部。② 三联管处的信息传递。③ 肌质网对 Ca^{2+} 贮存、释放和再聚积。

在兴奋-收缩耦联的过程中，Ca^{2+} 是关键的耦联因子，三联管是结构基础。

3. 骨骼肌的收缩

(1) 骨骼肌的细微结构 肌小节是肌细胞进行收缩和舒张的基本功能单位。一个肌小节 =

1/2 个明带 +1 个暗带 +1/2 明带。由粗肌丝和细肌丝组成。

- 肌原纤维
  - 粗肌丝:肌凝蛋白(肌球蛋白)
    - 头部(横桥)
    - 杆状部
  - 细肌丝
    - 肌纤蛋白(肌动蛋白)
    - 原肌凝蛋白
    - 肌钙蛋白

收缩蛋白:肌凝蛋白和肌纤蛋白。

调节蛋白:原肌凝蛋白和肌钙蛋白。

(2) 骨骼肌的收缩原理——肌丝滑行学说　肌细胞收缩是因为肌质中 Ca^{2+} 浓度增高,Ca^{2+} 和肌钙蛋白分子结合,使原肌凝蛋白发生构象改变并发生移动,位阻效应被解除。粗肌丝的横桥和细肌丝肌纤蛋白分子上的结合位点结合,牵拉细肌丝向 M 线的方向移动。其结果是,相邻的 Z 线互相靠近,肌小节长度变短,明带、H 带变短,暗带长度不变。肌肉舒张是因为肌质中的 Ca^{2+} 浓度降低,肌钙蛋白与原肌凝蛋白的构象恢复,原肌凝蛋白遮盖肌纤蛋白的结合位点,位阻效应产生。Ca^{2+} 在肌质中的浓度变化是肌肉收缩和舒张的关键。

4. 骨骼肌收缩的外部表现

(1) 等长收缩　指肌肉收缩时,张力增加,而长度不变。如,人体站立时,为了对抗重力,维持姿势而产生的有关肌肉收缩。

(2) 等张收缩　指肌肉收缩时,张力不变,而长度缩短。如用手提起重物。

(3) 单收缩　单个细胞或整块的肌肉受到一次短促而有效的刺激时,出现一次收缩和舒张的过程。

(4) 强直收缩　指肌肉受到连续的有效刺激,出现强而持久的收缩。如果新刺激落在前一次收缩的舒张期内,引起的收缩发生不完全的融合,称为不完全强直收缩。如果新刺激落在前一次收缩的收缩期内,各次收缩的张力变化和长度的缩短将完全融合,称为完全强直收缩。

(5) 影响肌肉收缩的因素　前负荷、后负荷、肌肉的收缩能力。

(胡　庆)

第三章　血　液

学习目标

1. 掌握　红细胞、白细胞和血小板的正常值及其生理功能，血液凝固的机制，ABO 血型的基本原理；正常成人的血量。

2. 熟悉　血液的组成、血浆渗透压(血浆胶体渗透压和血浆晶体渗透压)的形成及其生理意义，红细胞、白细胞和血小板的生理特性及红细胞的生成调节，输血原则及注意事项。

3. 了解　影响血液凝固的因素、纤维蛋白溶解、Rh 血型。

第一节　概　述

血液(blood)是一种由血浆和血细胞组成的、在心血管系统内循环流动的流体组织。血液在机体各部分之间和机体与外环境之间起着重要的沟通作用。机体内任何器官、组织血流量不足，均可造成严重的损伤，甚至危及生命。很多疾病可导致血液成分或理化性质发生特征性的变化，因此，临床血液检验在医学诊断上具有重要意义。

一、血液的组成

血液由血浆和悬浮于其中的血细胞组成。将采取的新鲜血液抗凝离心后可显示三层：上层浅黄色液体为血浆；下层深红色的为红细胞；中间灰白色的薄层为白细胞和血小板。血细胞在血液中所占的容积百分比，称为**血细胞比容**(hematocrit)。正常成年人，男性为 40% ~50%，女性为 37% ~48%。血细胞比容值升高，可因红细胞增多(如红细胞增多症等)或血浆减少(如严重烧伤等)引起；血细胞比容值降低，可因红细胞减少(如贫血等)或血浆量增多(如妊娠后期、输液过多等)。因此，它反映了血液中血细胞数量的相对值。

血液的组成可概括如图 3 - 1。

二、血液的理化特性

(一) 颜色

血液的颜色取决于红细胞内的血红蛋白。动脉血液中氧合血红蛋白(HbO_2)较高，呈鲜红色；静脉血液中还原血红蛋白含量较多，呈暗红色；空腹血浆呈淡黄色，清澈透明，进食后，尤其摄入较多的脂质食物后变浑浊，会影响血浆一些成分检测的准确性。因此，临床上作某些血液化学

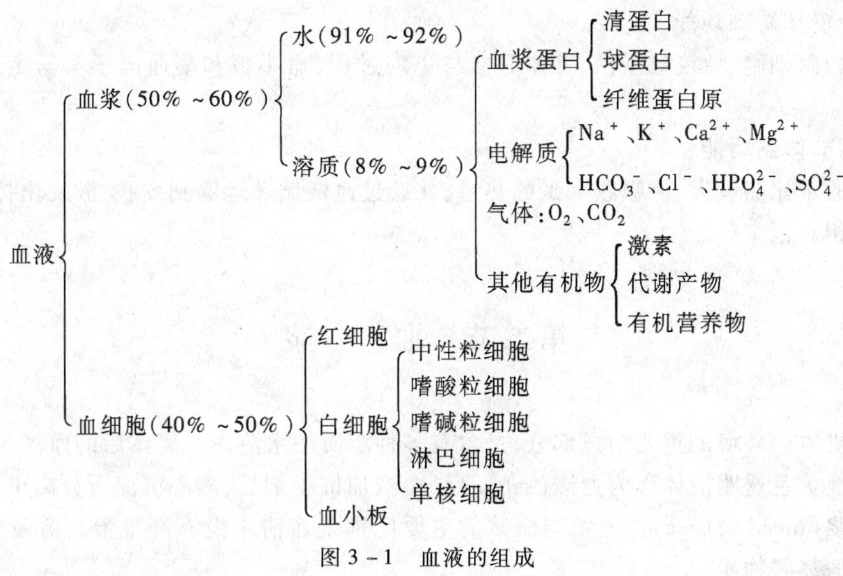

图 3-1 血液的组成

成分分析检测时,要求空腹抽血。

(二) 相对密度

正常人全血相对密度(又称为比重)为 1.050 ~ 1.060,其高低主要决定于红细胞的数量,其次是血浆蛋白含量。血浆相对密度为 1.025 ~ 1.030,其高低主要取决于血浆蛋白含量。红细胞相对密度为 1.090 ~ 1.092,其高低主要取决于血红蛋白含量。

(三) 黏滞性

黏滞性来源于液体内部分子或颗粒之间的摩擦力。通常在体外测定血液或血浆的相对黏滞性(以水的黏滞性为 1),全血为 4 ~ 5,血浆为 1.6 ~ 2.4。全血的黏滞性主要取决于红细胞数量,血浆的黏滞性主要取决于血浆蛋白含量。严重贫血的病人红细胞减少,血液黏滞性降低;大面积烧伤病人因血浆水分由创面大量渗出,血液浓缩,黏滞性升高。

(四) 酸碱度

正常人血浆的 pH 为 7.35 ~ 7.45。血浆 pH 相对稳定主要取决于血浆中的缓冲对 $NaHCO_3/H_2CO_3$。另外,血浆中蛋白质钠盐/蛋白质、Na_2HPO_4/NaH_2PO_4,红细胞中血红蛋白钾盐/血红蛋白、K_2HPO_4/KH_2PO_4、$KHCO_3/H_2CO_3$ 等也都是很有效的缓冲对。一般酸性或碱性物质进入血液时,通过缓冲系统的作用和肺、肾不断排出体内过多的酸或碱,使血浆 pH 的波动范围极小,从而保持相对稳定。如果进入血液的酸碱物质过多,超出了机体的缓冲能力,则血浆 pH 可发生变化。血浆 pH 低于 7.35 为酸中毒,高于 7.45 为碱中毒,严重时可危及生命。

三、血液的功能

(一) 物质运输功能

血液运送 O_2、CO_2、营养物质、代谢物质、激素等,以维持机体内环境稳态,保证组织细胞新陈代谢的正常进行。

(二) 缓冲功能

血液含有多种缓冲物质,可缓冲血浆 pH 的变化,维持其相对稳定。

（三）免疫和防御功能

血液中的白细胞、免疫球蛋白、补体等参与免疫过程，血小板和凝血因子参与生理性止血和凝血过程。

（四）调节体温功能

血液中的水比热较大，能吸收大量的热量，并通过血液循环运输到皮肤、散发出体外，有利于维持体温的相对恒定。

第二节 血 浆

血浆是机体内环境的重要组成部分，是含有多种溶质的水溶液。离体后的血液自然凝固后，所析出来的淡黄色透明液体称为**血清**（serum）。血液加抗凝剂后，离心沉淀所分离出来的淡黄色液体称为**血浆**（blood plasma）。血清与血浆的主要区别是血清中没有纤维蛋白原及少了参与凝血被消耗了的某些物质。

一、血浆的组成

血浆由水和溶质组成。其中水占91%～92%，溶质占8%～9%。溶质中主要有血浆蛋白质，此外还有电解质、某些气体和非蛋白质有机物等。

血浆蛋白是血浆中多种蛋白质的总称。主要包括清蛋白（又称白蛋白）、球蛋白、纤维蛋白原三类。血浆蛋白的主要功能有：形成血浆胶体渗透压，参与保持机体水平衡；协助运输某些离子、脂质、激素、维生素等低分子物质；参与机体的生理性止血和防御等功能。

二、血浆渗透压

水分子通过半透膜由低浓度溶液向高浓度溶液扩散的现象称为渗透。**渗透压**（osmotic pressure）是指溶液中溶质分子通过生物半透膜吸取水分的能力，其大小与溶液中所含溶质的颗粒数目成正比，而与溶质颗粒的种类和大小无直接关系。渗透压大表示溶液通过半透膜的吸水力强。

（一）血浆渗透压的组成及数值

正常人的血浆渗透压约为300 mmol/L，相当于5 790 mmHg（770 kPa）。血浆渗透压由两部分组成：一部分是由血浆中的电解质（以NaCl为主）、葡萄糖等晶体物质形成的**血浆晶体渗透压**（crystal osmotic pressure），占血浆渗透压的绝大部分；另一部分是由血浆蛋白（主要是清蛋白）所形成的**血浆胶体渗透压**（colloid osmotic pressure），其数值仅为1.5 mmol/L，相当于25 mmHg（3.3 kPa）。

在临床和生理实验中，将渗透压与血浆相等的溶液称为**等渗溶液**（isotonic solution），如0.9% NaCl溶液（生理盐水）、5%葡萄糖溶液等。高于或低于血浆渗透压的溶液分别称为**高渗溶液**（hypertonic solution）或**低渗溶液**（hypotonic solution）。

（二）血浆渗透压的生理作用

由于细胞膜与毛细血管壁对不同溶质的通透性不相同，使血浆晶体渗透压与胶体渗透压具有不同的生理作用。

1. 血浆晶体渗透压的作用 由于血浆中大部分晶体物质不易透过红细胞膜,这就造成细胞膜两侧溶液的渗透压梯度,从而导致渗透现象的产生。因此,血浆晶体渗透压对维持红细胞内、外水的分布以及红细胞的正常形态和功能起重要作用(图 3-2)。

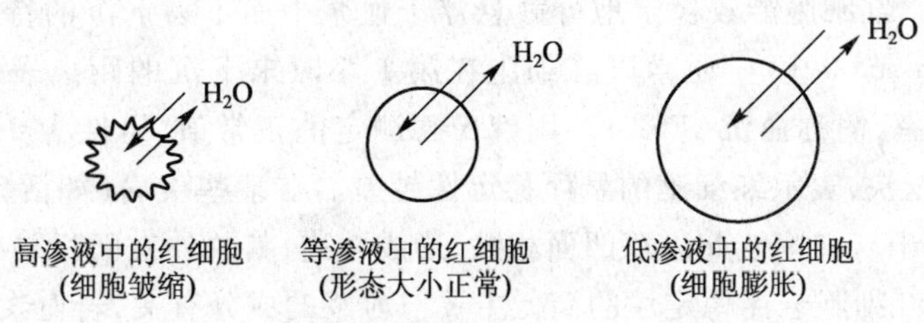

图 3-2 血浆晶体渗透压对红细胞的作用

2. 血浆胶体渗透压的作用 血浆晶体物质分子小,能够自由透过毛细血管壁,使毛细血管内外两侧的晶体渗透压基本相等,故对血管内、外水的分布不发生显著影响。而血浆蛋白质相对分子质量大,难以通过毛细血管壁,致使血浆中蛋白质浓度高于组织液,所以血浆胶体渗透压高于组织液胶体渗透压。其生理作用在于促进组织液中的水分渗入毛细血管,以维持血管内、外水的分布及血容量(图 3-3)。当血浆蛋白质减少,血浆胶体渗透压降低时,可致组织间隙水分增多而引起水肿。

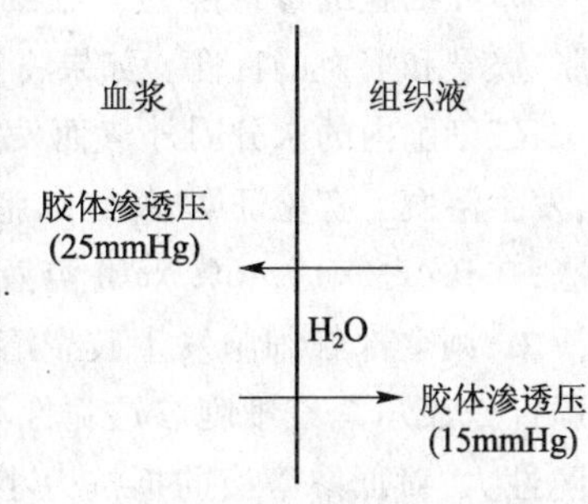

图 3-3 胶体渗透压的作用

第三节 血 细 胞

一、红细胞

(一) 红细胞的数量和功能

红细胞(RBC)是血液中数量最多的血细胞。正常成年人红细胞数量男性为(4.0~5.5)×10^{12}/L,平均 5.0×10^{12}/L;女性为(3.5~5.0)×10^{12}/L,平均 4.2×10^{12}/L;新生儿可达 6.0×10^{12}/L 以上。红细胞中含有丰富的血红蛋白(Hb),成年男性血红蛋白含量为 120~160 g/L,女性为 110~150 g/L,新生儿高达 170~200 g/L。临床上将外周血中红细胞数或血红蛋白含量低于正常的现象称为**贫血**(anemia)。

红细胞的主要功能是运输 O_2 和 CO_2,并对血液酸碱的变化起缓冲作用。此两种功能均依靠血红蛋白来完成,血红蛋白只有存在于红细胞内才能发挥其功能。此外,当血红蛋白与一氧化碳结合形成一氧化碳血红蛋白(Hb-CO),或其分子中的 Fe^{2+} 被氧化成 Fe^{3+} 时,其运输 O_2 和 CO_2 的功能亦丧失,从而造成组织缺氧(如煤气中毒)。

(二) 红细胞的生理特性

红细胞具有可塑变形性、悬浮稳定性和渗透脆性,它们都与红细胞的双凹碟形有关。

1. 可塑变形性 正常红细胞具有可塑变形的能力。血液循环中的红细胞在通过比它直径小的毛细血管和血窦孔隙时，发生变形卷曲，通过后再恢复其正常形态，这种变形称为**可塑变形性**(plastic defomation)。红细胞的这一特性与其呈双凹碟形、表面积大、膜和内容物均具流动性等有关。衰老的红细胞和遗传性球形红细胞可塑性较差。

2. 悬浮稳定性　红细胞能较稳定地分散悬浮于血浆中而不易下沉的特性称为红细胞的**悬浮稳定性**(suspension stability)。通常以红细胞在第 1 小时末下沉的距离表示红细胞沉降的速度，称为红细胞沉降率，简称**血沉**(ESR)。用魏氏法测定的正常值，男性为 0～15 mm/h，女性为 0～20 mm/h。血沉越快，表示红细胞的悬浮稳定性越差。在某些疾病(如活动性肺结核、风湿热等)，血沉加快，是由于红细胞彼此以双凹面相贴，形成叠连，其总外表面积减小，而使摩擦阻力也减小，故血沉加快。红细胞悬浮稳定性的高低主要与血浆的成分有关，若血浆中球蛋白和纤维蛋白原增加促进了红细胞叠连，则可使血沉加快。

3. 红细胞的渗透脆性　红细胞的**渗透脆性**(osmotic fragility)是指红细胞在低渗溶液中发生膨胀、破裂和溶血的特性。如果将正常红细胞置于等渗溶液中，其形态和大小保持正常；在高渗溶液中，红细胞内的水分因外渗而发生皱缩；在低渗溶液中，水分将进入红细胞内，使之膨胀甚至破裂，发生溶血。实验证明，将红细胞置于 0.6%～0.8% NaCl 溶液中，因水分渗入而引起一定程度的膨胀；在 0.42%～0.46% NaCl 溶液中，部分红细胞因过度膨胀而开始破裂；在 0.32%～0.34% NaCl 溶液中，则全部红细胞发生破裂溶血。这说明红细胞膜对低渗溶液有一定的抵抗力，其大小用渗透脆性来表示。红细胞渗透脆性小，对低渗溶液的抵抗力大，不易发生溶血，如新生的红细胞；渗透脆性大，对低渗溶液的抵抗力小，容易发生溶血，如衰老的红细胞。

等渗溶液与等张溶液

不同溶质的等渗溶液不一定都能保持红细胞的正常形态和大小。如 1.9% 尿素溶液与血浆等渗，但将红细胞置入其中后会迅速发生溶血。因为尿素能自由通过红细胞膜，不能在溶液中保持与红细胞内相等的张力所致。所谓张力，是指溶液中不能透过红细胞膜的溶质颗粒所产生的渗透压。如 NaCl 不能自由通过红细胞，故 0.9% NaCl 溶液既是等渗溶液，也是等张溶液。1.9% 尿素溶液虽是等渗溶液，但因其能进入红细胞内而不能保持其张力，故它虽是等渗溶液，但不是等张溶液。临床上将能使红细胞悬浮于其中又能保持其正常形态和大小的溶液，称为等张溶液。

(三) 红细胞的生成和破坏

红细胞的生成和破坏呈动态平衡，以维持其正常数量。

1. 红细胞的生成

(1) 生成部位　胚胎时期红细胞的生成部位为肝、脾和骨髓，出生后主要在红骨髓，所以红骨髓造血功能正常是红细胞生成的前提。当人的骨髓组织遭受物理(如各种放射线)、化学(如氯霉素)等因素影响时，其造血功能受到抑制使全血细胞生成减少而引起的贫血，称为再生障碍性贫血。

(2) 生成原料　红细胞的主要成分是血红蛋白，合成血红蛋白的主要原料是铁和蛋白质。铁的来源有二：一部分是红细胞破坏后由血红蛋白释放出来的“内源性铁”，每日约 25 mg；另一部分是食物提供的“外源性铁”，每日 1～2 mg。成年人每天仅需要 20～30 mg 铁用于红细胞生成，故一般不会造成铁的缺乏。长期慢性失血造成体内铁储存减少或生长发育期的婴幼儿、孕妇、乳母等对铁的需求量增大，红细胞因缺铁而使血红蛋白合成减少，发生缺铁性贫血(小细胞低血色素性贫血)。造血所需的蛋白质来自于食物,一般正常膳食所含蛋白质已能足够供应造血之需。

(3) 成熟因子 红细胞在发育成熟过程中,需要叶酸和维生素 B_{12} 的参与。叶酸是合成DNA的辅酶,维生素 B_{12} 能活化叶酸。故叶酸和维生素 B_{12} 缺乏时,红细胞核内DNA合成障碍,红细胞分裂延缓甚至停滞而引起巨幼红细胞性贫血。食入的维生素 B_{12} 要与胃腺壁细胞分泌的内因子结合形成复合物后方能被吸收,它同时能保护维生素 B_{12} 不被消化液破坏。当机体缺乏内因子时,维生素 B_{12} 吸收障碍,也会引起巨幼红细胞性贫血。

2. 红细胞生成的调节 正常情况下,人体红细胞的数量能保持相对恒定。当机体所处环境或功能发生变化时,红细胞生成的数量和速度会发生适应机体需要的调整。其生成主要受促红细胞生成素(EPO)和雄激素的调节。

(1) 促红细胞生成素 促红细胞生成素是一种促进红细胞发育和血红蛋白合成的糖蛋白,主要由肾产生,肝也能少量生成。组织缺氧是刺激促红细胞生成素合成释放的主要原因。当组织中氧分压降低时,肾合成和释放促红细胞生成素,它主要作用于骨髓,加速晚期红系祖细胞增殖与分化,同时促进红细胞发育和血红蛋白合成,促使成熟的红细胞释放入血,以满足组织对氧的需要。当机体缺氧缓解时,肾释放促红细胞生成素也随之减少。因此,严重肾疾病会伴发贫血,称为肾性贫血。

(2) 雄激素 雄激素能直接刺激红骨髓造血,使红细胞生成增多;它也能作用于肾,促进促红细胞生成素的合成,使骨髓造血功能增强,血液中红细胞数量增多。这是青春期后男性红细胞数和血红蛋白量多于女性的原因。

3. 红细胞的破坏 红细胞的平均寿命约为120 d。衰老的红细胞因可塑性减弱和脆性增加,在血流湍急处,可因机械冲击而破损(称为血管内破坏);在通过微小孔隙时,因变形能力减退,容易滞留在脾、肝内,被巨噬细胞吞噬(称为血管外破坏)。在血管内破坏的红细胞释放出的血红蛋白与血浆中的触珠蛋白结合后被肝摄取,铁以铁黄素的形式沉着于肝细胞中,而脱铁血红素转变为胆红素。在脾内被吞噬的衰老红细胞,经消化后,铁可被再利用,脱铁血红素转变为胆红素随粪或尿排出体外。严重溶血时,若血红蛋白的释放量 >1.0 g/L,超过了触珠蛋白结合的能力时,血红蛋白就经肾由尿排出,称为血红蛋白尿。

二、白细胞

(一) 白细胞的分类与正常值

白细胞(WBC)是一类有核的血细胞。正常成年人白细胞总数是 $(4.0\sim10.0)\times10^9$/L。白细胞根据其形态、功能和来源可分为粒细胞、单核细胞和淋巴细胞三大类。粒细胞根据胞质颗粒的嗜色性质不同,又分为中性粒细胞、嗜酸粒细胞和嗜碱粒细胞,白细胞分类及正常值见表3-1。

表3-1 白细胞分类及正常值

分 类	正常值($\times10^9$/L)	百分比
中性粒细胞	2.0~7.0	0.5~0.7
嗜酸粒细胞	0.2~0.5	0.005~0.05
嗜碱粒细胞	0~0.1	0~0.01
淋巴细胞	8~4.0	0.2~0.4
单核细胞	0.12~0.8	0.03~0.08
白细胞总数	4.0~10.0	

(二) 白细胞的功能

白细胞通过吞噬作用和免疫功能来实现对机体的防御和保护作用。

1. 中性粒细胞　中性粒细胞在血液的非特异性细胞免疫系统中起重要作用,其变形运动和吞噬能力都很强,当微生物病原体入侵机体时,它们被趋化因子吸引到炎症部位,吞噬细菌和异物。在溶酶体酶的作用下将细菌或异物水解消化。死亡的中性粒细胞称为脓细胞,它们与被溶解的组织碎片以及细菌等一起形成脓液。当血液中中性粒细胞减少时,机体容易发生感染。而当体内有细菌感染时,血液中的中性粒细胞增多。

2. 嗜酸粒细胞　嗜酸粒细胞缺乏溶菌酶等,虽有吞噬能力,但基本无杀菌能力。其在体内的主要作用是:① 限制嗜碱粒细胞和肥大细胞在速发性过敏反应中的作用。② 参与对蠕虫的免疫反应。机体发生过敏反应或蠕虫感染时,常伴有嗜酸粒细胞数增多。

3. 嗜碱粒细胞　嗜碱粒细胞的颗粒中含有多种生物活性物质,主要有组胺、肝素、过敏性慢反应物质(SPS - A)和嗜酸粒细胞趋化因子等。肝素具有很强的抗凝血作用。组胺和过敏性慢反应物质,可使毛细血管壁通透性增加、支气管平滑肌收缩,引起哮喘、荨麻疹等过敏反应的症状。嗜酸粒细胞趋化因子能吸引嗜酸粒细胞,并聚集于局部以限制嗜碱粒细胞在过敏反应中的作用。

4. 单核细胞　单核细胞在血液中的吞噬能力很弱,2 ~ 3 d 后迁移到周围组织中,进一步发育成吞噬能力很强的巨噬细胞。单核细胞和巨噬细胞形成单核巨噬细胞系统,在体内发挥防御功能:吞噬和消灭病原微生物;参与激活淋巴细胞的特异性免疫功能;识别和杀伤肿瘤细胞;识别和清除体内衰老的和损伤的细胞。

5. 淋巴细胞　一般称为免疫细胞。根据细胞生长发育过程和功能不同,分为 T 淋巴细胞和 B 淋巴细胞两类。血液中淋巴细胞的 80% ~90% 属于 T 淋巴细胞,其功能主要与细胞免疫有关,如破坏肿瘤及排斥移植的异体细胞等。B 淋巴细胞主要存在于淋巴组织内,其功能是参与体液免疫。

三、血小板

(一) 血小板的数量

血小板(PLT)是骨髓中成熟的巨核细胞胞质脱落下来的具有代谢能力的小块胞质。正常成年人的血小板数量是$(100 \sim 300) \times 10^9/L$。进食、运动、妊娠和缺氧可使血小板增多,女性月经期血小板减少。若血小板 $< 100 \times 10^9/L$,称为血小板减少,当血小板 $< 50 \times 10^9/L$ 时,毛细血管壁脆性增加,将导致皮肤、黏膜出血,出现瘀点或紫癜,称为血小板减少性紫癜。当血小板数量 $> 1\,000 \times 10^9/L$ 时,称为血小板过多,易发生血栓。

(二) 血小板的生理特性

血小板的功能与其生理特性有着密切的关系。

1. 黏附　血小板在非血小板表面的黏着,称为血小板黏附。当血管破损暴露其内膜下的胶原组织时,血小板便黏附于胶原组织上,这是血小板发挥作用的开始。

2. 集聚　是指血小板彼此黏着的现象。集聚可分为两个时相:第一时相发生迅速,由受损组织释放的 ADP(二磷酸腺苷)引起,为可逆性集聚;第二时相发生缓慢,由血小板释放的内源性 ADP 引起,属不可逆集聚。

3. 释放反应　是指血小板受刺激后，将其颗粒中的ADP、ATP、5－羟色胺、儿茶酚胺等活性物质向外排出的过程。ADP可使血小板聚集，形成松软的血小板血栓，堵住破损的血管；5－羟色胺、儿茶酚胺可使小动脉收缩，减慢血流，有助于止血。

4. 收缩　血小板内的收缩蛋白发生收缩作用，可使血凝块硬化，形成坚实的止血栓，止血更加牢固。

5. 吸附　血小板能吸附许多凝血因子于其表面，并为血液凝固过程提供磷脂表面，使凝血过程得以发生和进行。

（三）血小板的生理功能

血小板的生理特性决定了它的主要生理功能。

1. 参与生理性止血　其有关机制和过程详见本章第四节。

2. 促进凝血　血小板为凝血因子提供磷脂表面（PF_3），血小板膜表面吸附有许多凝血因子，可加速凝血过程。

3. 维持血管内皮的完整性　血小板对毛细血管内皮细胞有支持和修复的作用。血小板能沉着于血管内皮细胞脱落处的空隙，及时融合入内皮细胞，从而维持毛细血管壁的正常通透性（图3－4）。

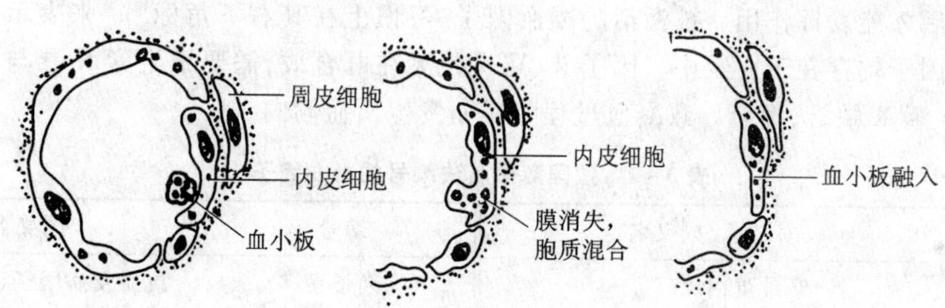

图3－4　血小板融入毛细血管内皮细胞

第四节　生理性止血

一、生理性止血的基本过程

生理性止血（physioloic hemostasis）是指小血管损伤，血液从血管流出，数分钟后出血自行停止的现象。血液自流出到停止所需的时间，称为**出血时间**（bleeding time，BT），其长短可反映生理性止血功能的状态。正常出血时间为1～3 min（纸片法）。

生理性止血主要是由血管、血小板和血浆凝血因子协同作用的结果，其过程包括以下三部分功能活动。

1. 血管收缩　小血管受损后立即收缩，使血流缓慢，破损口缩小或封闭，产生暂时性止血效应。这是由于损伤性刺激反射性引起局部血管收缩和血小板释放5－羟色胺、儿茶酚胺等缩血管物质所致。

2. 血小板血栓形成　在血管收缩的同时，血小板黏附、聚集，形成松软的止血栓，以堵住出血口，实现初期止血。

3. 血液凝固 血管受损后，经过一系列凝血因子相继被激活的过程，形成的血凝块与血小板共同构成的牢固止血栓，有效地制止了出血。

以上三部分反应是相继发生但又相互重叠的复杂过程。与此同时，血浆中也出现了生理性抗凝血作用以及纤维蛋白溶解，以防止血凝块不断增大和血凝过程蔓延。

二、血液凝固

血液由流动的液态变成不能流动的凝胶状态的过程，称为**血液凝固**(blood coagulation)，简称血凝。它是一系列循序发生的酶促反应过程，最终使血浆中可溶性纤维蛋白原变为不溶性纤维蛋白多聚体，并网罗血细胞而形成血凝块。

(一) 凝血因子

血浆与组织中直接参与血液凝固的物质统称为**凝血因子**(blood clotting factor)。按国际命名法，依其发现的先后顺序用罗马数字命名，共12个(表3-2)。此外，还有前激肽释放酶、激肽原和血小板磷脂等可直接参与凝血过程。除因子Ⅳ和血小板磷脂外，其余的凝血因子均为蛋白质，而且因子Ⅱ、Ⅶ、Ⅸ、Ⅹ、Ⅺ、Ⅻ和前激肽释放酶都是蛋白酶，均以无活性的酶原形式存在于血浆中，需被激活后才能发挥作用。被激活的凝血因子，习惯上在其右下角标"a"来表示。除因子Ⅲ外，其他凝血因子均存在于血浆中。因子Ⅱ、Ⅶ、Ⅸ、Ⅹ在肝合成，需要维生素K参与，因此，肝功能损害或维生素K缺乏，都会导致凝血过程障碍而发生出血倾向。

表3-2 按国际命名法编号的凝血因子

编号	同义名	编号	同义名
因子Ⅰ	纤维蛋白原	因子Ⅷ	抗血友病因子(AHF)
因子Ⅱ	凝血酶原	因子Ⅸ	血浆凝血激酶(PTC)
因子Ⅲ	组织凝血激酶	因子Ⅹ	斯图亚特因子
因子Ⅳ	钙离子(Ca^{2+})	因子Ⅺ	血浆凝血激酶前质(PTA)
因子Ⅴ	前加速素	因子Ⅻ	接触因子
因子Ⅶ	前转变素	因子ⅩⅢ	纤维蛋白稳定因子

(二) 凝血过程

凝血过程大体上可分为以下三个步骤(图3-5)。

1. 凝血酶原激活物形成 凝血酶原激活物是Xa与因子V、Ca^{2+}、PF_3形成的复合物的总称。根据因子X激活的途径可分为内源性凝血和外源性凝血两种。

(1) 内源性凝血 启动因子是因子Ⅻ，其凝血过程完全依靠血液中的凝血因子完成。当血管内膜受损时，因子Ⅻ与血管内膜下组织、特别是胶原纤维接触，被活化为Ⅻa，Ⅻa可激活前激肽释放酶转为激肽释放酶，后者对因子Ⅻ的激活有正反馈作用。Ⅻa激

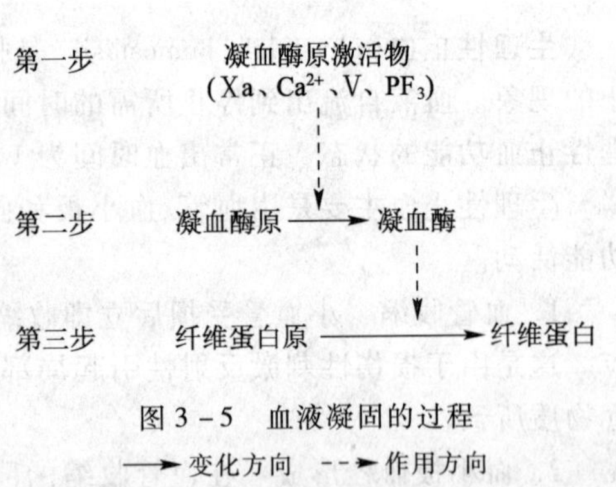

图3-5 血液凝固的过程

——▶ 变化方向 - - -▶ 作用方向

活因子Ⅺ转为Ⅺa。因子Ⅺa在Ca^{2+}存在的条件下又激活因子Ⅸ转为Ⅸa。Ⅸa与因子Ⅷ、Ca^{2+}和PF_3在血小板磷脂表面上形成“因子Ⅷ复合物”。复合物中的Ⅸa激活因子Ⅹ生成Ⅹa;因子Ⅷ作为辅助因子,能使Ⅸa激活因子Ⅹ的作用加快数百倍。

血友病

血友病是一类遗传性凝血因子缺乏所引起的出血性疾病。先天性缺乏因子Ⅷ称为甲型血友病(又称血友病A),患者凝血过程非常缓慢,微小的创伤也可导致出血不止。先天性缺乏因子Ⅸ称为乙型血友病(又称血友病B),其内源性凝血途径激活因子Ⅹ的反应受阻,血液难以凝固。

(2)外源性凝血 是指血管外的因子Ⅲ与血液接触而启动的凝血过程。当组织、血管损伤时,释放的因子Ⅲ与血浆中的因子Ⅶ、Ca^{2+}形成“因子Ⅶ复合物”,该复合物激活因子Ⅹ生成Ⅹa。近年发现,该复合物还有激活因子Ⅸ的作用。Ⅹa与因子Ⅴ、Ca^{2+}在PF_3提供的磷脂表面上组成了凝血酶原激活物,完成凝血的第一步。

2. 凝血酶的形成 在凝血酶原激活物的作用下,凝血酶原被水解为凝血酶。

3. 纤维蛋白的形成 凝血酶能迅速催化纤维蛋白原分解成为纤维蛋白单体。在Ca^{2+}参与下,凝血酶还能激活因子ⅩⅢ为ⅩⅢa,ⅩⅢa使纤维蛋白单体变为牢固的不溶于水的纤维蛋白多聚体。后者将血细胞网罗其中形成血凝块(图3-6)。

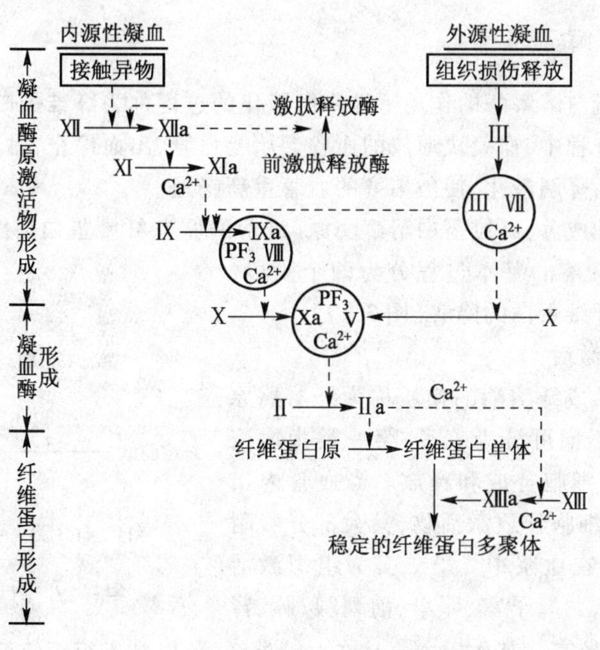

图3-6 血液凝固过程

→ 变化方向 - - → 催化作用

近年的研究发现,外源性凝血途径可能是凝血的重要始动机制。在生理性凝血过程中,外源性凝血途径与内源性凝血途径具有同等重要性。

（三）抗凝系统的作用

正常情况下，血管内的血液能保持流体状态而不发生凝固，其原因在于：① 血管内膜光滑，使内源性凝血不易启动，血液中无因子Ⅲ，外源性凝血也不会启动。② 血流速度快，即使有局部凝血因子被激活，也会被血流冲走稀释，并在肝、脾等处被单核巨噬细胞吞噬并清除。若长期卧床，由于血流缓慢，较易发生血栓。③ 抗凝物质的作用，血液中存在有抗凝物质，最重要的有抗凝血酶Ⅲ和肝素。抗凝血酶Ⅲ与凝血酶、Ⅸa、Ⅹa、Ⅺa、Ⅻa 的酶活性中心结合，从而灭活这些凝血因子，达到抗凝作用。肝素与抗凝血酶Ⅲ结合，大大增强抗凝血酶Ⅲ的抗凝作用。④ 纤维蛋白溶解系统的作用（后述）。

促凝和抗凝

在临床工作和科学研究工作中，常常需要采取各种措施保持血液不凝固或加速凝固。① 粗糙的表面可以加速血小板解体，促进血凝，如外科手术时常采用温热的生理盐水纱布等压迫伤口止血。② 在一定范围内升高温度（ <42 ℃），使酶的活性增高，酶促反应加快，血凝加快；相反，当温度降至 10 ℃以下时，酶的活性降低，血凝延缓。③ 在血凝过程的多个环节中，都需要 Ca^{2+} 参与。若除去血浆中的游离 Ca^{2+}，就可阻断凝血过程，达到抗凝血目的。草酸盐可与 Ca^{2+} 结合，生成不易溶解的草酸钙，而枸橼酸盐可与 Ca^{2+} 结合，生成不易电离的可溶性络合物，从而使 Ca^{2+} 不能参与血液凝固过程。

三、纤维蛋白溶解

纤维蛋白在纤维蛋白溶解酶的作用下被降解液化的过程称为**纤维蛋白溶解**（fibrinolysis），简称纤溶。生理性止血过程中，血凝块形成的血栓会堵塞血管，出血停止，血管创伤愈合后，构成血栓的纤维蛋白又被逐渐降解液化，使被堵塞的血管重新畅通。

纤溶系统包括四种成分：纤维蛋白溶解酶原（纤溶酶原）、纤维蛋白溶解酶（纤溶酶）、纤溶酶原激活物和抑制物。纤溶的基本过程分为两个阶段，即纤溶酶原的激活和纤维蛋白的降解（图 3－7）。

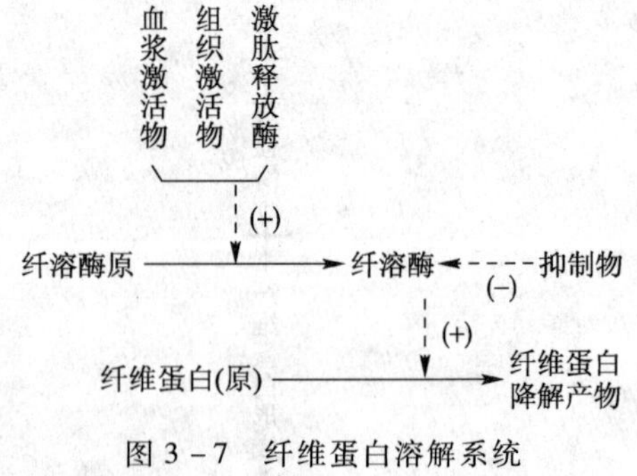

图 3－7　纤维蛋白溶解系统

（一）纤溶酶原的激活

能使纤溶酶原激活成纤溶酶的物质称为纤溶酶原激活物。根据其来源不同可分为三类：第一类为血浆激活物，由小血管内皮细胞合成和释放。当血管内出现血凝块时，血管内皮细胞释放激活物，其大部分吸附在血凝块上，很少游离在血浆中。第二类为组织激活物，存在于很多组织中，尤以子宫、卵巢、前列腺、肺、肾上腺、甲状腺等处含量较高。其作用主要是在血管外纤溶，以利于组织修复和创伤愈合。肾合成与释放的尿激酶就属于这一类激活物，可防止肾小管中纤维蛋白沉积。第三类为依赖于凝血因子Ⅻ的激活物。前激肽释放酶被Ⅻa 激活后生成的激肽释放酶即可激活纤溶酶原。因此，当血液与异物表面接触而激活Ⅻ时，一方面启动了内源性凝血系统，另一方面通过激肽释放酶而激活纤溶系统，使血凝与纤溶相互协调配合并保持平衡。

（二）纤维蛋白的降解

纤溶酶是一种活性很强的蛋白水解酶，能将纤维蛋白或纤维蛋白原肽链分子分割成很多可溶性的小肽，称为纤维蛋白降解产物。它们一般不再发生凝固，而其中一部分具有抗凝作用。纤溶酶还可以水解凝血酶及因子Ⅴ、Ⅷa、Ⅸa、Ⅻa等，故也有抗凝作用。

（三）抑制物及其作用

能抑制纤维蛋白溶解的物质统称为纤溶抑制物。主要是抗纤溶酶，可抑制纤溶酶的活性。正常情况下，血液中纤溶抑制物浓度高，纤溶酶不易发挥作用，但当血管血栓形成时，血凝块的纤维蛋白能吸附大量的纤溶酶原及其激活物，而不吸附抑制物，因此，血凝块局部有大量纤溶酶形成，从而发生纤维蛋白降解。

第五节　血量、血型与输血

一、血量

人体内血液的总量称为**血量**（blood volume）。正常成年人血量占体重的7%～8%，即每千克体重有70～80 mL血液，其中绝大部分在心血管中快速循环流动，称为循环血量，小部分滞留在肝、脾、肺、腹腔静脉和皮下静脉丛等储血库中，流动很慢，称为储存血量。当剧烈运动、情绪激动或其他应激状态时，储血库中的血液释放进入心血管，补充循环血量，以维持机体的需要。

正常情况下，由于神经、体液的调节作用，体内血液总量是相对恒定的。它使血管保持一定的充盈度，以维持正常血压和血流，保证器官、组织、细胞能够获得充足的血液。当血量不足时，可导致血压下降，血流减慢，最终引起细胞、组织和器官代谢障碍等功能损害。健康成年人若一次急性失血量不超过总血量的10%，由于心脏活动增强，血管收缩和储血库中血液释放等功能的代偿，循环血量可得到补充。水和电解质由于组织液回流加速，1～2 h内得到恢复；血浆蛋白质由肝加速合成，24 h左右得到恢复；红细胞恢复较慢，约1个月内可完全恢复。若失血量达总血量的20%，机体代偿功能将不能维持血压于正常水平，则出现血压下降、脉搏加快、四肢冰冷、眩晕等症状。失血量超过总血量的30%，如不及时进行抢救，则可危及生命。健康成年人一次献血200～300 mL不会损害身体。

二、血型

血型（blood group）通常是指红细胞膜上特异性抗原（凝集原）的类型。目前已知除红细胞有血型外，白细胞、血小板、一般组织细胞也有血型。不同人的血液有不同的血型。若将血型不相容的两个人的血滴放于玻璃片上混合，红细胞将聚集成簇，这种现象称为**红细胞凝集**（agglutination）。在补体的作用下，凝集的红细胞破裂而发生溶血。如给人体输入血型不相容的血液，则可在血管内发生红细胞凝集和溶血反应，甚至危及生命。因此，血型鉴定是安全输血的前提。

现已确认的红细胞血型系统有23个，但与临床关系最密切的是ABO血型系统和Rh血型系统。

白细胞、血小板的血型

目前已知除红细胞有血型外,白细胞、血小板也有它们自己特有的血型抗原。白细胞上最强的同种抗原是人类白细胞抗原(human leukocyte antigen,HLA)。HLA 系统是一个极为复杂的抗原系统,在体内分布广泛,是引起器官移植后免疫排斥反应的最重要的抗原。由于在无关个体间 HLA 表型完全相同的概率极低,所以 HLA 的分型成为法医学上用于鉴定个体或亲子关系的主要手段之一。人类血小板抗原系统有 PI、Zw、Ko 等。血小板抗原与输血后血小板减少症的发生有关。

(一) ABO 血型系统

1. ABO 血型的分型 根据红细胞膜上是否存在凝集原 A 与凝集原 B 而将血液分为 A 型、B 型、AB 型和 O 型四种血型。红细胞膜上只含凝集原 A 者称为 A 型,只含凝集原 B 者称为 B 型,同时含有 A 与 B 两种凝集原者称为 AB 型,不含这两种凝集原者称为 O 型。在人类血清(血浆)中含有与上述凝集原相反的天然凝集素,即抗体,有抗 A 凝集素和抗 B 凝集素两种。ABO 血型系统(表现型、基因型)中各血型凝集原和凝集素的分布见表 3-3。

表 3-3 ABO 血型系统(表现型、基因型)

血型(表现型)	红细胞上的凝集原	血清中的凝集素	基因型
A	A	抗 B	AA 或 AO
B	B	抗 A	BB 或 BO
AB	A 和 B	无	AB
O	无	抗 A 和抗 B	OO

2. ABO 血型的检测 正确鉴定血型是保证输血安全的基础。临床上 ABO 血型的鉴定原理是用已知的抗 A 标准血清和抗 B 标准血清,分别与被鉴定者的红细胞混悬液相混合,根据其发生凝集反应的结果来判断被鉴定者红细胞膜上所含的凝集原类别并确定血型。

(二) Rh 血型系统

Rh 凝集原是人类红细胞表面所存在的另一类凝集原。最先发现于恒河猴的红细胞上,其名称由此而来。现已知 Rh 血型系统中有 40 多种凝集原,与临床密切相关的是 D、E、C、c、e 五种,其中 D 凝集原的抗原性最强,故临床意义最为重要。医学上通常将红细胞膜上含 D 凝集原者称为 Rh 阳性,无 D 凝集原者称为 Rh 阴性。我国汉族人口中 99% 的人是 Rh 阳性,Rh 阴性的人只占 1%。有些少数民族 Rh 阴性者比例较高,如塔塔尔族为 15.8%,苗族为 12.3%,布依族和乌兹别克族为 8.7%。

Rh 血型系统的特点是人类血清中不存在与 Rh 凝集原起反应的天然抗体,它是后天经致敏才能获得的免疫凝集素。因此,Rh 阴性受血者第一次接受 Rh 阳性者血液时,一般并不产生凝集反应,但可促使受血者产生抗 Rh 抗体,当再输入 Rh 阳性血液时,将发生红细胞凝集反应。Rh 血型系统的抗体主要是 IgG,因其分子较小,因而能透过胎盘。当 Rh 阴性的妇女孕育了 Rh 阳性胎儿时,可刺激母体产生抗 Rh 抗体,此抗体能透过胎盘而凝集胎儿红细胞。由于一般只有在妊娠末期或分娩时才有足量的胎儿红细胞进入母体,而母体血液中的抗体的浓度是缓慢增加的,故

Rh 阴性的母体怀第一胎 Rh 阳性胎儿时，因母体产生的抗体效价低，多不发生新生儿溶血症；但当其再次孕育 Rh 阳性胎儿时，可因抗体效价的升高而引起胎儿溶血，导致胎儿宫内生长迟缓，严重者甚至引起胎儿死亡。

三、输血

输血是一种重要的治疗措施。为了保证输血的安全和提高输血的效果，必须遵守输血原则：供血者的红细胞不能被受血者血浆（血清）所凝集。

（一）ABO 血型与输血

在正常情况下输血应输同型血。只有在无法得到同型血液的特殊情况下，才可考虑将 O 型血输给其他血型的人。但要注意输血量要少（<200 mL），输血速度不宜过快。因为 O 型血的红细胞表面不含任何凝集原，它不会被任何血型的血清所凝集，所以 O 型血液可输给其他血型的人。但是，O 型血的血清中含有抗 A 和抗 B 两种凝集素，可与其他血型的红细胞发生凝集反应，只有在输血量少、输血速度缓慢时，受血者的红细胞才不会被凝集。当输血量较大、速度过快时，输入的凝集素不易被稀释，或者供血者的凝集素效价很高，均可使受血者红细胞发生凝集反应。

成分输血

输血是临床常用的治疗措施之一。随着血液免疫学和血细胞单采技术的发展，输血疗法也有了很大的改进。成分输血就是将血液中的有效成分制成纯度和浓度较高的制品供临床应用，这既可以增强治疗的针对性，提高疗效，减少输血引起的不良反应，又可以节约血源。成分输血包括红细胞输注、血小板输注、粒细胞输注、血浆和血浆蛋白制品输注等。

（二）交叉配血

由于 ABO 血型系统中还有亚型，与临床关系密切的是 A 型中的 A_1 与 A_2 亚型。在 A_1 型红细胞上含有 A 与 A_1 凝集原，而 A_2 型红细胞上仅含 A 凝集原；在 A_1 型血清中只含有抗 B 凝集素，而 A_2 型血清中则含有抗 B 凝集素和抗 A_1 凝集素。此外，还有 Rh 血型。因此，临床上在输血前，即便是同型输血，也必须进行常规**交叉配血试验**（cross matching test）。即把供血者的红细胞与受血者的血清进行混合称为主侧，受血者的红细胞和供血者的血清混合称为次侧（图 3-8），分别观察结果。如果主侧和次侧均无凝集反应，称为配血相合，可以输血；如果主侧有凝集反应，不管次侧结果如何均为配血不合，严禁输血；如果主侧不发生凝集反应，次侧发生凝集，称为配血基本相合，只能在应急情况下输血，输血时不宜太快太多，并需密切观察，如有输血反应，则应立即停止输血。

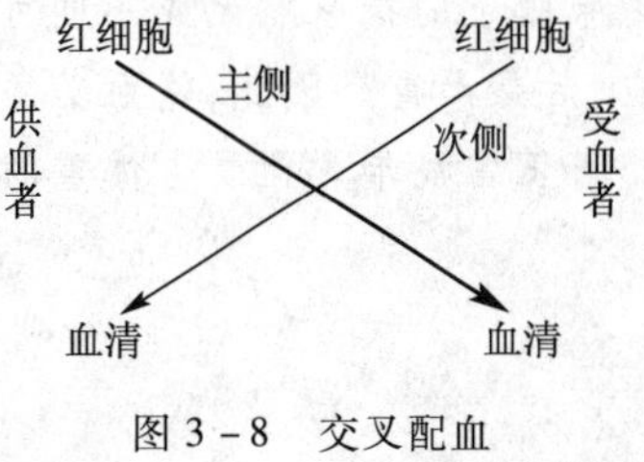

图 3-8　交叉配血

学习要点

（一）血液的组成

血液由血细胞和血浆两部分组成。血细胞又分红细胞、白细胞和血小板三类。血细胞在血液中所占的容积百分比称为血细胞比容。

（二）血浆渗透压

血浆渗透压包括晶体渗透压和胶体渗透压，前者构成血浆渗透压的主要部分，主要由血浆中晶体物质（主要是 NaCl）形成，对维持细胞内外水分的正常交换和分布、保持红细胞正常形态起重要作用；后者主要由血浆蛋白质（主要是清蛋白）形成，可保持血容量和组织液的相对稳定。因此，临床输液时一般要输等渗溶液，以保证血浆渗透压的稳定。

（三）血液中的血细胞具有重要的生理作用

红细胞能运输 O_2 和 CO_2，具有悬浮稳定性和渗透脆性；红细胞生成原料包括蛋白质和铁，维生素 B_{12}和叶酸促进红细胞成熟；红细胞生成主要受肾产生的促红细胞生成素的调节。

白细胞的主要功能是产生特异性免疫和非特异性免疫，从而防止病原和异物的侵袭。其中中性粒细胞和单核巨噬细胞可吞噬入侵机体的微生物、异物、坏死组织碎片等，淋巴细胞参与机体的体液免疫和细胞免疫。

血小板的生理特性有黏附、聚集、释放、收缩和吸附。血小板的功能是参与生理性止血的全过程，促进凝血，还能修复毛细血管内皮细胞以维持其正常通透性。

（四）生理性止血过程

生理性止血过程可分为血管收缩、血小板血栓形成和血液凝固三个时相。血液凝固有三个基本过程：凝血酶原激活物的形成、凝血酶的形成和纤维蛋白的形成。其中凝血酶原激活物的形成始于内源性途径和外源性途径，前者起始于因子Ⅻ的激活，后者起始于因子Ⅲ的释放。血液中还存在天然抗凝血物质，主要是抗凝血酶Ⅲ和肝素。它们可对抗凝血酶等凝血因子的作用。纤溶系统可将已形成的纤维蛋白水解，有助于维持血管的通畅，防止血栓的形成。

（五）影响血凝的因素

粗糙的异物表面和温热均可加速血凝过程，光滑面和低温则可延缓血凝过程。枸橼酸钠是常用的抗凝剂，它能与血浆中 Ca^{2+} 结合成不易离解的络合物，使血液不能凝固；草酸盐可与 Ca^{2+} 结合生成不易溶解的草酸钙，而达到抗凝的目的。

（六）血型与输血

人类红细胞血型有 ABO 血型和 Rh 血型等多种血型系统。ABO 血型的分型依据是根据红细胞膜上的抗原有无或不同可分为 A 型、B 型、AB 型和 O 型四种。不同血型相输会产生凝集反应，后果严重。因此，输血必须严格遵守输血原则，同型血相输也必须做交叉配血试验。

正常成年人血量占体重的7%～8%。健康成年人一次献血 200～300 mL 不会损害身体。

（张　君）

第四章 血液循环

学习目标

1. 掌握 心肌的生物电现象,心肌生理特征及其影响因素,心脏的泵血功能,心血管活动的调节。
2. 熟悉 动脉血压形成的原理及影响因素,影响静脉回心血量的因素。心音的种类和意义,正常心电图的波形及其意义,微循环的组成及血流通路,组织液的生成与回流及其影响因素。
3. 了解 各类血管的功能特点,微循环的调节。

血液循环系统由心脏和血管组成。心脏是血液循环的动力器官,它通过节律性的舒缩活动和瓣膜的导向作用推动血液定向流动。血管是运输、分配血液的管道和物质交换的场所。血液在心血管系统内按一定方向周而复始地流动,称为**血液循环**(blood circulation)。血液循环的主要功能是完成物质的运输和实现物质的交换,以维持内环境的相对稳定,保证新陈代谢的正常进行。此外,机体的体液调节和防御功能的实现等也都依赖循环系统的活动。

近年的研究证明,循环系统还具有内分泌功能,如心房肌细胞可以分泌心房钠尿肽,血管壁可产生内皮舒张因子与内皮素等。它们不仅调节心血管的活动,也参与调节泌尿、呼吸、水盐代谢和血液凝固等多种功能。

本章将分别讨论心脏泵血功能、心肌细胞的生物电现象及生理特征、血管生理、心血管活动的调节以及心、肺、脑等重要器官的血液循环特点。

第一节 心脏泵血功能

心脏的节律性活动是一种周期性活动。其周期性表现在两个方面:一是心电周期,系心脏各部分动作电作的产生和扩布的周期性活动;二是心动周期,即心肌收缩和舒张的机械活动周期。正常心脏泵血活动有赖于心肌电活动、机械收缩和瓣膜活动三者的相互联系与配合。

一、心率与心动周期

(一) 心率

每分钟心搏的次数称为**心率**(heart rate)。正常成人安静时,心率为 60 ~ 100 次/min,平均 75 次/min。低于 60 次/min 称为心动过缓,超过 100 次/min 称为心动过速。心率可因年龄、性别和其他生理情况不同而有差异。新生儿心率可达 130 次/min 以上,以后逐渐减慢,至青春期接近成人;成年女性比男性稍快;运动或情绪激动时心率增快。

心率与心律

每分钟心搏的次数称为心率。而心律是指心脏搏动的节律。正常成人心律规整,间隔时间基本相等。若因冲动起源异常或冲动传导异常而导致心搏节律的改变称为心律失常。

(二)心动周期

心房或心室每收缩和舒张一次称为一个**心动周期**(cardiac cycle)。一个心动周期包括心房收缩期和心房舒张期与心室收缩期和心室舒张期。由于窦房结的兴奋先传至心房后兴奋心室,故一般以心房开始收缩作为一个心动周期的起点。

(三)心率与心动周期的关系

心动周期时程长短与心率密切相关。如以平均心率75次/min计算,则每一心动周期时程为0.8 s。其中心房收缩期占0.1 s,舒张期占0.7 s;心室收缩期占0.3 s,舒张期占0.5 s。从心室舒张开始到下一个心动周期心房收缩开始之前的0.4 s,心房、心室均处于舒张状态,称为全心舒张期(图4-1)。由于在泵血过程中心室起主要作用,临床上所说的收缩期和舒张期都是指心室的收缩期和舒张期。

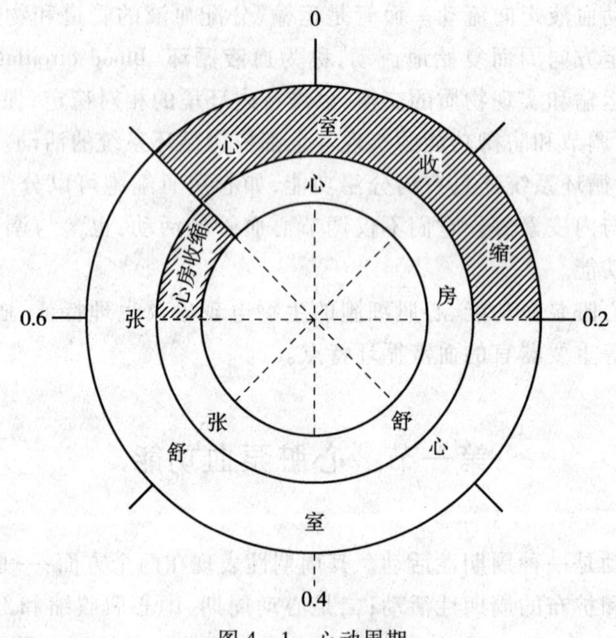

图4-1 心动周期

心动周期时程=60 s/心率。心率加快,心动周期缩短,主要缩短舒张期;心率减慢,心动周期延长,舒张期延长较为显著。若心率过快,心动周期舒张期缩短,不仅减少了心室的血液充盈量,而且不利于心肌的休息和供血。在临床上快速型心律失常可导致心力衰竭。

二、心脏射血与充盈的过程

在心脏泵血过程中,心室起主要作用,常以心室的射血和充盈为例来分析心动周期中发生的各种变化。为了分析心动周期中所发生的各种变化,把一个心动周期分为心室收缩期和舒张期两个时期来分析,以说明心室射血和心室充盈的整个泵血过程(图 4-2)。

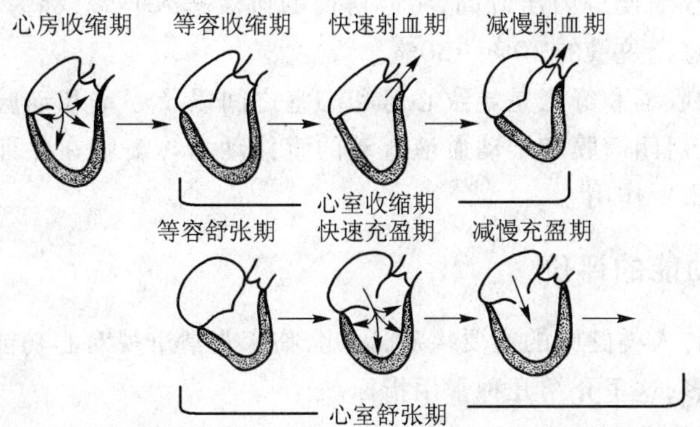

图 4-2 心室射血和心室充盈的整个泵血过程
(心内箭头表示血流方向)

(一) 心室收缩期

心室收缩期可分为等容收缩期和射血期两个时期。

1. 等容收缩期 心室开始收缩,室内压迅速升高,当室内压超过房内压时,心室内血液有向心房反流倾向,推动房室瓣关闭,从而阻止血液倒流入心房。但此时心室内压仍低于动脉压,半月瓣仍关闭,心室成为一个密闭的腔,由于血液的不可压缩性,心室容积并不改变。这时,心室肌的收缩表现为等长收缩,导致室内压急剧升高,故称为等容收缩期。这一时期从房室瓣关闭到半月瓣开放前为止,持续约 0.05 s。此期的特点是:半月瓣和房室瓣均处于关闭状态,心肌纤维虽无缩短,但肌张力和室内压急剧上升。

2. 射血期 心室肌继续收缩使室内压进一步升高而超过动脉压。半月瓣打开,血液顺心室—动脉压力梯度射入动脉内,心室容积缩小。

此期的早期由于心室肌的强烈收缩,室内压迅速上升,心室与动脉之间的压力梯度大,射入动脉的血量多,占总射血量的 80% ~85%,而且速度快,故称为快速射血期,历时约 0.1 s。快速射血期后,由于大量血液已从心室流入动脉,使动脉血压相应增高,此时心室肌收缩力和心室内压开始减小,射血速度变慢,故称减慢射血期。历时约 0.15 s。心室容积在此期末将减小到最小值,但心室内仍有 60 ~80 mL 血液,称为余血量。

(二) 心室舒张期

心室舒张期包括等容舒张期和心室充盈期两个时相。

1. 等容舒张期 心室开始舒张后,室内压下降,动脉内血液向心室方向反流,推动半月瓣关闭,阻止血液倒流入心室。此时室内压仍然高于房内压,房室瓣处于关闭状态,心室又成为一个密闭的腔。心室肌继续舒张,室内压急剧下降,但容积并不改变,故称为等容舒张期,历时0.06 ~0.08 s。此期的特点是:半月瓣和房室瓣均处于关闭状态,心室容积不变,而心室内压急剧下降。

2. 心室充盈期 心室继续舒张,心室内压继续下降,当室内压低于房内压时,房室瓣开放,心房和大静脉内的血液顺压力梯度进入心室,心室容积扩大。

此期的早期,由于室内压低,血液快速流入心室,心室容积急剧增大,称为快速充盈期,历时约 0.11 s,此期进入心室的血液约占心室充盈量的 2/3。随着心室内的血量的增多,房－室间压力梯度逐渐减小,血流速度减慢,心室容积进一步增大,称减慢充盈期,历时约 0.22 s。在心室舒张的最后 0.1 s,心房收缩使房内压升高,将心房内的血液挤入心室,称为心房收缩期,此期进入心室内的血量占心室总充盈量的 10% ~30%。

综上所述,心室的收缩和舒张是导致心房和心室之间以及心室和动脉之间产生压力梯度的根本原因,压力梯度是启闭瓣膜和推动血液流动的直接动力。瓣膜在保证血液单向流动和影响心室内压变化方面起重要作用。

三、心脏泵血功能的评价

心血管疾病是威胁人类健康的主要疾病,因此,临床非常重视对心功能的评价。目前评价心功能的方法和指标较多,这里介绍几种常用指标。

(一) 每搏量和射血分数

一次心搏由一侧心室射出的血量,称为**每搏量**(stroke volume,SV,又称每搏输出量)。左、右心室的每搏量基本相等。通常所说的每搏量是以左心室的每搏量为代表。正常成年人安静时约 70 mL(60 ~80 mL)。每搏量占心室舒张末期容积的容积百分比称为**射血分数**(ejection fraction,EF)。安静状态下,健康成年人的射血分数为 55% ~65%。正常心脏每搏量始终与心室舒张末期容积相适应。即在一定范围内,心室舒张末期容积增加时,每搏量也相应增加,射血分数基本不变。在心室异常扩大,心功能减退的患者,其每搏量可能与正常人差别不大,但射血分数已明显降低,此时单用每搏量来衡量心泵血功能是不科学的,射血分数是评定心泵血功能较客观的指标。

(二) 每分排血量与心排血指数

每分钟一侧心室射出的血量,称为每分排血量,简称**心排血量**(cardiac output)。它等于每搏量乘以心率,正常成年人安静时为 5 ~6 L/min。

$$心排血量 = 每搏量 \times 心率$$

心排血量是以个体为单位计算的,由于个体之间身材差异较大,显然心排血量也有差别。为了便于在个体之间进行比较,生理学上将每平方米体表面积所算出的心排血量,称为**心排血指数**(cardiac index,CI),心排血指数是评价不同个体之间心脏功能的常用指标。一般成年人体表面积为 1.6 ~1.7 m^2,静息时心排血量按 5 ~6 L/min 计算,则心排血指数为 3.0 ~3.5 L/min · m^2。

(三) 心脏做功

上述衡量指标未考虑到动脉血压对泵血功能的影响,当动脉血压增高时,心脏若要保持每搏量不变,就必须加强收缩以克服阻力;即心肌需要多做功才能维持原有的每搏量。因此,作为评价心脏泵血功能指标,搏功和分功比单纯的心排血量更为全面。

1. 搏功　心室一次收缩所做的功称为**搏功**(stroke work)。搏功包括两部分:一是压力－容积功,这是心室以一定的压强将血液射入主动脉所做的功,是心脏做功的主要部分。另一种是动力功,这是心室赋予血液适当的动能,以加速血液流动所做的功,其所占比例很小。

2. 分功　心室每分钟做的功,称为分功。

$$分功 = 搏功 \times 心率$$

右心室每搏量与左心室相等,但肺动脉平均仅为主动脉平均压的 1/6 左右,故右心室做功量也仅有左心室的1/6。

(四) 心力储备

心排血量随机体代谢的需要而增加的能力称为**心力储备**(cradiac reserve),它能反映心脏泵血功能的潜力和心脏的健康程度。健康人有相当大的心力储备,剧烈运动或强体力劳动时心排血量可达25~30 L/min,为静息时的5~6倍。心力储备能力取决于心率储备和每搏量储备。正常健康成人心率储备可由安静时的75次/min,达到160~180次/min,使心排血量增加2~3倍。每搏量储备可由安静时的70 mL提高到150 mL(其中收缩期储备55~60 mL,舒张期储备15 mL)。实践证明,增强心力储备的有效途径是进行合理的体育锻炼。

四、影响心排血量的因素

心排血量等于每搏量乘以心率,故凡能影响每搏量和心率的因素都能影响心排血量。

(一) 影响每搏量的因素

在心率不变的情况下,每搏量的多少取决于心室收缩的强度和速度。凡能影响心肌收缩强度和速度的因素都能影响每搏量。和骨骼肌一样,心肌收缩强度和速度受前负荷、后负荷和心肌收缩能力的影响。

1. 前负荷　是指心室收缩前所承受的负荷。相当于心室舒张末期的容积(或舒张末期压力)。在一定限度内,静脉回流量越多,心室舒张末期容积(压力)越大,心肌初长度越长,则心肌收缩强度和速度越大,每搏量越多。因此,把通过改变心肌初长度而使心肌的收缩强度和速度增大,每搏量提高的这种调节,称为**异长调节**(heterometric regulation)。研究表明,充盈压12~15 mmHg(1.6~2.0 kPa)是人体左心室最适前负荷,这时心室肌细胞的长度为最适初长度,粗细肌丝功能性重叠程度最大。在一般情况下,人左心室舒张末期充盈压为5~6 mmHg(0.7~0.8 kPa),与最适前负荷之间有较大距离。因此,当前负荷有所增加时,心室肌通过异长调节而增强其泵血功能的范围是很宽的。但前负荷过大,超出最适初长度,每搏量不仅不增加,反而会减少,甚至会导致心力衰竭。这是临床严格控制补液量和补液速度的原因。

2. 后负荷　是指心室肌在收缩过程中所承受的负荷,即动脉血压。如果心脏前负荷、心肌收缩能力和心率保持不变,则后负荷与每搏量呈反变关系(图4-3)。这是因为动脉血压升高将使心室等容收缩期延长,射血期缩短,射血速度减慢,每搏量减少。临床可用舒血管药物降低心脏的后负荷,以提高心排血量。当然,高血压病人早期每搏量并不一定减少,因为可以通过异长调节进行代偿,但后负荷持续增高,使心肌长期加强收缩,会导致心肌肥厚等病理改变,最后导致心力衰竭。

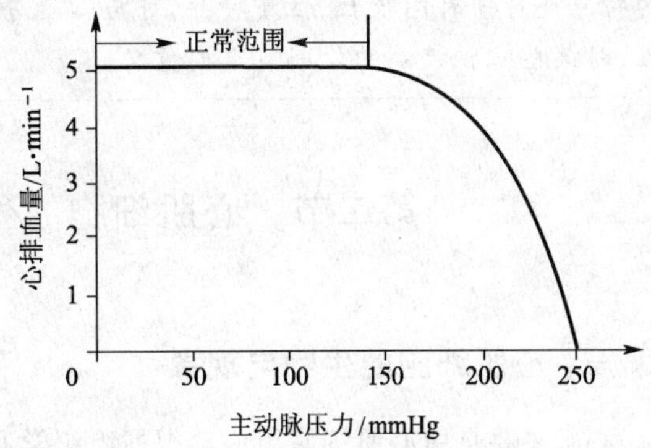

图4-3　后负荷对心排血量的影响

3. 心肌收缩能力　是指心肌不依赖于前、后负荷而改变其力学活动的一种内在特性。这种通过心肌细胞内部功能状态的改变使其收缩强度和速度发生变化,从而使每搏量发生改变的调节,称为**等长调节**(homometric regulation)。心肌收缩能力受兴奋-收缩耦联过程中各个环节的影响,其中横桥联结数和肌凝蛋白的ATP

酶活性是控制收缩能力的重要因素。神经、体液、药物及心肌本身功能状态等诸多因素可以影响心肌收缩能力。显然,心肌收缩能力与每搏量、搏功呈正变关系。

(二) 心率对心排血量的影响

在一定范围内,心率增快则心排血量增加。然而心率过快,超过 160 次/min,心排血量反而下降。因为:① 心率过快,心肌耗氧量大,供能不足,使心肌收缩能力减弱。② 心率过快,心室舒张期明显缩短,心室充盈不足,每搏量减少。相反,心率过慢,低于 40 次/min,虽然心室舒张期延长,但心室充盈达到一定程度后不会再增加,也不能相应提高心排血量。

五、心音

在心动周期中,心肌收缩、瓣膜关闭、血流撞击心室壁和大动脉管壁等因素引起的机械振动,通过周围组织传导到胸壁的声音称为**心音**(heart sound)。如果用换能器将其转变为电信号记录下来便是心音图。

正常心脏在一个心动周期中可出现四个心音,分别是第一心音、第二心音、第三心音、第四心音。用听诊器听取心音,一般可听到第一心音和第二心音,偶尔可以听到第三心音和第四心音。

(一) 第一心音

第一心音发生在心室收缩期,是心室开始收缩的标志。其音调低沉,持续时间长,在心尖区听取最清楚。第一心音产生的原因是由于心室肌收缩、房室瓣关闭、心室射血冲击大动脉等原因引起的振动。心室收缩力越强,第一心音也越响。

(二) 第二心音

第二心音发生在心室舒张期,是心室开始舒张的标志。其音调较高,持续时间较短。在主动脉瓣听诊区和肺动脉瓣听诊区听取最清楚。第二心音是由于主动脉瓣和肺动脉瓣关闭,血液反流冲击大动脉根部及心室壁振动引起。第二心音的响度取决于主动脉、肺动脉压力的高低。

心音是心动周期的客观体征,在判断心功能方面具有重要意义。听取心音可判断心率、心律、瓣膜的功能是否正常,当瓣膜不能正常开闭、心脏活动异常时,均可产生心脏杂音或异常心音。

心脏杂音

心脏杂音是指除心音和额外心音之外,由心室壁、瓣膜或血管壁振动产生的异常声音。它的特点是持续时间较长,性质特异,可与心音分开或连续,甚至掩盖心音。由于杂音的不同特性,对某些心脏疾病的诊断有重要意义。

第二节 心肌细胞的生物电现象和生理特性

一、心肌细胞的生物电现象

心脏主要是由心肌细胞组成。根据组织学和生理学特点可将心肌细胞分为两类:一类是构成心房和心室壁的普通心肌细胞,富含肌原纤维,具有收缩性、兴奋性和传导性,主要完成泵血功能,称为工作肌细胞。由于缺乏自动兴奋的能力,属于非自律细胞。另一类是特殊分化的心肌细胞,组成心脏的特殊传导系统,它们除了具有兴奋性和传导性外,还能自动产生节律性兴奋,称为自律细胞。由于其缺乏肌原纤维,因此不具备收缩功能,主要是产生和传播兴奋。下面分别以心室肌和窦房结 P 细胞为例说明非自律细胞和自律细胞的生物电现象。

(一)心室肌细胞的跨膜电位及形成机制

1. 静息电位 心室肌细胞在静息时,细胞膜处于内负外正的极化状态,静息电位约 -90 mV,形成机制与神经纤维和骨骼肌细胞相似。即在静息状态下,细胞膜对 K^+ 通透性远远超过其他离子,所以,心室肌细胞的静息电位主要是 K^+ 向细胞外扩散产生的电-化学平衡电位。

2. 动作电位 与神经纤维比较,心室肌细胞动作电位的明显特征是复极过程时间长,总时程达 300 ~ 500 ms。动作电位全过程分为除极和复极两个过程、5 个时期,即除极过程的 0 期和复极过程的 1、2、3、4 期(图 4-4)。

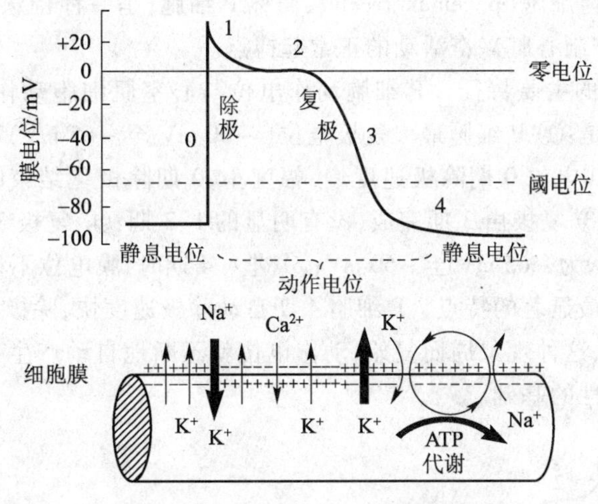

图 4-4 心室肌细胞动作电位和主要离子流

(1) 0 期 心室肌细胞兴奋时,膜内电位由静息状态时的 -90 mV 迅速上升至 +30 mV 左右,形成动作电位的上升支。称为除极期,即 0 期。0 期的特点是除极速度快,历时 1 ~ 2 ms。其形成机制与神经纤维的除极过程基本相同。当细胞受到刺激时,心肌细胞膜上 Na^+ 通道部分开放,少量 Na^+ 内流造成膜部分除极化,当除极达到阈电位(约 -70 mV)时,膜上 Na^+ 通道被大量激活、开放,Na^+ 顺电化学梯度进入细胞内,使膜内电位迅速向正电性转化。

(2) 1 期 在复极初期,心室肌细胞膜内电位由 +30 mV 迅速下降到 0 mV 左右,历时约 10 ms,因此,这段时间又称为快速复极初期。0 期和 1 期在记录上形成了尖锋状图形,称为峰电位。1 期形成的原因是 Na^+ 通道失活,Na^+ 内流停止,同时激活了膜上 K^+ 通道,K^+ 经此通道外流而导致膜内的快速复极化。

(3) 2 期 此期膜内电位下降缓慢,基本上保持在零电位水平,持续时间为 120 ~ 150 ms,记录图形比较平坦,故称为平台期。平台期是心肌细胞动作电位时程较长的主要原因,也是心肌细胞动作电位区别于神经纤维和骨骼肌细胞动作电位的主要特征。参与平台期的离子电流很复杂,主要是两种反向阳离子电流跨膜流动所形成的。一种是 K^+ 外向离子电流,另一种是 Ca^{2+} 以

及少量 Na^+ 内向离子电流。K^+ 的外流和 Ca^{2+} 内流所负载的跨膜正电荷量几近相等，故使膜电位出现暂时平稳状态，即平台期。

（4）3 期　此期心室肌细胞膜的复极速度加快，膜电位由 0 mV 左右快速下降至 -90 mV，完成复极过程，故 3 期又称快速复极末期，历时 100～150 ms。3 期形成的原因是 Ca^{2+} 通道失活关闭，Ca^{2+} 内流终止，膜对 K^+ 通透性逐渐提高，K^+ 外流不断增强。

（5）4 期　4 期是 3 期复极完毕，膜电位基本稳定于静息电位水平，心肌细胞已处于静息状态，故称静息期。此时，虽然膜电位数值已达到静息电位水平，但细胞内外离子分布发生了改变，膜内多了 Na^+、Ca^{2+}，膜外多了 K^+，这种离子浓度的微弱变化可激活膜上的 Na^+-K^+ 泵，将内流的 Na^+ 排至细胞外，外流的 K^+ 摄入细胞内，并通过膜上 Na^+-Ca^{2+} 交换机制，将内流的 Ca^{2+} 排出细胞，使细胞内外的离子分布恢复到兴奋前的静息状态，从而保证心肌的正常兴奋性。

（二）窦房结 P 细胞跨膜电位及产生机制

存在于窦房结的起搏细胞（pacemaker cell），简称 P 细胞，是一种特殊分化的心肌细胞，具有很高的自动节律性，是控制心脏兴奋活动的正常起搏点。

1. P 细胞动作电位的主要特征　P 细胞动作电位与心室肌细胞动作电位相比有显著差异（图 4-5），其主要特征是：① P 细胞最大复极电位（-60 mV 至 -65 mV）和阈电位（-40 mV）均小于心室肌细胞；② 动作电位 0 期除极速度慢，幅度小，0 期除极化结束时膜内电位为 0 mV 左右，不出现明显的超射；③ 复极由 3 期完成，没有明显的 1、2 期；④ 复极 3 期完毕后的膜电位不稳定，称为最大舒张电位，为 -65 mV 至 -60 mV；⑤ 进入 4 期时，膜电位不稳定，发生了自动除极，这是自律细胞动作电位最显著的特点。P 细胞 4 期自动除极速度快，除极达到阈电位（-40 mV）时又产生新的动作电位，这种现象周而复始，动作电位就不断地自动产生，因此，4 期自动除极是自律细胞具备自动节律性的基础。

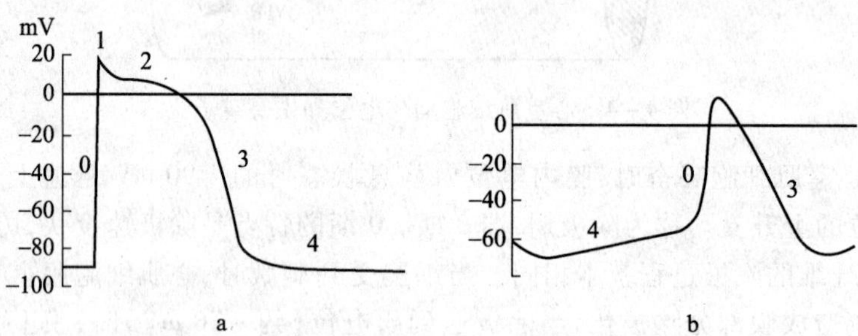

图 4-5　心室肌细胞 a 与窦房结 P 细胞 b 动作电位的比较

2. P 细胞动作电位形成的离子基础

（1）0 期除极的形成　当膜电位由最大舒张电位自动除极达到阈电位时，膜上慢 Ca^{2+} 通道开放，引起 Ca^{2+} 内流，形成 0 期除极。因此，0 期除极的内向电流主要是 Ca^{2+} 负载的，由于是慢 Ca^{2+} 通道的活动，故速度慢、时程长、幅度小。

（2）3 期复极的形成　0 期除极后，慢 Ca^{2+} 通道逐渐失活，复极初期 K^+ 通道被激活，K^+ 外流。Ca^{2+} 内流的逐渐减小和 K^+ 外流的逐渐增加，形成了 3 期复极。

（3）4 期自动除极的形成　4 期自动除极形成的离子基础较为复杂，目前认为与以下 3 种离子流有关:① K^+外流的进行性衰减。② Na^+内流的进行性增强。③ Ca^{2+}通道激活形成Ca^{2+}的内向电流。目前认为,K^+外流的进行性衰减是P细胞4期自动除极最重要的离子基础,远比后两者在4期自动除极中的作用要强。

(三)其他心肌细胞的跨膜电位及离子基础

1. 心房肌细胞的跨膜电位离子基础　心房肌细胞动作电位时程较短,历时仅150 ms左右,其形成机制与心室肌细胞大致相同。

2. 浦肯野细胞的跨膜电位及离子基础　浦肯野细胞的动作电位,除了有4期自动除极特点外,和心室肌细胞基本相似,产生的离子基础也基本相同。4期自动除极是随时间而逐渐增强的Na^+内流和逐渐衰减的K^+外流所引起。浦肯野细胞的4期自动除极比窦房结P细胞慢,因此,其自律性比窦房结P细胞低,在正常情况下,它受窦房结P细胞的控制,仅起传导兴奋的作用。

二、心肌的生理特性

心肌具有自动节律性、兴奋性、传导性和收缩性。自动节律性、兴奋性、传导性是以心肌细胞膜的生物电活动为基础,故称为电生理特性,它们反映了心脏的兴奋功能,包括兴奋的产生和传播。收缩性是以收缩蛋白质之间的生物化学和生物物理反应为基础的,是心肌的一种机械特性,它反映了心脏的泵血功能。心肌的这些特性共同决定着心脏的活动。

(一)自动节律性

某些心肌细胞在没有外来刺激的情况下,能自动地产生节律性兴奋的能力或特性称为**自动节律性**(autorhythmicity)。在生理情况下,心肌的自动节律性主要表现在心内特殊传导系统,包括窦房结、房室交界、房室束及分支、浦肯野细胞。但它们的自律性高低不同,即在单位时间内能够自动发生兴奋的次数不等。窦房结细胞的自律性最高,约100次/min;其次为房室交界区,40~60次/min;浦肯野纤维15~40次/min。

1. 正常起搏点和潜在起搏点　正常情况下,窦房结的自律性最高,是正常心脏兴奋的发源地,又是控制整个心脏兴奋和收缩节律的中心,故称为心脏的**正常起搏点**(normal pacemaker)。由窦房结控制的心搏节律称为**窦性节律**(smus rhythm)。窦房结受迷走神经和交感神经的双重支配,一般情况下,迷走神经紧张性比交感神经强,故安静时正常成人的心率平均在75次/min左右。正常情况下,窦房结以外的心脏自律组织因受窦房结兴奋的控制,不表现其自律性,故称为**潜在起搏点**(latent pacemaker)。在某些病理情况下,如窦房结自律性降低、传导阻滞等,使兴奋不能下传或潜在起搏点自律性增高,这些潜在起搏点可自动发生兴奋,从而控制心房或心室的活动,故称为**异位起搏点**(ectopic pacemaker)。由窦房结以外的异位起搏点所控制的心脏节律,称为**异位节律**(ectopic rhythm)。

人工心脏起搏器

当心脏起搏点功能失常或心脏传导系统有严重病变时,心泵血功能将受到严重影响,应用起搏器可达到人为地控制心率、维持心脏"泵"功能的作用。

人工心脏起搏器是将一脉冲发生器通过电极与心内膜相连,脉冲发生器发放一定频率、振幅的电脉冲,通过电极刺激心脏,代替心脏起搏点发放冲动,使心脏有规律的收缩。

2. 窦房结控制潜在起搏点的机制　窦房结通过抢先占领和超速抑制两种方式实现控制整个心脏的节律。

(1) 抢先占领　潜在起搏点细胞的4期自动除极速度慢,当其除极尚未达到阈电位之前,由窦房结传导的冲动已抢先激动了它们,使之产生动作电位,故其自身的自律性表现不出来。

(2) 超速抑制　超速抑制又称超速驱动抑制,潜在起搏点在自律性很高的窦房结的兴奋驱动下,其被动兴奋的频率远远超过了它本身的自动兴奋频率,潜在起搏点被长时间的超速兴奋,结果会引起抑制。一旦窦房结发放的冲动中断,潜在起搏点需要一定的时间才能从被压抑状态下恢复过来。超速抑制的程度与兴奋性频率的差距呈平行关系,频率差距越大,抑制效应越强,当窦房结停止发放冲动后,停搏时间也越长。临床更换人工起搏器前,降低起搏频率、减少超速抑制、防止心室停搏就是这个道理。

3. 影响自律性的因素　自律性高低取决于4期自动除极的速度以及最大舒张电位水平和阈电位水平(图4-6)。

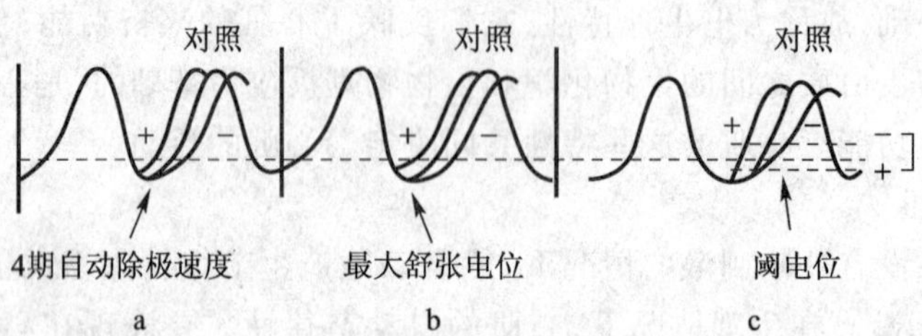

图4-6　影响自律性的因素

a. 4期自动除极的速度,加快(+)、减慢(-);b. 最大舒张电位,绝对值减小(+)、增大(-);c. 阈电位水平,上移(-)、下移(+)

(1) 4期自动除极的速度　除极速度快,到达阈电位的时间就缩短,单位时间内产生兴奋的次数多,自律性增高;反之,自律性降低。

(2) 最大舒张电位水平　最大舒张电位的绝对值小,离阈电位的差距小,4期自动除极达到阈电位的时间短,自律性增高;反之,自律性下降。迷走神经兴奋时,可使窦房结细胞复极3期K^+外流增加,最大舒张电位绝对值增大,自律性降低时,心率减慢。

(3) 阈电位水平　阈电位水平下移,与最大舒张电位的距离减小,4期自动除极达到阈电位的时间缩短,自律性提高;反之,自律性下降。

(二) 心肌的兴奋性

心肌细胞都具有兴奋性,即对刺激产生动作电位的能力,其兴奋性的高低通常用刺激阈值作为衡量指标。

1. 心肌兴奋性的周期性变化　心肌细胞与神经细胞相似,兴奋性是可变的。当心肌细胞受到刺激产生兴奋后,兴奋性也随之发生一系列周期性变化,这些变化与膜电位的改变、通道机能状态有密切联系。现以心室肌细胞为例说明心肌兴奋性的周期性变化(图4-7)。

(1) 有效不应期　心肌发生一次兴奋时,从动作电位0期除极开始至复极3期-60 mV这段时间内,即使给予很强刺激也不会产生动作电位,称为**有效不应期**(effective refractory period,

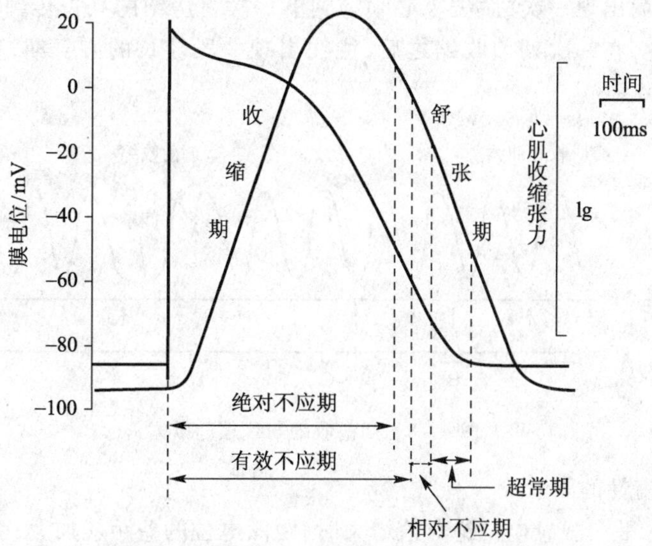

图 4-7　心室肌细胞兴奋性的周期性变化

ERP)。其中,从 0 期除极开始至复极 3 期膜内电位为 -55 mV 这段时间内,无论多强的刺激都不会使膜产生任何程度的除极,称为绝对不应期,此时 Na^+ 通道处于失活状态,心肌兴奋性为 0。从 3 期复极 -55 mV 至 -60 mV 这段时间内,由于少量 Na^+ 通道开始复活,但大部分 Na^+ 通道未恢复至备用状态,这时如给予阈上刺激,可发生局部除极,但仍不能产生动作电位,称为局部反应期。

(2) 相对不应期　从 3 期复极膜内电位 -60 mV 至 -80 mV 这段时间,用阈上刺激才能引起动作电位,称为**相对不应期**(relative refractory period, RRP)。此期说明心肌的兴奋性已逐渐恢复,但仍低于正常,原因是 Na^+ 通道大部分复活。

(3) 超常期　从 3 期复极膜内电位 -80 mV 至 -90 mV 这段时间内,用阈下刺激就能引起心肌产生动作电位,心肌的兴奋性高于正常,称为**超常期**(supranormal period, SNP)。在此期间,由于膜上 Na^+ 通道基本复活到备用状态,而膜电位离阈电位距离又较近,故兴奋性高于正常。但由于 Na^+ 通道开放能力还没有全部恢复到备用状态,所以,产生的动作电位 0 期除极速度和幅度均低于正常,兴奋传导速度也较低。

2. 心肌兴奋性变化特点与收缩活动的关系

(1) 有效不应期长　心肌的有效不应期长,一直要持续到其收缩活动的舒张早期结束(图 4-7)。这一时期由于对任何刺激均不会产生兴奋和收缩,因此,心肌与骨骼肌不同,不会产生强直收缩,而是收缩与舒张交替进行,保证了心射血和充盈活动的正常进行。

(2) 期前收缩与代偿间歇　正常心脏是按窦房结自动产生的兴奋进行节律性活动的。如果心肌在有效不应期之后,也就是相对不应期和超常期内(相当于舒张的中晚期),心室肌受到一次额外的(病理或人工的)刺激,就有可能产生一次额外的兴奋,由于它发生在下一次窦房结兴奋传来之前,故称**期前兴奋**(premature excitation)。由期前兴奋引起的收缩,称为**期前收缩**(premature systole),又称为**早搏**(premature beat)(图 4-8)。由于期前兴奋也有有效不应期,紧接期前兴奋之后的一次窦房结兴奋传到心室肌时,往往落在期前兴奋的有效不应期内,因而不能引起心室的兴奋和收缩,而出现一次"脱失",必须等到下一次窦房结的兴奋传到心室,才能引起心室的兴奋和收缩。因此,在一次期前收缩之后,往往出现一段较长的心舒期,称为**代偿间歇**(compensatory pause)(图4-8)。

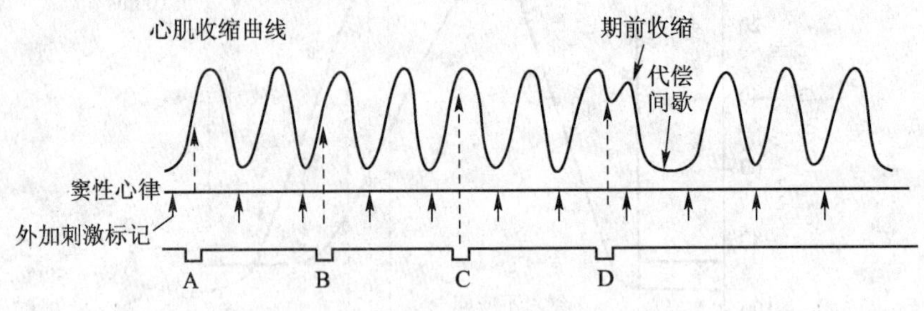

图4-8 期前收缩与代偿间歇

3. 影响心肌兴奋性的因素

(1) 静息电位水平 静息电位绝对值增大时,距阈电位的差距就加大,引起兴奋所需的刺激阈值也增大,兴奋性降低;反之,兴奋性增高。

(2) 阈电位水平 阈电位水平上移,与静息电位差距加大,兴奋性降低;反之,阈电位水平下移,则兴奋性增高。

(3) Na^+通道的性状 Na^+通道的性状是指Na^+通道所处的机能状态。心肌细胞产生兴奋,都是以Na^+通道被激活为前提的。Na^+通道具有三种机能状态,既激活、失活和备用状态(图4-9)。Na^+通道处于哪种状态,取决于当时膜电位水平和时间进程,即Na^+通道的活动具有电压依从性和时间依从性。备用状态下的Na^+通道虽然是关闭的,但若给予刺激使膜除极达到阈电位,则Na^+通道被激活而开放,产生动作电位。Na^+通道激活后又迅速失活,暂时不能再次被激活,只有恢复到备用状态后,才能再次被激活。可见,Na^+通道是否处于备用状态,决定心肌细胞是否具有兴奋性,处于备用状态Na^+通道的多少,影响兴奋性的高低。

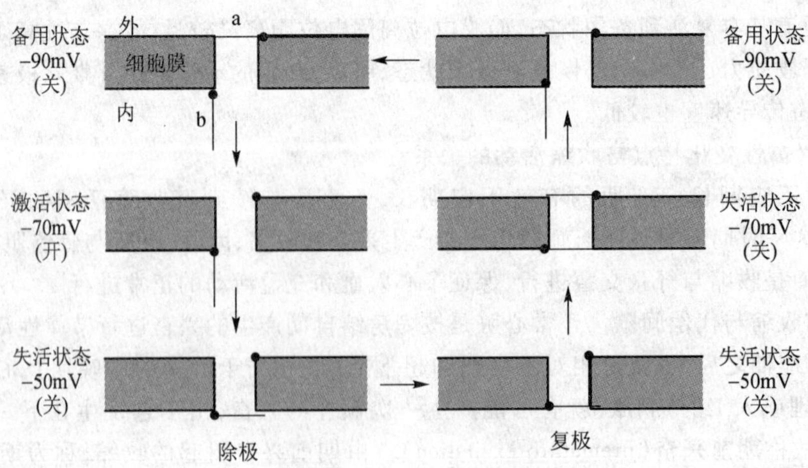

图4-9 Na^+通道的性状

（三）心肌的传导性

心肌细胞具有传导兴奋的能力称为**传导性**(conductivity)。各类心肌细胞的传导性是有差异的(图4-10)。

1. 心脏内兴奋传播顺序　正常情况下,窦房结发出的兴奋一方面通过优势传导通路传播到左、右心房,另一方面通过优势传导通路传播到房室交界区,兴奋通过房室交界区,经房室束和左、右束支,浦肯野细胞纤维网传播到心室肌(图4-11)。

2. 心脏内兴奋传播的特点　如图4-10所示,心脏内兴奋传播途径中有两个高速度和一个低速度。一个高速度发生在心房内的优势传导通路上,有利于两心房同步兴奋和收缩。电生理学和组织学的深入研究发现,优势传导路上的细胞在组织结构上与其他心房肌细胞无明显差异,但它们排列方向一致,结构整齐,其传导速度较其他心房肌细胞要快,因此,在功能上称为**优势传导通路**(perferential conduction pathway)。另一个高速度发生在浦肯野纤维上,有利于两心室同步兴奋和同步收缩。

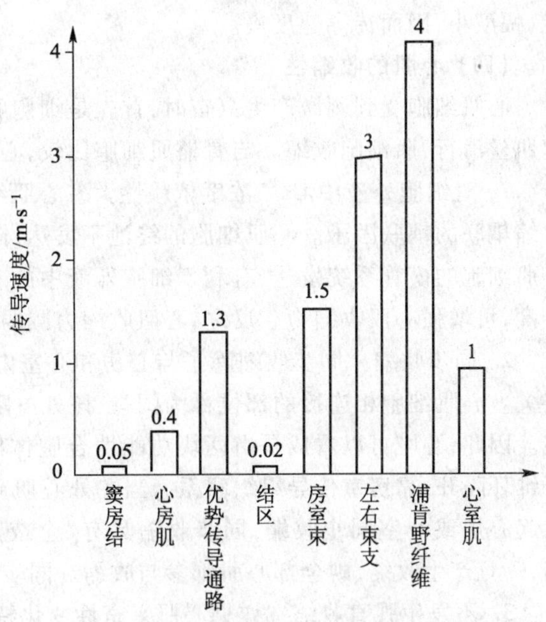

图4-10　心内兴奋传播途径各部位传导速度比较

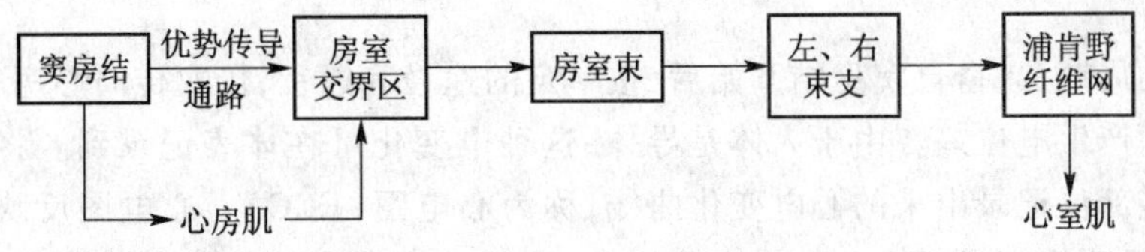

图4-11　心脏内兴奋传播顺序

一个低速度发生在房室交界区,特别是结区的传导速度最慢,仅为0.02 m/s。因此,兴奋在房室交界区出现了延迟,称为**房室延搁**(atrio-ventricular delay)。房室延搁的生理意义在于:它使心室在心房兴奋和收缩完毕之后才开始兴奋和收缩,不致产生房室收缩重叠,有利于心室的充盈和射血。

3. 影响传导性的因素

(1) 心肌细胞的直径　兴奋传导速度与心肌细胞的直径大小呈正变关系。直径粗、横截面积较大,则对电流的阻力较小,故局部电流和传导速度快。如浦肯野细胞的直径为70 μm,传导速度达4 m/s;反之,细胞直径细,横截面积小,则传导速度慢,如结区细胞直径仅为3~4 μm,传导速度才0.02 m/s。

(2) 动作电位0期除极速度和幅度　0期除极的速度越快,局部电流的形成也就越快,促使邻近未兴奋部位除极达到阈电位水平的速度也越快,兴奋传导速度加快。另外,0期除极幅度越大,与末兴奋部位之间形成的电位差越大,局部电流越强,兴奋传导速度也越快。反之亦然。

(3) 邻近部位膜的兴奋性　心肌兴奋的传导是心肌细胞膜依次发生兴奋的过程。由于膜的兴奋性周期变化实际上是由 Na^+ 通道所处的功能状态所决定的,如果未兴奋部位的膜上 Na^+ 通道尚处于失活状态,则兴奋部位所形成的局部电流不能使它产生动作电位,会导致传导阻滞。如果 Na^+ 通道处于部分复活,则局部电流虽可使邻近膜兴奋,但所产生动作电位的 0 期除极速度慢,幅度小,因而传导速度慢。

(四) 心肌的收缩性

心肌细胞受到刺激产生兴奋时,首先是细胞膜产生动作电位,然后通过兴奋 - 收缩耦联,引起肌丝滑行,肌细胞收缩。与骨骼肌细胞比较,心肌细胞收缩具有以下特点。

1. 对细胞外液中 Ca^{2+} 浓度依赖性大　心肌细胞和骨骼肌细胞一样都是以 Ca^{2+} 作为兴奋 - 收缩耦联的耦联因子。心肌细胞的终池不发达,储 Ca^{2+} 少,不能满足心肌收缩所需要的 Ca^{2+},而心肌细胞的横管系统发达,有利于细胞外液中的 Ca^{2+} 内流。在一定范围内,细胞外液 Ca^{2+} 浓度升高,可增强心肌收缩力。反之,心肌收缩力减弱。

2. 同步收缩　同步收缩除了与心房和心室内特殊传导组织的传导速度快有关外,还与闰盘有关。心肌细胞相连接的部位称为闰盘,该处电阻低,兴奋能迅速通过该区而传布整个心房或心室。因此,心脏可以看成是由两块功能性合胞体细胞(心房肌和心室肌)组成,二者之间由心脏纤维环隔开,靠房室传导组织联系。当一处心肌兴奋时,兴奋很快扩布到所有心房肌或心室肌,引起心房或心室同步收缩,同步收缩具有“全或无”的特点,又称全或无收缩,即要么不产生收缩,一旦产生收缩,则全部心肌都参与收缩。同步收缩力量大,泵血效果好。

3. 不发生强直收缩　详见心肌兴奋性变化特点与收缩活动的关系。

三、心电图

在每个心动周期,兴奋自窦房结开始后,按一定的途径和过程,依次传向心房和心室,引起它们除极和复极而产生电位差。由于人体是导体,这种电变化可在体表记录到。将引导电极置于人体表面的一些部位记录出来的心电变化曲线,称为**心电图**(ECG)。心电图反映出整个心脏从兴奋的产生、传导到恢复过程中的综合电位变化,在临床上对心脏起搏点功能的分析、传导功能的判断以及房室肥大、心肌损伤等诊断有很大价值和意义。

(一) 心电图的导联

在记录心电图时,引导电极安放的位置和连接方式称为心电图导联。临床上常用的导联有:① 标准导联(Ⅰ、Ⅱ和Ⅲ)。② 加压单极肢体导联(aVR、aVL、aVF)。③ 加压单极胸导联(V_1、V_2、V_3、V_4、V_5、V_6)。

(二) 正常心电图的波形及意义

心电图记录纸上或显示屏上纵线代表电压,每小格 1 mm 代表 0.1 mV,横线代表时间,标准纸速 25 mm/s 时,每小格代表 0.04 s。据此可测出心电图各波的电压值和时间。不同导联描记的心电图波形并不完全相同,标准导联Ⅱ的波形较典型,下面以它为例说明心电图的图形组成(图 4 - 12)。

1. P 波　反映左、右两心房除极过程。P 波起点标志心房兴奋的开始,终点标志左、右心房已全部兴奋。P 波从起点到终点,历时 0.08 ~ 0.11 s。P 波的波峰圆钝,波幅不超过 0.25 mV。如其时间和波幅超过正常,则提示心房肥厚。心房纤颤时,P 波消失,代之以锯齿状小波(f 波)。

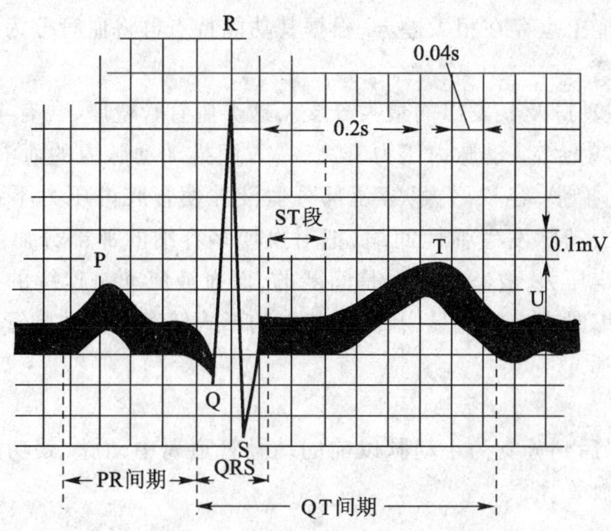

图 4－12　正常心电图(Ⅱ导联)

2. QRS 波群　反映左、右两心室除极过程的电位变化。典型的 QRS 波由三个波组成:第一个是向下的 Q 波,接着是向上的高而尖的 R 波,最后是向下的 S 波。QRS 波起点标志心室兴奋的开始,终点表示左、右心室已全部兴奋,历时 0.06～0.10 s,它代表兴奋在左、右心室肌扩布所需时间。QRS 波群各波幅度在不同导联上变化较大,并且三个波不一定都出现。

3. T 波　反映两心室复极过程的电变化。T 波起点标志两心室复极开始,终点表示两心室复极完成。历时 0.05～0.25 s,波幅为 0.1～0.8 mV,T 波方向通常与 QRS 波的主波方向相同。在以 R 波为主的导联中,T 波不应低于 R 波的 1/10,小于 1/10 R 波称为 T 波低平,接近于零电位的称为 T 波平坦。T 波低平、平坦常见于心脏损害。

4. PR 间期　指从 P 波起点到 QRS 波起点之间的时间。代表心房开始兴奋到心室开始兴奋所需时间,历时 0.12～0.20 s。其 P 波正常而 PR 间期超过 0.22 s,表示房室传导阻滞。

5. ST 段　指从 QRS 波终点到 T 波起点之间的线段。反映两心室均处于除极状态,心室各部分之间不存在电位差,故曲线与基线平齐。若 ST 段上、下偏离超过一定范围,表示心肌有损伤、缺血。

6. QT 间期　指从 QRS 波起点到 T 波终点的时间,历时 0.30～0.40 s。反映心室开始兴奋到复极完毕所需时间。QT 间期的长短与心率有关,心率加快则 QT 间期缩短。

第三节　血管生理

血管分为动脉、毛细血管和静脉三大类。由心脏射出的血液,经动脉、毛细血管和静脉返回心房。血管是运送、分配血液的管道,也是实现物质交换的场所。

一、各类血管的功能特点

在体循环和肺循环中,动脉、毛细血管、静脉三者依次串联构成一个封闭的复杂网络。由于其结构上的差异,在功能上也存在很大差异,根据其功能特点可将血管分为以下几类。

(一) 弹性储器血管

弹性储器血管指主动脉及其发出的最大分支。这类血管管壁厚,含有丰富的弹性纤维,扩张性和弹性较大。左心室射血时,动脉内压力升高,一方面推动动脉内的血液向前流动;另一方面使主动脉和大动脉被动扩张,容积增大,容留部分血液并使管腔内压力不致过高。左心室舒张时,被扩张的主动脉和大动脉发生弹性回缩,把射血期多容纳的那部分血液继续向外周方向推动,并维持管腔内的一定压力,故心室射血是间断的,而血液流动是连续的。大动脉的可扩张性和弹性特点,使心室收缩时产生的能量,暂时以势能的形式储存在大动脉管壁,因此,这些血管被称为弹性储器血管。

(二) 分配血管

从弹性储器血管以后到分支为小动脉以前的动脉管道属中动脉,其功能是将血液输送到各器官组织,故称为分配血管。

(三) 阻力血管

小动脉和微动脉口径小,弹性纤维少,对血流的阻力大,形成血流的外周阻力,故称为阻力血管。由于位于毛细血管之前,所以又称毛细血管前阻力血管。小动脉和微动脉壁富含平滑肌,通过平滑肌的舒缩,很容易使血管口径发生改变,从而改变血流阻力。血液在血管系统流动时所受阻力大部分来自于小动脉和微动脉。

微静脉也属于阻力血管。微静脉口径小,含平滑肌,它的收缩对血流也产生一定的阻力,因它在毛细血管之后,故称为毛细血管后阻力血管。

(四) 交换血管

毛细血管口径小,但数量最多,总横截面积大,血流速度慢。毛细血管管壁仅由一层扁平内皮细胞构成,通透性很大。这些有利条件,使毛细血管成为血管内、外物质交换的场所,所以,毛细血管称为交换血管。

(五) 容量血管

静脉与相应的动脉比较,口径大、管壁薄、数量多,故其容量大且易扩张。在安静状态下,循环血量的60% ~70%容纳在静脉中,故其称为容量血管。

二、血液在血管内流动的基本规律

血液在循环系统内周而复始的流动,其在流动中的物理问题称为血流动力学。血流动力学的基本问题是血压、血流阻力和血流量以及它们之间的相互关系。

(一) 血流量与血流速度

在单位时间内流过血管某一截面的血量称为**血流量**(blood flow),也称为容积速度。通常用每分钟通过的血液毫升数或升数表示。血流量(Q)的大小与血管两端的压力(Δp)差成正比,与血管对血流的阻力(R)成反比。它们之间的关系可表达为:

$$Q \propto \Delta p / R$$

在整个体循环中,动脉、毛细血管、静脉各级血管的血流量是相等的,即 Q 等于心排血量。Δp 是主动脉压和右心房压的差,由于右心房的压力接近零,故 Δp 等于平均动脉压 pA。R 是体循总的血流阻力,称为外周阻力。于是心排血(Q)、平均动脉压(pA)、外周阻力(R)之间的关系可写成：

$$Q \propto pA/R$$

对于某一器官来说，上述公式中，Q 为器官的血流量，Δp 为灌注该器官的平均动脉和静脉压之差，R 为该器官的血流阻力。

血流中某一质点的流速称为**血流速度**(velocity of blood flow)。当血流量一定时，血流速度与血管的总横截面积成反比。主动脉横截面积小，其血流速度最快，约为 220 mm/s，毛细血管横截面积最大，其血流速度最慢，为 0.5～1.0 mm/s。

(二) 血流阻力

血液在血管中流动时所遇到的阻力称为**血流阻力**(resistance of blood flow)。血流阻力来源于血液流动时血液与血管壁之间的摩擦力和血液内部的摩擦力。血流阻力(R)与血管半径(r)、长度(L)和血液黏滞度(η)之间的关系可表达如下：

$$R \propto \frac{8\eta L}{\pi r^4}$$

在机体内，血液的黏滞度主要取决于血液中的红细胞数量以及血浆蛋白质的含量。如果血液黏滞度不变，而正常情况下血管的长度又不会发生明显改变，则血流阻力主要取决于血管半径。当血管口径尤其是微动脉口径产生微小变化时，即可引起血液阻力的显著变化。从以上两个公式可以看出，血管口径越小，血流阻力越大，血流量越小。机体通过神经和体液调节血管平滑肌的紧张性，改变血管口径引起血流阻力的变化，进而调节各器官之间的血量分配。

(三) 血压

血压(blood pressure，BP)是指血管内流动的血液对血管壁的侧压强。在循环系统中，各类血管的血压均不相同，因此，就有动脉血压、毛细血管血压、静脉血压之分。血压以 mmHg 或 kPa 为单位(1 mmHg = 0.133 kPa)。血液在流动过程中，由于血流阻力的存在而消耗了能量，从动脉到静脉，血压逐渐降低，到达腔静脉和右心房时，血压接近于零。

三、动脉血压与脉搏

(一) 有关动脉血压的基本概念

动脉血压(arterial blood pressure)是指动脉内的血液对血管壁的侧压强。在一个心动周期中，动脉血压随心室的舒缩而发生规律性的波动。心室收缩射血，动脉血压上升，达到的最高值称为**收缩压**(systolic pressure)。心室舒张，动脉血压下降，达到的最低值称为**舒张压**(diastolic pressure)。收缩压与舒张压之差称为**脉压**(pulse pressure)。在一个心动周期中，各瞬间动脉血压的平均值称为**平均动脉压**(mean arterial pressure)。

$$平均动脉压 \approx 舒张压 + 1/3\ 脉压$$

(二) 动脉血压的正常值及生理变异

一般所说的动脉血压是指主动脉血压，因为在大动脉中血压落差很小，故临床常用上臂肱动脉血压代表主动脉血压。健康成年人动脉血压比较稳定，变化范围小，安静时收缩压为 100～120 mmHg(13.3～16.0 kPa)，舒张压为 60～80 mmHg(8.0～10.6 kPa)，脉压为 30～40 mmHg(4.0～5.3 kPa)，平均动脉血压为 100 mmHg(13.3 kPa)。

动脉血压受年龄、性别和不同生理状态等因素影响。年龄增长，血压升高；男性动脉血压略高于女性；情绪激动和运动时血压升高。

（三）动脉血压的形成

1. 前提条件　心血管系统内有足够的血液充盈是形成动脉血压的前提。即使心脏停搏、血液循环停止，在心血管系统内约有5 000 mL的血液可使血管保持一定程度的充盈。此时，循环系统中各处所测的压力是相同的，约为7 mmHg（0.9 kPa），此称为体循环平均压，也称为充盈压。

高血压与低血压

成年人安静时收缩压≥140 mmHg，和（或）舒张压≥90 mmHg，称为高血压。高血压主要见于原发性高血压，也可见于其他疾病（如肾疾病、肾上腺肿瘤、肢端肥大症、甲亢等），称为继发性高血压。

成年人安静时收缩压＜90 mmHg，和（或）舒张压＜50 mmHg，称为低血压。

2. 形成动脉血压的根本因素　心室收缩射血和血液向外周血管流动所遇到的外周阻力是形成动脉血压的根本因素。由于外周阻力的存在，心室收缩射入主动脉的血量在心室收缩期只有1/3左右流向外周，其余2/3被暂时停留在主动脉和大动脉内，使血管进一步扩张，也就是说心室收缩所释放的能量，一部分表现为动能推动血液流动，另一部分则以势能形成储存在弹性储器血管壁中，形成较高的收缩压；心室舒张停止射血，被动扩张的主动脉和大动脉血管壁弹性回缩，将储存的一部分势能转化为推动血液继续流动的动能，仍维持较高的舒张压（图4－13）。若无外周阻力存在，心室收缩所释放的能量将全部表现为动能，使射出的血液全部迅速流向外周，不可能使动脉血压升高。因此，动脉血压的形成是心室收缩射血和外周阻力相互作用的结果。

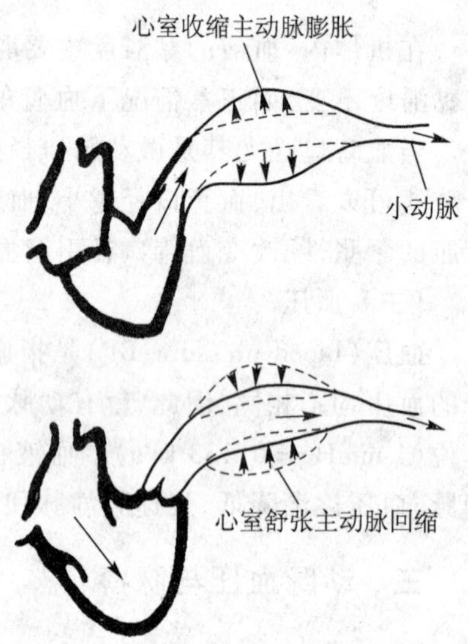

图4－13　主动脉管壁弹性对血压及血流的作用

（四）影响动脉血压的因素

凡能影响血液充盈量、心排血量、外周阻力的各种因素，均可影响动脉血压，现分述如下。

1. 每搏量　当心率和外周阻力不变，每搏量增加时，心缩期主动脉内血量明显增加，因此，收缩压升高明显。由于动脉血压升高，主动脉管壁扩张更大，在心舒期其弹性回缩也增大，使血液向外周流动的速度也加快，在心舒末期存留在主动脉内的血增加不多，舒张压上升不明显，故脉压升高。反之，每搏量减少，则引起收缩压下降，脉压减小。可见，收缩压的高低可反映心脏排血量的大小，即反映左心室的收缩功能。临床上左心功能不全时，主要表现为收缩压降低，脉压减小。

2. 心率　在每搏量和外周阻力不变的情况下，心率加快，心动周期缩短，主要缩短舒张期，在舒张期流向外周的血量减少，心舒张末期存留在主动脉的血增加，舒张压明显升高。在心收缩期，由于血压升高，血流加快，有较多的血流向外周，因此，收缩压升高不如舒张压明显，脉压减小。反之，心率减慢，主要引起舒张压降低，脉压增大。

3. 外周阻力　如果每搏量和心率不变,外周阻力增加时,在心舒张期主动脉内血液外流受阻,心舒张期末存留在主动脉内的增多,舒张压明显升高。在心收缩期,由于动脉血压升高使血流速度加快,有较多的血流向外周,因此收缩压升高不如舒张压明显,脉压减小。反之,外周阻力减小,则主要降低舒张压、脉压加大。可见,舒张压的高低反映了外周阴力的大小。原发性高血压的病人大多是由于阻力血管广泛持续收缩或硬化,外周阻力升高,引起动脉血压升高,尤以舒张压升高明显。

4. 主动脉和大动脉管壁的弹性　主动脉和大动脉管壁的弹性具有缓冲血压波动的作用。心室收缩射血,主动脉和大动脉扩张,使收缩压不致过高;心室舒张时,主动脉和大动脉回弹,维持动脉血压不致下降太多。单纯主动脉和大动脉管壁硬化时,由于其扩张性和弹性降低,表现为收缩压升高,舒张压下降,脉压增大。老年人由于大小动脉管壁的弹性均减弱,外周阻力增加,表现为收缩压明显升高,舒张压略升或变化不大,脉压加大。

5. 循环血量与血管容量　在正常情况下,循环血量和血管容积是相适应的,血管系统充盈程度变化不大,产生一定的体循环平均充盈压,维持正常动脉血压。如果血管容积不变而循环血量减少(如大失血),或循环血量不变血管容积增大(如过敏),都将使体循环平均充盈压降低,动脉血压下降。反之,如循环血量增加或血管容量减少,可使血压升高。因此,临床根据不同情况采用输血、补液或使用缩血管药物升高血压。

以上讨论是假定其他因素不变,单一因素对动脉血压的影响。实际上,在完整的人体,单一因素的改变而其他因素不变的情况几乎是不存在的。某些生理或病理情况下动脉血压的变化,往往是各种因素相互作用的结果。

(五) 动脉血压相对稳定的生理意义

动脉血压是推动血液流向各组织器官的动力。一定水平的动脉血压,对于推动血液循环、维持血流速度、保证各组织器官供血具有重要的生理意义。因而,动脉血压是反映人体循环功能的重要指标之一。

动脉血压过高或过低都会影响心血管的负担和各器官的血液供应,进而造成严重后果。若动脉血压过低,将引起器官组织供血不足,尤其是脑、心、肾、肝等重要脏器供血不足,引起器官功能障碍和衰竭。若动脉血压过高,则心脏和血管负担过重,长期血压过高往往引起心室代偿性肥大,心功能不全,甚至心力衰竭。血管长期受到高压,血管壁易发生硬化,在高压的作用下容易破裂,若发生在脑血管,则可发生脑出血等严重后果。所以,保持动脉血压的相对稳定具有重要的生理意义。

(六) 动脉脉搏

在每个心动周期中,由于心脏的收缩和舒张,动脉内的压力和容积也发生周期性变化,引起动脉管壁搏动,称为**动脉脉搏**(arterial pulse)。这种搏动是以波浪形式沿动脉管壁向末梢血管传播的。

脉搏可在体表触摸到。动脉脉搏在一定程度上反映了循环系统的功能状态,通过它可初步判断心率、心律、心收缩力、动脉管壁的弹性和主动脉瓣的功能情况。

四、静脉血压与静脉血流

静脉是血液回流入心的通道,由于它易扩张,容量大,是机体的储血库。静脉通过其舒缩活动，能有效地调节回心血量和心排血量。

（一）静脉血压

根据测量部位的不同，将静脉血压分为中心静脉压和外周静脉压。

1. 中心静脉压 通常将右心房和胸腔大静脉的血压称为**中心静脉压**（central venous pressure，CVP）。正常成年人中心静脉压为 4～12 cmH_2O（0.39～1.18 kPa）。中心静脉压的高低取决于心脏射血能力和静脉回流速度之间的相互关系。① 心脏泵血功能：心脏泵血功能良好，能及时将回流入心的血液射入动脉，则中心静脉压降低；反之，心脏泵血功能减退，则中心静脉压升高。② 静脉回流速度：如果静脉回流速度加快，中心静脉压升高；反之，中心静脉压下降。可见，右心衰竭、循环血量增加、全身静脉收缩等情况可引起中心静脉压升高。而失血、脱水引起循环血量不足，或全身血管扩张则引起中心静脉压下降。故临床上测定中心静脉压可作为观察心血管功能和控制补液速度与量的指标。

2. 外周静脉压 指各器官的静脉血压。一般以肘正中静脉为代表，正常人平卧时为 5～14 cmH_2O（0.5～1.4 kPa）。中心静脉压升高，影响外周静脉回流，可使外周静脉压升高。

（二）影响静脉回流的因素

单位时间内静脉回流量取决于外周静脉压与中心静脉压之差以及静脉对血流的阻力。因此，影响它们的任一因素，均能影响静脉的回心血量。

1. 心收缩力 心收缩力改变是影响静脉回心血量最重要的因素。若心收缩力增强，每搏量大，则心舒张期心室内压降低，有较多的血液从右心房和腔静脉充盈到心室，中心静脉压下降，静脉回流量增多，反之则减少。右心衰竭时，心收缩力减弱，每搏量减少，使心舒张期右心室内压力升高，中心静脉压升高，静脉回流受阻，造成体循环静脉淤血，患者表现为颈静脉怒张，肝脾充血肿大及下肢水肿等症状。同理，左心衰竭可引起左心房压和肺静脉压升高，造成肺淤血和肺水肿。

2. 体循环平均充盈压 血量增加或容量血管收缩，使全身血管系统的血液充盈程度增高，体循环平均充盈压升高，静脉回心血量增多。反之，回心血量减少。

3. 体位改变 静脉管壁薄，可扩张性大。因此，当体位改变时，重力可影响静脉回流。平卧时，全身静脉与心脏基本处于同一水平，重力不影响静脉回流。当站立位时，低于心脏水平的腹腔、下肢静脉血，由于要克服重力，造成静脉回流速度减慢。长期卧床或体弱多病的患者，静脉管壁的紧张性较低，可扩张性较大，腹壁和下肢的肌肉收缩力弱，对静脉的挤压作用小。当由平卧迅速转为直立时，由于重力的影响，下肢静脉充盈扩大，大量血液积滞在下肢，使静脉回心血量减少，心排血量降低、动脉血压下降，出现头晕、眼前发黑，甚至昏厥等症状，称为直立性低血压。

4. 呼吸运动 吸气时胸腔容积扩大，胸膜腔负压增大，胸腔大静脉和右心房扩张，中心静脉压下降，有利于外周静脉血回流。呼气时，胸膜腔负压减小，外周血回流入右心房的血液也相应减少。

5. 骨骼肌的挤压作用 静脉血管内有静脉瓣，使静脉内的血液只能向心脏方向流动而不能倒流。骨骼肌收缩时，挤压肌肉内的静脉，使静脉内的血液通过静脉瓣回心；骨骼肌舒张时，肌肉内的静脉压下降，有利于其远端的血液通过静脉瓣使之充盈（图 4－14）。可见，骨骼肌的舒缩活动通过静脉瓣的配合，对静脉回流起到"泵"的作用，称为"肌肉泵"。人长时间站立或坐

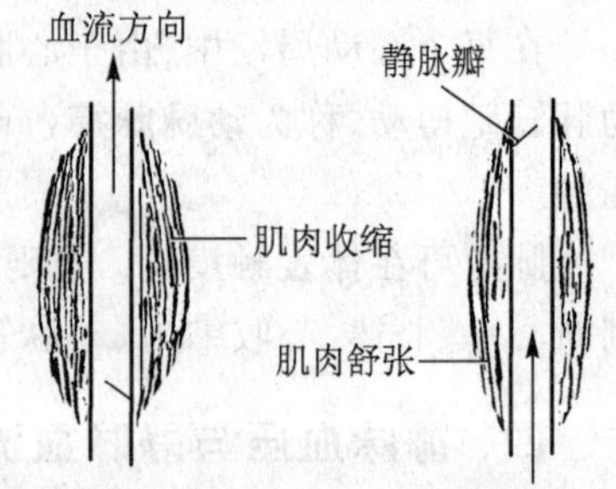

图 4－14 肌肉泵的作用

姿不动,下肢静脉淤血,静脉压升高,组织液生成增多,可引起下肢水肿。下肢的节律性活动可使肌肉泵发挥作用,克服重力影响,促进下肢静脉回流,减少血液的淤积。

五、微循环

微循环(microcirculation)是指微动脉与微静脉之间的血液循环。微循环的基本功能是实现血液和组织之间的物质交换,并在调节循环血量方面起重要作用。

(一) 微循环的组成和血流通路

不同器官的微循环组成不同。典型的微循环由7部分组成(图4-15):微动脉、后微动脉、毛细血管前括约肌、真毛细血管、通血毛细血管、动-静脉吻合支和微静脉。微循环的血流可通过三条途径由微动脉流向微静脉。

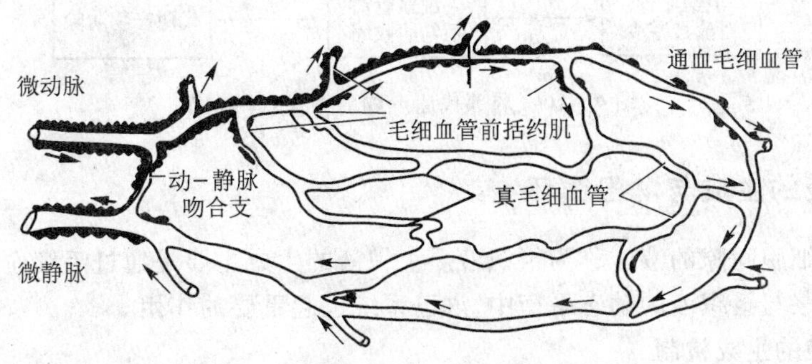

图4-15 微循环

1. 迂回通路 血液从微动脉经后微动脉、毛细血管前括约肌、真毛细血管网流至微静脉。这一通路称为迂回通路。真毛细血管交织成网、迂回曲折穿插于各细胞间隙,血流缓慢,而且真毛细血管管壁薄,通透性好。所以,这条通路是血液与组织进行物质交换的主要场所,故又称营养通路。

2. 直捷通路 血液从微动脉经后微动脉、通血毛细血管至微静脉。这一通路称为直捷通路。这条通路比较直、短,压力大、阻力小,血流速度快,其主要功能是使一部分血液及时通过微循环,返回至心脏。这条通路经常处于开放状态,机体安静时,大部分血流经此通路回心。

3. 动-静脉短路 血液从微动脉经动-静脉吻合支直接流入微静脉。此通路称为动-静脉短路。动-静脉吻合支有完整的平滑肌层,能进行舒缩活动。在皮肤微循环中,吻合支较多,对体温调节起到一定作用。当环境温度较高时,吻合支平滑肌舒张,血流量增多,有利于散热,反之,环境温度降低,吻合支关闭,有利于保持体内的热量。在某些病理情况下,如感染性休克或中毒性休克,吻合支大量开放,虽可使大部分血液及时回心,但血液不经过真毛细血管,导致组织缺血、缺氧更加严重。此时,患者处于休克状态而皮肤温暖,即所谓的"暖休克"。

(二) 微循环的调节

微循环的调节主要是其中的血流量的调节。除受神经、体液调节外,更重要的是局部代谢产物的调节。

组织细胞的代谢产物如乳酸、CO_2、组胺、腺苷以及缺氧等可舒张血管。代谢产物浓度随代谢情况和血液速度的不同而变化。当局部代谢产物增多时,血管平滑肌舒张,特别是毛细血管前括约肌舒张,使真毛细血管网开放,其中血流量增加,血流速度加快,代谢产物被运走,使供氧改善。当这些舒血管物质减少后,后微动脉和毛细血管前括约肌关闭,其中血流量减少,代谢产物积聚,又使真毛细血管网重新开放。如此反复,使微循环内的真毛细血管网交替开放(图4-16)。安静时,骨骼肌中的真毛细血管网同一时间内只有20%~30%处于开放状态,活动时,由于代谢产物增加,真毛细血管网开放的数量增多。

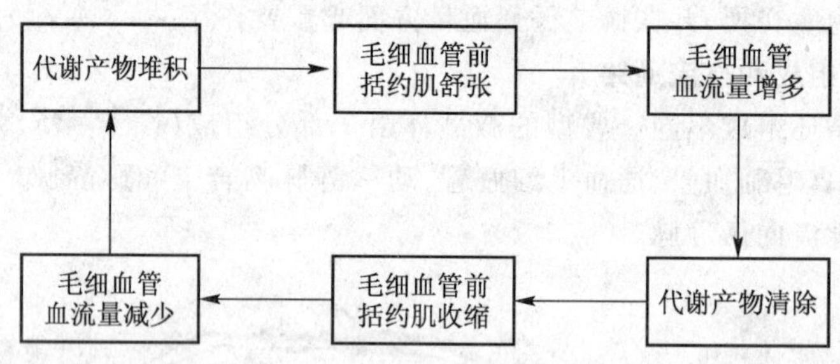

图4-16 局部代谢产物对微循环的调节

六、组织液的生成与淋巴循环

存在于组织细胞间隙的液体称为组织液。组织液的生成主要是通过毛细血管的滤过-重吸收完成的。在血浆与组织液的动态平衡中,淋巴系统也起重要的作用。

(一)组织液的生成机制

组织液由血浆经毛细血管壁滤过生成,同时,又可通过重吸收回到毛细血管。滤过的动力是毛细血管血压和组织液胶体渗透压,重吸收的动力是血浆胶体渗透压和组织静水压。滤过动力与重吸收动力之差称为**有效滤过压**(effective filtration pressure)。

有效滤过压=(毛细血管血压+组织液胶体渗透压)-(血浆胶体渗透压+组织静水压)

当有效渗透压为正值时,液体滤出毛细血管,生成组织液;为负值时,液体被重吸收入毛细血管,组织液回流。正常情况下,人的毛细血管血压,在动脉端平均为30 mmHg(4.0 kPa),静脉端为12 mmHg(1.6 kPa),组织胶体渗透压为15 mmHg(2.0 kPa),血浆胶体渗透压为25 mmHg(3.33 kPa),组织静水压为10 mmHg(1.33 kPa)。因此,在毛细血管动脉端和静脉端的有效滤过压分别为:

动脉端:有效滤过压=(30+15)-(25+10)=10(mmHg)

静脉端:有效滤过压=(12+15)-(25+10)=-8(mmHg)

可见,在毛细血管动脉端,有效滤过压为正值,生成组织液,在毛细血管静脉端,有效滤过压为负值,组织液回流(图4-17)。

(二)影响组织液生成与回流的因素

正常情况下,组织液的生成和回流维持动态平衡。如果这种平衡被破坏,使组织液生成过多或回流减少,均可造成组织液在组织间隙中潴留过多,使组织发生肿胀,称为**水肿**(edema)。根据组织液生成的机制,凡能影响有效滤过压和毛细血管壁通透性的因素,均可影响组织液的生成与回流。

1. 毛细血管血压 毛细血管血压升高,有效滤过压升高,组织液生成增多。这可以见于两种情况:一是微动脉扩张,进入毛细血管内的血液增多,毛细血管血压升高,组织液生成增加,形

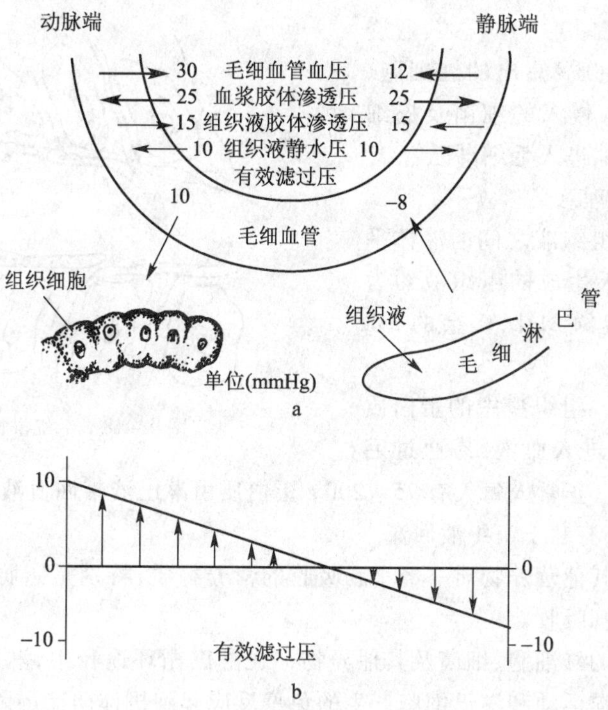

图 4－17　组织液生成与回流

a. 表示影响水进出血管各种力量的大小和方向；

b. 表示有效滤过压在毛细血管不同部位的变化

成组织水肿，如炎性水肿。二是静脉回流受阻，使毛细血管血压升高，引起组织水肿，如右心衰竭引起的水肿。

2. 血浆胶体渗透压　血浆胶体渗透压主要由血浆蛋白质形成，在正常健康人血浆蛋白质一般维持比较恒定的水平。在某些病理情况下，如肾疾病丧失大量蛋白质或营养不良及肝疾病合成蛋白质不足，均可导致血浆胶体渗透压下降，有效滤过压增加，组织液生成过多，出现水肿。

3. 淋巴回流　由于一部分组织液经淋巴管回流入血，当淋巴回流受阻时，受阻远端组织发生水肿。如肿瘤压迫、丝虫病等。

4. 毛细血管通透性　正常毛细血管壁一般不能滤过蛋白质，而通透性增高时可以滤出，使组织胶体渗透压升高，组织液生成增多、回流减少，引起水肿。如过敏反应的水肿，就是由于局部组胺等物质大量释放，毛细血管壁通透性增加而引起的。

（三）淋巴循环及生理意义

如前所述，毛细血管动脉端促进滤过的动力（10 mmHg）大于静脉端促进重吸收的动力（－8 mmHg），故组织液的生成量往往多于组织液的回流量。多余部分进入毛细淋巴管，形成淋巴，再经淋巴系统回流到静脉。

1. 淋巴循环　组织液进入毛细淋巴管形成淋巴液，然后流入集合淋巴管，全身集合淋巴管最后汇合成胸导管和右淋巴导管，它们分别在两侧锁骨下静脉与颈静脉汇合处进入血液循环，因此，淋巴循环可以看成是血液循环的一个侧支，是组织液向血液循环回流的一个重要辅助系统。毛细淋巴管是一端封闭的盲端管道，管壁由单层扁平上皮构成，上皮细胞呈叠瓦状排列，形成开口于管内的单向活瓣(图4－18)。其通透性大,组织液中的蛋白质、漏出的红细胞、消化吸收的脂肪微滴、侵入的细菌及癌细胞都很容易经细胞间隙进入毛细淋巴管。

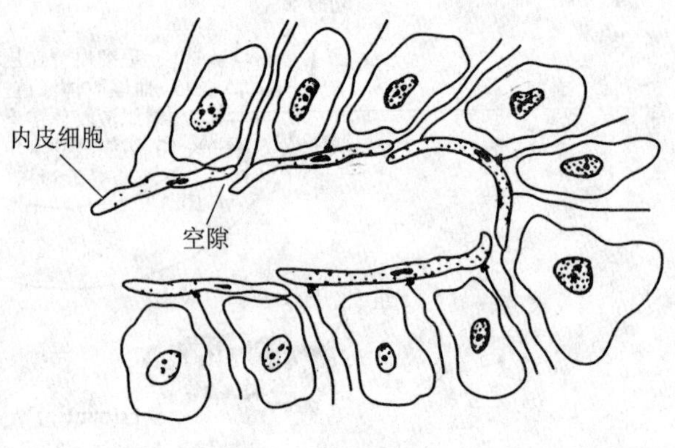

图4－18 毛细淋巴管结构

2. 淋巴循环的生理意义

(1) 调节血浆和组织液之间的液体平衡　据测定,成人每天生成的组织液约为24 L,而回流的组织液约21 L,多余的3 L经淋巴循环回收到血液。

(2) 回收蛋白质　组织液中的蛋白质不易通过毛细血管壁进入血液,易通过毛细淋巴管进入淋巴液。正常人每天有75～200 g蛋白质由淋巴液带回血液,以保持组织液胶体渗透压维持在较低水平,有利于组织液回流。

(3) 运输脂肪及其他营养物质　经小肠吸收的营养物质,特别是脂肪(80%～90%)主要由小肠绒毛的毛细淋巴管吸收。

(4) 清除组织中的红细胞、细菌及其他异物　在淋巴循环途径中,淋巴液要经过淋巴结,淋巴结中巨噬细胞的吞噬活动和淋巴细胞产生的免疫反应起到机体防御屏障作用。

第四节　心血管活动的调节

人体在不同生理情况下,各组织器官的代谢水平不同,对血流量的需求也就不同。人体通过神经系统和体液因素调节心和各部分血管的活动,协调各器官之间血流量的分配,来满足不同组织器官在不同情况下对血流量的需要。

一、神经调节

心和血管受自主神经系统支配。神经系统对心血管活动的调节是通过各种反射活动来完成的。

(一) 心脏的神经支配

心脏受交感神经和副交感神经的双重支配。前者使心脏活动增强,后者使心脏活动抑制。

1. 心交感神经及其作用　心交感神经节前纤维起源于脊髓胸段(T_1～T_5)灰质侧角的神经元。在星状神经节或颈交感神经节换元,节后纤维组成心上、心中、心下神经,支配心脏的窦房结、心房肌、房室交界、房室束及分支、心室肌。

心交感神经节后纤维释放的神经递质是去甲肾上腺素,它作用的受体是心肌细胞膜上的β_1受体。去甲肾上腺素与β_1受体结合可引起心率加快、房室传导速度加快以及心肌收缩力增强,这些效应分别称为正性变时作用、正性变传导作用和正性变力作用。

2. 心迷走神经及其作用　心迷走神经的节前纤维起源于延髓的迷走神经背核和疑核,在心壁神经节换元,其节后纤维支配心脏的窦房结、心房肌、房室交界、房室束及分支,心室肌仅有少量的心迷走神经纤维支配。

心迷走神经的节后纤维末梢释放的神经递质是乙酰胆碱，它作用的受体是心肌细胞膜上的M受体，乙酰胆碱与M受体结合，可引起心率减慢，房室传导速度减慢，心房肌收缩减弱，这些效应分别称为负性变时作用、负性变传导作用和负性变力作用。

（二）血管的神经支配

除毛细血管外，其余血管壁上都有平滑肌。几乎所有的血管平滑肌都受自主神经支配。支配血管的神经纤维从功能上分为缩血管神经纤维和舒血管神经纤维两大类。与心脏的双重神经支配不同，绝大多数血管只接受缩血管神经纤维的单一支配。

缩血管神经纤维都属于交感神经纤维，故又称为交感缩血管神经纤维。交感缩血管神经纤维起源于脊髓胸、腰段（$T_1 \sim L_3$）的灰质侧角。一部分节前纤维在椎旁神经节换元，发出节后纤维支配躯干和四肢血管的平滑肌，另一部分节前纤维在椎前神经节换元，发出节后纤维支配内脏器官的血管平滑肌。

交感缩血管神经节后纤维末梢释放的神经递质是去甲肾上腺素，血管平滑肌上有α和β两类受体。去甲肾上腺素与α受体结合，引起血管平滑肌收缩；与β受体结合则引起舒张。由于去甲肾上腺素与α受体结合能力较强，故交感缩血管神经纤维兴奋时，引起缩血管效应。安静时，交感缩血管神经纤维经常发放低频冲动，维持多数血管的紧张性。当其传出冲动频率降低时血管舒张。

交感缩血管神经纤维的分布在不同类型的血管和不同部位的血管密度不同。在小动脉和微动脉中分布密度高，静脉分布较少；在皮肤、骨骼肌和内脏血管分布多，而在冠状动脉和脑血管分布稀少。这种分布特点具有重要的生理和病理生理意义：如急性失血时，交感缩血管神经纤维兴奋，使皮肤、内脏血管收缩，动脉血压升高，而脑血管和冠状动脉基本不收缩，保证了重要脏器的血液供应。

（三）心血管中枢

在中枢神经系统内，与心血管反射活动有关的神经元集中的部位，称为**心血管中枢**（cardiovascular center）。心血管中枢广泛分布在中枢神经系统的各级水平。

1. 延髓心血管中枢　实验证明，最基本的心血管中枢位于延髓。延髓心血管中枢按功能划分主要有：心迷走中枢、心交感中枢和交感缩血管中枢。心迷走中枢位于延髓的背核与疑核，其兴奋活动可引起心迷走神经紧张。心交感中枢和交感缩血管中枢位于延髓腹外侧部，其兴奋活动可引起心交感神经紧张和交感缩血管神经紧张。延髓的心血管中枢都有一定的紧张性活动，通过它们各自的传出神经，支配心脏和血管活动。

2. 延髓以上的心血管中枢　在延髓以上的脑干、下丘脑、小脑和大脑皮质中，都存在与心血管活动有关的神经元。这些神经元除具有反射中枢的功能外，更重要的是还具有整合作用。一般来说，中枢神经元越处于高处，对机体功能的整合调节越重要、越复杂。

总之，心血管活动的中枢调节是个复杂问题，这种调节机构是一个上起大脑，下达脊髓的完整系统，通过相互作用、上下联系、统一调整来完成心血管活动调节的整合功能。延髓的心血管中枢是最基本的中枢，心血管活动的基本反射主要通过它来完成。

（四）心血管反射

神经系统对心血管活动调节的基本方式是反射。机体内、外环境的变化，可以被相应的内、外感受器所感受，通过反射引起各种心血管效应。其生理意义在于维持机体内环境的相对稳定以及机体适应内、外环境的各种变化。

1. 颈动脉窦和主动脉弓压力感受性反射 颈动脉窦和主动脉弓血管壁的外膜中有丰富的感觉神经末梢，呈树枝状分布或形成特异的环状结构，它们能感受动脉血压对管壁的牵张刺激，并发放冲动，称为颈动脉窦压力感受器和主动脉弓压力感受器。这类感受器对急剧波动的压力变化最敏感。颈动脉窦压力感受器的传入神经组成窦神经，窦神经加入舌咽神经进入延髓。主动脉弓压力感受器的传入神经混合在迷走神经内进入延髓。

当动脉血压升高时，颈动脉窦和主动脉弓压力感受器兴奋，传入冲动频率增加，经过舌咽神经和迷走神经将冲动传入延髓，通过延髓及以上的各级心血管中枢的复杂联系与整合作用，结果使心迷走中枢兴奋，心交感中枢、交感缩血管中枢抑制，再通过心迷走神经、心交感神经和交感缩血管纤维将中枢变化的信息以神经冲动的形式传到心脏和血管，引起心率减慢、心肌收缩力减弱、心排血量减少，外周阻力降低，故动脉血压下降。由于此反射引起的效应主要是血压下降，所以，也称为**减压反射**(depressor reflex)。反之，当动脉血压下降时，则将出现升压效应。

颈动脉窦和主动脉弓压力感受性反射是一种负反馈调节机制，其生理意义在于使动脉血压保持相对稳定。压力感受器感受血压变化的范围在60～180 mmHg(8.0～24.0 kPa)。当动脉血压低于60 mmHg或高于180 mmHg时，血压的变化不再引起反射性调节。压力感受器对突发性变化或波动较敏感，而对持续缓慢的血压变化逐渐失去敏感性，因此，高血压病人不会通过减压反射使血压恢复至正常水平。

2. 颈动脉体和主动脉体化学感受性反射 在颈总动脉分叉处和主动脉弓下方分别有颈动脉体和主动脉体，它们能感受血液中某些化学成分，如O_2、CO_2和H^+浓度的变化，故称为化学感受器。

当血中$p(O_2)$降低，$p(CO_2)$升高和H^+浓度升高时，化学感受器兴奋，使传入神经窦神经和迷走神经传入冲动增加，到达延髓后引起呼吸中枢兴奋，呼吸加深加快(详见呼吸章)。同时延髓的交感缩血管中枢兴奋，使皮肤、骨骼肌、内脏血管收缩，外周阻力增大，动脉血压升高。化学感受器对心脏的作用较为复杂，其直接效应是心率减慢，心排血量减少。但在自然呼吸条件下，化学感受器受刺激引起的呼吸加深加快可直接地引起心率加快、心排血量增多。因此，在完整的机体，化学感受器兴奋引起的心血管效应是：心率加快，心排血量增加，皮肤、骨骼肌、内脏血管收缩，而脑和心的血流量增加，动脉血压升高。

颈动脉体和主动脉体化学感受性反射的生理学意义主要是调节呼吸运动。在正常情况下对心血管活动不起明显的调节作用，只有在应急情况下(如缺氧、失血、酸中毒等)才发挥作用，使机体血液重新分配，以保证心、脑等重要器官的血液供应。

二、体液调节

心血管活动的体液调节是指体液因素(激素、组织代谢产物和血管活性物质等)对心肌和血管平滑肌的调节作用。这些物质由血液循环运送至全身广泛发挥作用，或在局部作用于血管，调节局部组织的血流量。

(一) 肾上腺素和去甲肾上腺素

血液中的肾上腺素和去甲肾上腺素主要来自肾上腺髓质，它们在化学结构上都属于儿茶酚胺类激素。肾上腺素与去甲肾上腺素对心血管的作用既有共同点,又各有特点和优势。这是因为在心血管存在不同的肾上腺素能受体,这两种激素与受体的结合能力也不同。

1. 肾上腺对心血管的作用　肾上腺素既能激活 α 受体也能激活 β 受体。对心脏,肾上腺素与心脏的 β_1 受体结合,产生正性变时正性变传导和正性变力作用使心排血量增加,收缩压明显升高;对血管,引起 α 受体占优势的血管收缩,如皮肤、内脏血管收缩。而 β_2 受体占优势的血管舒张,如骨骼肌、肝血管和冠状动脉舒张。可见,肾上腺素对外周血管的作用是使全身各器官的血液分配发生变化,但对机体总外周阻力变化不大。临床上,肾上腺素常作为强心药使用。

2. 去甲肾上腺素对心血管的作用　去甲肾上腺素主要是能激活 α 受体和 β_1 受体,而对 β_2 受体的作用很小。去甲肾上腺素通过激活 α 受体,使体内大多数血管发生明显收缩,外周阻力增加,引起收缩压和舒张压均升高。对心脏,在离体灌注的心脏,通过激活 β_1 受体,使心率加快,收缩力增强,而在完整机体注射去甲肾上腺素后常出现心动过缓。这是因为去甲肾上腺素能显著升高血压,通过减压反射使心率减慢,而掩盖了去甲肾上腺素对心肌的直接效应。临床上,去甲肾上腺素常作为升压药使用。

(二) 肾素 - 血管紧张素

肾素是肾近球细胞分泌的一种酸性蛋白酶。它可将肝产生的血管紧张素原(A,14 肽)水解为血管紧张素Ⅰ(AⅠ,10 肽),血管紧张素Ⅰ在转换酶的作用下转变血管紧张素Ⅱ(AⅡ,8 肽),血管紧张素Ⅱ又在氨基肽酶的作用下转变为血管紧张素Ⅲ(AⅢ,7 肽)。血管紧张素中,最重要的是血管紧张素Ⅱ,其具有收缩血管、促进醛固酮分泌等生理作用(详见第八章第四节)。

(三) 血管升压素

血管升压素(VP)是由下丘脑视上核和室旁核神经元合成的一种 9 肽激素。生理剂量的血管升压素具有抗利尿作用(详见第八章),故又称为抗利尿激素(ADH)。大剂量的 VP 可使血管平滑肌强烈收缩,使外周阻力增加,血压升高。

(四) 缓激肽

在血浆、唾液、胰腺、胃肠道黏膜和肾中存在激肽释放酶,激肽释放酶可使这些组织释放的激肽原转变为有生物活性的缓激肽和血管舒张素(胰激肽)。二者能使血管舒张并增加毛细血管的通透性,参与对血压和局部组织血流量的调节。尤以缓激肽作用最强,它是目前已知最强的舒血管物质。

(五) 心房钠尿肽

心房钠尿肽(atrial natriuretic peptide)又称心钠素或心房肽,是由心房肌细胞合成释放的一类具有生物活性的多肽。其主要生理作用是促进肾排钠利尿,使血容量减少,舒张血管使外周阻力下降;抑制肾近球细胞释放肾素和抑制肾上腺皮质球状带释放醛固酮。因此,心房钠尿肽是一种调节血容量、血压和水钠平衡的重要体液因素。

(六) 其他体液因素

组胺广泛存在于组织中,特别是皮肤、肺和胃肠黏膜的肥大细胞中含量多。当组织受损、缺氧或发生炎症和过敏反应时可释放组胺,它使微动脉、微静脉和毛细血管前括约肌舒张,毛细血管、微静脉通透性增大,从而使局部血流量增加并引起水肿。

全身各部位的组织细胞都能产生前列腺素。各种前列腺素对血管平滑肌的作用不同,前列腺素 E_2 和 I_2 具有强烈的舒血管作用,前列腺素 F_{2a} 则使静脉收缩。

三、社会心理因素对心血管活动的影响

从生命科学的角度研究人体心脏生理、血管生理及心血管活动的调节,大部分资料来自动物实验。也就是说,我们只是把人作为一个生物体来研究,分析其循环功能的生物学属性。但是人还有其社会属性,人体的循环功能与其他生理现象一样,时刻会受到各种社会心理因素的影响。如惊恐时心搏加强加快、愤怒时血压升高、羞怯时面部血管扩张以及一些语言刺激所引起的心血管反应等都是我们日常生活中经常见到的社会心理因素对心血管活动影响的实例。

事实证明,许多心血管疾病的发生和发展与社会心理因素有着密切的关系。如长期巨大的生活、工作压力,极度紧张的工作氛围等,如果没有良好的生理和心理调节,会使原发性高血压的发病率明显增加。1991 年普查北京市成年人高血压患病率为 22.6%,而在一些偏僻地区,生活比较安定的人群中,高血压患病率小于 1%。此外,有吸烟、酗酒等不良生活习惯的人群中,冠心病、高血压的发病率明显高于无此类不良习惯的人群。这说明社会心理因素对心血管系统的生理活动以及心血管疾病的发生、发展有着不可忽视的影响,作为医务工作者需引起高度重视。

第五节 重要器官的血液循环特点

体内各器官的血流量除了取决于该器官的动脉压与静脉压之差和器官内血流阻力外,还与器官的结构和功能及血管分布特点有关。下面主要讨论心、肺和脑等重要器官的血液循环特征。

一、冠状动脉循环

心脏是人体的重要生命器官,其所需营养物质依靠冠状动脉(简称冠脉)循环供应。因此,冠脉循环在各器官循环中占重要地位。冠脉循环在解剖结构、血流动力和调节机制等方面与其他器官循环相比均有其独有的特点。

(一)冠脉循环的血流特点

1. 冠脉循环的途径短、压力高、流速快　冠脉循环起于主动脉根部,回流到右心房,途径短,整个循环过程仅需几秒钟。由于起始部位特殊,再加上途径短,所以血压高、流速快。

2. 冠脉循环血流量大、摄氧率高　心脏占体重的 0.5% 左右,但冠脉血流量在安静状态下每分钟约为 225 mL,占心排血量的 4% ~5%。剧烈运动时还能增加 4 ~5 倍。心脏的耗氧量在全身也居首位。安静状态下,心耗氧量为 100 mL 血液要供给 12 mL 氧,而同样条件下,骨骼肌只需要 5 mL。每 100 mL 动脉血的含氧量约为 20 mL,那么动脉血流经心脏后,只剩下 8 mL。显然,从氧的储备来看,心脏要小得多。换句话说,当人体运动时,能够再增加氧供应的潜力很小,主要要通过冠状动脉扩张增加血流量,以提高心肌的供氧水平。

3. 冠脉循环的血流存在断续性　心肌的节律性收缩对冠脉血流影响很大,尤其对左冠状动脉更为明显。心肌开始收缩以后,心室壁肌肉张力增加,对冠脉血管的压闭,导致血流减少,甚至出现暂停或倒流。心肌舒张后,对冠脉血管的压迫解除,血流阻力减小,血流量增加。

(二)影响冠脉血流量的因素

1. 主动脉内压　根据 $Q=\Delta p/R$,冠脉血流量与 Δp 成正比。Δp 为主动脉压与右心房压之

差，由于心房压力低且变化小，所以推动冠脉血流的动力主要是主动脉内的血压。因此，主动脉内压高低是影响冠脉血流的重要因素。射血期的冠脉血流量在其他条件不变的条件下，基本上与主动脉内压的高低呈正变关系。

2. 冠状动脉舒张状态 根据公式 $Q=\Delta p/R$ 和 $R=8\eta L/\pi r^4$ 可推出冠状动脉血流量与冠状动脉半径的 4 次方成正比。如冠状动脉半径增加 1 倍，冠状动脉血流量可以增加 16 倍。因此，冠状动脉的舒张状态是决定冠状动脉流量的重要因素，改变血管口径是调节冠脉血流量的主要方式。

3. 心室收缩的挤压力 如前所述，心脏的节律性舒缩，由于挤压冠脉血管而对冠脉血流量影响很大。有实验表明，左心室舒张期的冠脉血流量占左心室心动周期冠脉血流量的 70% ~ 80%。因此，舒张压的高低和心舒期的长短是影响冠脉血流量的重要因素，舒张压升高，冠脉血流量增加，反之，则减少。心率加快，心舒期缩短，冠脉血流量减少；反之，则增加。右心室壁薄，收缩时产生的张力小，对冠状动脉的挤压程度小，故右心室收缩期对冠脉血流量的影响不如左心室。

（三）冠脉血流量的调节

已知心肌代谢水平与冠脉血流量之间呈正比关系，心肌代谢增强引起冠状动脉舒张，其原因不是低氧本身，而是心肌代谢产物的增加所致。如 CO_2、乳酸、H^+ 和腺苷等，其中腺苷是最重要的舒张冠状动脉的物质。当心肌代谢增强、耗氧量增大时，心肌细胞内 ATP 分解为 ADP 和 AMP，在 5′-核苷酸酶的作用下，AMP 分解产生腺苷，腺苷易于透过细胞膜弥散到细胞间隙，作用于小动脉，产生强烈的舒血管作用，从而增加局部冠脉血流，保证心肌代谢活动和改善缺氧。

在整体条件下，冠脉血流量主要是由心肌本身的代谢水平来调节，神经因素对冠脉血流量的影响可在很短时间内被心肌代谢改变所引起的血流变化所掩盖。体液因素主要只通过改变心肌代谢水平来实现对血流量的调节。

二、脑血液循环

脑的血液供应来自颈内动脉和椎动脉组成的脑底动脉环，由此再分支供应脑的各个部位。脑静脉血进入静脉窦，主要通过颈内静脉返回腔静脉。

（一）脑血液循环的特点

1. 血流量大、耗氧多 脑组织的代谢水平高，其代谢耗能几乎全部依赖于葡萄糖的有氧氧化产生的能量。脑的重量仅占体重的 2% 左右，安静时，脑血流量相当于心排血量的 15%，约为 750 mL/min。脑组织耗氧量为 3 mL/100 g · min，约占全身耗氧量的 20%。由此可见，脑的血流量大，耗氧又多，而脑的能量储存又是十分有限的，所以脑对缺氧的耐受力极差。脑血流中断 10 s 左右，通常可导致意识丧失，中断超过 3 ~ 4 min，脑细胞将发生不可逆损伤。

2. 血流量变化小 脑位于颅腔内，由于颅腔容积是固定不变的，故位于颅内的脑、脑血管和脑脊液三者容积的总和也是相对固定的。因脑组织不可能压缩，所以，脑血管舒缩程度就会受到限制，血流量的变化比其他器官要小得多。

（二）脑血流量的调节

1. 自身调节 在正常情况下，当平均动脉压在 60 ~ 140 mmHg（8.0 ~ 18.7 kPa）的范围内波动时，脑血管可通过自身调节机制使脑血流量保持相对稳定。当平均动脉压升高时，脑内微动脉收缩，血流阻力增大，使血流量不至于增多。反之，平均动脉压下降，脑内微动脉舒张，血流阻力减小，使血流量不至于减少。若平均动脉压超过上述范围，则自身调节作用不能起到稳定脑血流量的作用。如平均动脉压低于 60 mmHg(8.0 kPa)时，脑血流量将减少，导致脑功能障碍；反之，当平均动脉压高于 140 mmHg(18.6 kPa)时，脑血流量增加，若平均动脉压过高，易发生脑水肿，甚至脑血管破裂。

2. 体液调节　脑血管舒缩活动主要受体液因素影响，包括 CO_2、O_2 和 H^+ 等，其中血中 CO_2 含量的变化对脑血管的舒缩活动起主导作用。当血中 $p(CO_2)$ 增高时，脑血管明显舒张，脑血流量随之增加。在局部脑组织中 CO_2 增多时，也能对局部血管发挥舒张作用。可见，脑力劳动时，不仅整个脑血流量增加，还可使活动最多的脑局部组织得到更多的血液供应。CO_2 的舒血管作用是通过 H^+ 实现的。当 CO_2 进入组织后，与 H_2O 结合生成 H_2CO_3，后者离解生成 H^+，H^+ 使脑血管舒张。

3. 神经调节　脑血管接受交感缩血管神经纤维和副交感舒血管神经纤维的支配，但神经因素在脑血管活动的调节中所起的作用很小。

三、肺血液循环

从右心室到左心房的血液循环称为肺血液循环（简称肺循环），其功能是使流经肺泡的血液与肺泡气之间进行气体交换。肺循环只供应肺泡本身的血液，呼吸性小支气管以上的呼吸道组织由体循环的支气管动脉供应。

（一）肺循环的生理特点

1. 阻力小、血压低、无组织液生成　由于肺动脉及其分支粗短，管壁较薄而扩张性较好，故肺循环的血流阻力小、血压低，是一低阻抗、低压力系统。在正常情况下，肺动脉的收缩压为 22 mmHg(2.9 kPa)，舒张压为 8 mmHg(1.1 kPa)，平均动脉压为 13 mmHg(1.7 kPa)，肺循环的毛细血管血压为 7 mmHg(0.9 kPa)。由于血浆胶体渗透压为 25 mmHg(3.3 kPa)，再者肺泡表面活性物质能降低肺泡的表面张力，这样，肺组织液生成的力量小于吸收的力量，有效滤过压为负值，肺毛细血管壁没有液体滤出，使肺泡内和肺组织间隙没有液体积聚，有利于肺泡和血液之间的气体交换。左心衰竭时，肺静脉血压升高，肺毛细血管血压也会随之升高，使液体滤出到组织间隙形成肺水肿。

2. 肺的血容量变化大　肺的血容量约为 450 mL，占全身血量的 9%。由于肺组织和肺血管可扩张性大，故肺部的血容量变动范围较大。在深吸气时可增加至 1 000 mL 左右，而在用力呼气时可减至 200 mL 左右。当机体失血时，肺血管收缩，将一部分血液转移到体循环以补充循环血量，起到重要的代偿作用。故肺有"储血库"之称。

（二）肺循环血流量的调节

1. 肺泡气中的 $p(O_2)$　肺泡气中 $p(O_2)$ 对肺部血管的舒缩活动有显著的影响。当局部肺泡通气不足，$p(O_2)$ 下降时，这些肺泡周围的微动脉收缩，血流量减少，使更多的血流经通气充足的肺泡，有利于进行有效的气体交换。长期生活在低氧环境中或患慢性缺氧性疾病的人，由于 $p(O_2)$ 低，导致肺循环微动脉广泛收缩，血流阻力大，肺动脉压显著升高，使右心室负荷长期加重而导致右心室肥厚。

2. 神经体液调节　肺循环血管受交感神经和迷走神经支配。交感神经兴奋可使肺血管收缩，迷走神经兴奋使肺血管舒张。肾上腺素、去甲肾上腺素、血管紧张性Ⅱ、5-羟色胺、组胺、前列腺素 F_{2a} 和前列腺素 E 都能引起肺循环血管收缩，而前列腺素 E_2 和乙酰胆碱等则使肺循环血管舒张。

学习要点

（一）心动周期与心率

心房或心室每收缩和舒张一次称为一个心动周期。每分钟心动周期的次数（心搏的次数）称为心率。正常成人安静时心率为 60～100 次/min，平均 75 次/min。由于在泵血过程中心室起主要作用，临床所说的收缩期和舒张期是指心室的收缩期和舒张期。

心动周期时程长短与心率密切相关。心率加快，心动周期短；心率减慢，心动周期延长，并且主要影响的是舒张期。

（二）心脏射血与充盈的过程

1. 等容收缩期　心室开始收缩→心室内压↑→心房内压＜心室内压＜动脉压→房室瓣关闭，动脉瓣未开→无血液进出心室→心室容积不变。

2. 射血期　心室继续收缩→心室内压↑↑→心房内压＜心室内压＞动脉压→动脉瓣打开→血液由心室射入动脉→心室容积缩小。

3. 等容舒张期　心室舒张→心室内压↓→心房内压＜心室内压＜动脉压→动脉瓣关闭、房室瓣未开→无血流进出心室→心室容积不变。

4. 充盈期　心室继续舒张→心室内压↓↓→心房内压＞心室内压＜动脉压→房室瓣开放→血液由心房进入心室→心室容积扩大。

（三）心功能的评价

1. 每搏量与射血分数　一次心搏由一侧心室射出的血量，称为每搏量。左、右心室的每搏量基本相等，成年人安静时约 70 mL。每搏量占心室舒张末期容积的容积百分比，称为射血分数。健康成年人射血分数为 55%～65%。

2. 每分排血量与心指数　每分钟一侧心室射出的血量，称每分排血量（简称心排血量）。心排血量＝每搏量×心率，正常成年人安静时每分排血量为 5～6 L/min。生理学上将每平方米体表面积所算出的心排血量，称为心排血指数。为 3.0～3.5 L/m^2·min。

3. 心脏做动　左心室一次收缩所做的功，称为搏功。它包括心室以一定的压强将血液射入主动脉所做的压力－容积功和推动血液流动的动力功两部分。心脏做功与后负荷－动脉血压关系密切。故右心室做功只相当于左心室的 1/6。分功＝搏功×心率。

4. 心力储备　心排血量随机体代谢的需要而增加的能力称心力储存。健康成年人最大的心排血量可达安静时的 5～6 倍，心力储备极大。心力储备取决于心率储备和每搏量储备。

（四）影响心排血量的因素

- 心排血量
  - 每搏量
    - 前负荷：在一定限度内，静脉回心血量越多，每搏量越大（异长调节）
    - 后负荷：动脉血压升高，每搏量减少
    - 心肌收缩能力：心肌收缩能力强，每搏量多（等长调节）
  - 心率：在一定范围内心率加快，心排血量增加。但心率过快，心排血量反而减少

（五）心音

在心动周期中，由于心脏的机械活动而产生的声音称为心音。正常心脏在一个心动周期中可出现四个心音，用听诊器听取心音，一般可听到第一心音和第二心音，两者的鉴别见表4－1。

表4－1 第一心音和第二心音的鉴别

鉴别点	第一心音	第二心音
特点	音调低，持续时间长	音调高，持续时间短
产生原因	房室瓣关闭等	动脉瓣关闭等
标志	心室开始收缩	心室开始舒张
听取部位	心尖区	主动脉、肺动脉瓣听诊区

（六）心肌细胞的生物电现象

心肌细胞根据其解剖生理特点分为两类：一类是工作肌细胞，属于非自律细胞，另一类是特殊分化了的心肌细胞，属于自律细胞。以心室肌细胞和窦房结P细胞为例说明两类心肌细胞的生物电现象。

1. 心室肌细胞的跨膜电位及形成机制　心室肌细胞静息电位约为－90 mV，是由于K^+外流产生的电－化学平衡电位。

心室肌细胞动作电位分为除极和复极两个过程、5个时期：① 0期：由Na^+内流引起。② 1期：由K^+外流引起。③ 2期：又称平台期，是心室肌细胞动作电位的主要特征，也是心室肌细胞动作电位时程延长的主要原因。其产生机制是由于K^+外流和Ca^{2+}内流的电荷几近相等。④ 3期：由K^+外流引起。⑤ 4期：Na^+－K^+泵活动，恢复细胞内、外的离子。

2. 窦房结P细胞跨膜电位及产生机制　窦房结P细胞动作电位有以下特征：由0期除极、3期复极和4期自动除极构成，没有明显的1、2期；0期除极速度慢、幅度小；3期复极达到最大舒张电位后，膜电位不稳定，能自动除极，这是自律细胞动作电位最主要的特征，也是自律细胞具备自动节律性的基础。

窦房结P细胞动作电位的产生机制是：① 0期由Ca^{2+}内流引起。② 3期由K^+外流引起。③ 4期自动除极的形成是由于K^+外流的进行性衰减和Na^+内流的进行性增强及Ca^{2+}内流，内向离子流超过外向的离子流。

（七）心肌的生理特性

1. 自动节律性　心肌自律细胞具有在没有外来刺激的情况下，自动地发生节律性兴奋的能力或特性，称为自动节律性。窦房结的自律性较高，为心脏的正常起搏点。以窦房结为起搏点的心搏节律，称为窦性心律。

4期自动除极速度和阈电位与最大舒张电位的差值影响自律性。4期自动除极速度越快，自律性越高。阈电位与最大舒张电位的差值越小，自律性越高。

2. 兴奋性　指心肌具有对刺激产生动作电位的能力。

（1）心肌兴奋性的周期性变化　心肌细胞受到刺激产生兴奋后，其兴奋性要经历以下变化：① 有效不应期。从动作电位0期除极开始至3期复极－60 mV，由于Na^+通道处于失活状态，无论多强的刺激，都不引起动作电位，兴奋性为0。② 相对不应期。3期复极－80 mV至－60 mV，

由于 Na^+ 通道大部分已复活,用阈上刺激可引起动作电位,兴奋性低于正常。③ 超常期。3 期复极 -80 mV 至 90 mV,由于 Na^+ 通道基本复活,而膜电位离阈电位距离近,故用阈下刺激即可引起动作电位,兴奋性高于正常。

(2) 心肌兴奋性变化特点与收缩活动的关系　心肌细胞的有效不应期特别长,包含了整个收缩期及舒张早期。这一特性使心肌不会像骨骼肌那样产生强直收缩,而是收缩与舒张交替进行,有利于心脏射血和充盈。

心肌在有效不应期之后,下次窦房结冲动传束之前,受到一次额外刺激,将使心肌提前产生一次兴奋和收缩,称为期前收缩(早搏)。紧随期前收缩之后出现的较长的舒张期称为代偿间隙。

(3) 影响兴奋性的因素　静息电位与阈电位的差值变小,兴奋性增高。反之,兴奋性降低。另外,Na^+ 通道是否处于备用状态,决定心肌细胞是否具有兴奋性,处于备用状态 Na^+ 通道的多少,影响兴奋性的高低。

3. 传导性　指心肌细胞具有传导兴奋的能力。

窦房结→优势传导通路→房室交界→房室束及左右束支→浦肯野纤维→心室肌
　　　　　　↓　　　　(房室延搁)
　　　　　心房肌

房室交界是兴奋由心房传向心室的唯一通路。但其传导速度慢,占时长,称房室延搁。房室延搁使心房、心室不致产生重叠收缩,有利于心室的血液充盈和射血。

心肌细胞的直径、动作电位 0 期除极速度和幅度、邻近部位膜的兴奋性会影响传导速度。

4. 收缩性　与骨骼肌细胞相比,心肌细胞收缩具有以下特点:① 对细胞外液中 Ca^{2+} 浓度依赖性大。② 呈同步收缩,具有全或无的特点。③ 不发生强直收缩。

(八) 心电图

将引导电极置于人体表面的一些部位,记录出来的心脏电变化曲线称为心电图。正常典型心电图包括以下波段。

(1) P 波　反映两心房除极过程。正常 P 波圆钝,历时 0.08 ~ 0.11 s,波幅小于 0.25 mV。

(2) QRS 波群　反映左、右心室除极过程的变化。历时 0.06 ~ 0.10 s,波幅在不同的导联上变化较大。

(3) T 波　反映两心室复极过程的电变化。历时 0.05 ~ 0.25 s,波幅 0.1 ~ 0.8 mV。

(4) PR 间期　指从 P 波起点到 QRS 波起点之间的时间,代表心房开始兴奋到心室开始兴奋所需时间。正常 0.12 ~ 0.20 s。

(5) ST 段　指从 QRS 波终点到 T 波起点之间的线段。正常与基线平齐,表示两心室均处于兴奋,各部之间不存在电位差。

(6) QT 间期　从 QRS 波起点到 T 波终点的时间。反映心室开始兴奋到复极完毕所需时间。QT 间期与心率有关,一般在 0.30 ~ 0.40 s。

(九) 各类血管的功能特点

主动脉和大动脉扩张性和弹性大,具有缓冲动脉血压的作用,称为弹性储器血管;中动脉将血液输送到各器官组织,称为分配血管;小动脉和微动脉口径小、阻力大,称为阻力血管;毛细血管管壁薄、通透性大,是实现物质交换的主要场所,称为交换血管;静脉血管容量大且易扩张,称为容量血管。

（十）血液在血管内流动的基本规律

血流量、血流阻力和血压之间的关系如下。

$$Q \propto \Delta p / R$$

Q 是指血流量，在整个循环系统，Q 相当于心排血量，对一个器官而言，Q 是指该器官的血流量；R 是指血流阻力，$R \propto 8\eta L/\pi r^4$；$\Delta p$ 是指血压差，血压是指血管内流动的血液对血管壁的侧压强。

（十一）动脉血压与脉搏

1. 动脉血压的概念及正常值　动脉内的血液对血管壁的侧压强称为动脉血压。一个心动周期中，心室收缩射血，动脉血压上升达到最高值称为收缩压（100～120 mmHg）；心室舒张，动脉血压下降到最低值，称为舒张压（60～80 mmHg）；收缩压与舒张压之差称脉压（30～40 mmHg）；在一个心动周期中，各瞬间动脉血压的平均值称为平均动脉压（100 mmHg），它约等于舒张压+1/3 脉压。

保持动脉血压相对稳定具有重要的生理意义，动脉血压过高或过低都将对机体造成危害。

2. 动脉血压的形成　心血管系统内有足够的血液充盈是动脉血压形成的前提条件；心室收缩射血和血液流动时遇到的外周阻力是形成动脉血压的根本原因。

3. 影响动脉血压的因素

- 动脉血压
  - 前提条件——循环血量/血管容量：比值升高则血压升高。反之，则下降
  - 根本因素
    - 心脏射血
      - 每搏量：每搏量增大，血压升高，主要升高收缩压
      - 心率：心率加快，血压升高。主要影响舒张压
    - 外周阻力：外周阻力增大，血压升高。主要影响舒张压
  - 缓冲因素——大动脉管壁弹性：缓冲动脉血压，使收缩压不致过高，舒张压不致过低

4. 动脉脉搏　在每个心动周期中，由于心脏的收缩与舒张，动脉内的压力和容积也发生周期性变化，引起管壁搏动，称动脉脉搏。脉搏可以在体表触摸到或用脉搏仪记录下来。通过脉诊和对脉搏的分析，可以初步判断心率、节律、心收缩力、动脉管壁弹性和主动脉瓣的功能情况。

（十二）静脉血压与血流

1. 中心静脉压　将右心房和胸腔大静脉的血压称为中心静脉压。正常成年人中心静脉压为 4～12 cmH_2O。中心静脉压的高低取决于心射血能力和静脉回流速度的关系。临床上测定中心静脉压可作为观察心血管功能和控制补液速度与量的指标。

2. 影响静脉血回流的因素

心收缩力：心收缩力强，CVP 降低，静脉回流量多。

体循环平均充盈压：促进静脉血回流。

体位改变：平卧时，有利于静脉血回流。站立时，腹腔、下肢静脉血回流减慢。

呼吸运动：吸气时，胸膜腔负压增大，CVP 降低，促进静脉回流。

骨骼肌的挤压作用：骨骼肌的交替收缩与舒张，对静脉回流起泵的作用。

（十三）微循环

微动脉与微静脉之间的血液循环称为微循环。典型的微循环由七部分组成。微循环有三条血流通路：① 迂回通路，是实现物质交换的主要场所。② 直接通路，使一部分血液及时通过微循

环回心。③ 动－静脉短路，可能与体温调节有关。

微循环主要受局部代谢产物的调节，局部代谢产物可以使毛细血管前括约肌舒张，开放真毛细血管。

（十四）组织液的生成与淋巴循环

1. 组织液生成的机制　血浆经毛细血管壁滤出生成组织液，同时又可通过重吸收回到毛细血管。滤过动力与重吸收动力之差称有效滤过压。

有效滤过压＝（毛细血管血压＋组织液胶体渗透压）－（血浆胶体渗透压＋组织静水压）。

在毛细血管动脉端，有效滤过压为正值（10 mmHg），生成组织液；在毛细血管静脉端，有效滤过压为负值（－8 mmHg），组织液回流。

2. 影响组织液生成与回流的因素　凡影响有效滤过压和毛细血管壁通透性的因素，均可影响组织液的生成与回流。包括：毛细血管血压、血浆胶体渗透压、毛细血管壁通透性、淋巴回流。组织液生成过多或回流受阻，均可造成组织水肿。

3. 淋巴循环　组织液进入毛细淋巴管形成淋巴液，淋巴液经一系列淋巴管道最后归入血液。淋巴循环有以下功能：① 调节血浆与组织液之间的液体平衡。② 回收蛋白质。③ 运输脂肪及其他营养物质。④ 清除组织中的红细胞、细菌及其他异物，起防御作用。

（十五）心血管活动的调节

人体通过神经和体液因素调节心脏和各部分血管的活动，协调各器官之间血流量的分配，以满足不同组织器官在不同情况下对血流量的需要。

1. 神经调节

（1）心脏的神经支配及作用　心脏受交感神经和副交感神经的双重支配。心交感神经节前纤维起源于脊髓 $T_1 \sim T_5$，在星状神经节或颈交感神经元换元，节后纤维支配心脏的窦房结、心房肌、房室交界、房室束及分支、心室肌。节后纤维释放去甲肾上腺素，去甲肾上腺素作用于心肌细胞膜上的 β_1 受体，产生正性变时、正性变传导和正性变力作用。该作用可被 β 受体阻断剂普萘洛尔所阻断。

心迷走神经的节前纤维起源于延髓的迷走神经背核和疑核，在心壁神经节换元，其节后纤维支配心脏的窦房结、心房肌、房室交界、房室束及分支。节后纤维释放乙酰胆碱，其作用于心肌细胞膜上的 M 受体，产生负性变时、负性变传导、负性变力作用。该作用可被 M 受体阻断剂阿托品阻断。

（2）血管的神经支配及作用　支配血管的神经纤维分为缩血管神经纤维和舒血管神经纤维两类。绝大多数血管只接受缩血管神经纤维的单一支配。缩血管神经纤维属于交感神经，起源于脊髓 $T_1 \sim T_3$ 的灰质侧角，在椎旁和椎前神经节换元，节后纤维支配躯干、四肢和内脏器官的血管平滑肌。交感缩血管神经纤维兴奋时，其节后纤维释放去甲肾上腺素，作用于血管平滑肌上的 α 受体，引起收缩（与 β 受体结合则引起舒张，但去甲肾上腺素与 β 受体结合的能力不如 α 受体强）。当交感缩血管神经传出冲动降低时，血管舒张。

（3）心血管中枢　在中枢神经系统内，与心血管反射活动有关的神经元集中的部位称为心血管中枢。心血管中枢广泛分布于脑干、下丘脑、小脑和大脑皮质中，其基本中枢位于延髓。延髓心血管中枢按功能划分为心迷走中枢、心交感中枢和交感缩血管中枢。它们分别通过心迷走神经、心交感神经和交感缩血管神经调节心脏和血管的作用。各级心血管中枢除具有反射功能外,还具有整合作用。

(4) 心血管反射 心血管反射较多,重要的有以下两种。

颈动脉窦、主动脉弓压力感受性反射:又称减压反射。该反射属于负反馈调节,其生理意义在于维持动脉血压的相对稳定。其反射过程如下。

血压↑→颈动脉窦/主动脉弓压力感受器(+)—舌咽神经/迷走神经→
- 心迷走中枢(+)—— 心迷走神经↑ ↘
- 心交感中枢(−)—— 心交感神经↓ ↗ 心率↓、心收缩力↓ →心排血量↓
- 交感缩血管中枢(−)——交感缩血管神经↓→血管舒张 →外周阻力↓

→ 血压↓

颈动脉体、主动脉体化学感受性反射:颈动脉体、主动脉体能感受血中化学成分($p(CO_2)$、$p(O_2)$、$[H^+]$)的变化,当$p(CO_2)$↑、$p(O_2)$↓、$[H^+]$↑时,感受器兴奋,通过舌咽神经和迷走神经传入,兴奋延髓呼吸中枢,使呼吸加深、加快;在低氧、休克等应急情况下,也可兴奋心血管中枢,使心率加快,心排血量增加,血压升高,皮肤、腹腔内脏和肾血管收缩,保证心、脑等重要脏器供血。

2. 体液调节

(1) 肾上腺素和去甲肾上腺素 肾上腺素与去甲肾上腺素主要来自于肾上腺髓质,在化学结构上都属于儿茶酚胺类激素。由于两种激素与α和β受体的结合能力不同,故它们对心血管的作用既有共同点,又各有特点优势(表4-2)。

表4-2 肾上腺素与去甲肾上腺素的作用机制

作用机制	肾上腺素	去甲肾上腺素
对心脏	与心脏β_1受体结合,产生正性作用,使心排血量增加,血压升高	对心脏的直接作用是兴奋。在整体由于有显著的升压作用,通过减压反射使心率减慢
对血管	α受体占优势的血管(皮肤、内脏血管)收缩,β_2受体占优势的血管(骨骼肌、肝和冠脉血管)舒张。血液发生重新分配,总外周阻力变化不大	激活α受体,使全身大部分血管收缩,外周阻力增大,血压明显升高
用途	强心药	升压药

(2) 其他体液因素 血管紧张素,特别是血管紧张素Ⅱ具有收缩血管的作用。血管升压素,生理剂量具有抗利尿作用,大剂量可使血管强烈收缩。心房钠尿肽具有排钠利尿、降低血容量,舒张血管、降低外周阻力,抑制肾素和醛固酮分泌的作用。组胺、前列腺素E_2和前列腺素I_2具有舒血管等作用。

(十六) 器官循环

1. 冠状循环的特点 冠状动脉循环途径短、压力高、流速快,血流量大、摄氧率高。由于心室肌收缩的挤压作用,血流存在断续性。冠状动脉血流量主要受心肌代谢水平的调节,心肌代谢产物腺苷是最重要的舒血管物质。

2. 脑血液循环的特点 脑血液循环血流量大、耗量多,血流量比较恒定,变化小。动脉血压在60~140 mmHg的范围内,脑血管可以通过自身调节作用使脑血流量保持相对稳定。

3. 肺循环的特点 肺循环阻力小、血压低、无组织液生成。肺的血管容量变化大,为机体的储血库。

(马晓健)

第五章 呼　　吸

学习目标

1. 掌握　呼吸的概念及三个环节，肺通气和肺换气的基本原理，气体在血液中的运输形式。
2. 熟悉　肺内压、胸内压的概念及生理意义，肺通气功能评价指标及生理意义，呼吸运动的调节。
3. 了解　氧解离曲线的特点及生理意义，肺的非呼吸功能。

机体为维持生命活动需要不断地从环境中摄取 O_2，同时排出代谢所产生的 CO_2，这种机体与环境之间的气体交换过程称为**呼吸**（respiration）。呼吸是人体最基本的生理活动之一。

呼吸的全过程由三个相互联系的环节组成（图 5－1）：① 外呼吸，指外界环境与血液在肺部进行的气体交换，它包括肺通气（外界空气与肺之间的气体交换）和肺换气（肺泡与血液之间的气体交换）。② 气体在血液中的运输。③ 内呼吸（也称组织换气），指血液和组织之间的气体交换过程，也包括细胞内的氧化过程。

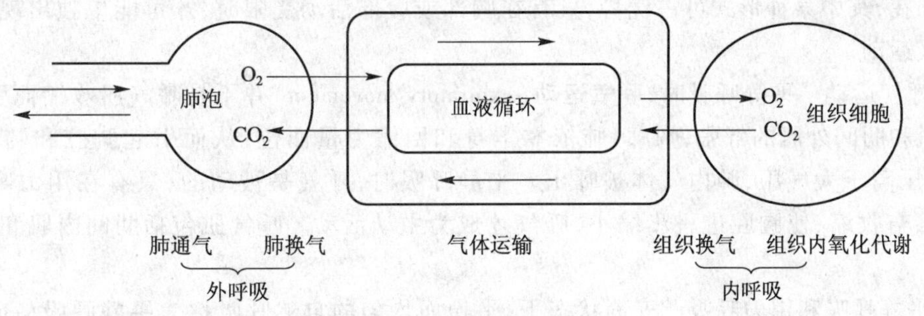

图 5－1　呼吸全过程

呼吸的生理意义主要是维持人体内环境 O_2 和 CO_2 的相对稳定，以保证生命活动的正常进行。呼吸的任何一个环节出现障碍，都可造成机体缺 O_2 和 CO_2 蓄积，使机体内环境稳态遭到破坏，从而影响组织细胞的新陈代谢，甚至危及生命。

第一节　肺　通　气

肺通气（pulmonary ventilation）是指肺与外界环境之间的气体交换过程。气体进出肺取决于推动气体流动的动力和阻力的相互作用。动力克服阻力，使肺泡与外界环境之间出现压力差，肺通气才能进行。

一、肺通气的动力

(一) 呼吸运动

呼吸肌的收缩与舒张造成胸廓的节律性地扩大和缩小,称为**呼吸运动**(respiratory movement)。肺扩张造成吸气,肺缩小造成呼气。但是肺本身不具有主动的张缩能力,它的张缩是由于胸廓的扩大和缩小引起的。而胸廓的扩大和缩小又是由呼吸肌的收缩和舒张引起。当吸气肌收缩时,胸廓扩大,肺随之扩大,肺容积增大,肺内压力暂时下降,低于大气压,外界空气顺压力差进入肺内,造成吸气。反之,当吸气肌舒张和呼气肌收缩时,胸廓缩小,肺随之缩小,肺容积减少,肺内压力暂时升高,超过大气压时,肺内气体便顺压力差流出肺,造成呼气。所以呼吸运动是肺通气的原动力,肺内压和大气压力之差是肺通气的直接动力。

呼吸运动包括吸气运动和呼气运动。每分钟呼吸运动的次数称为**呼吸频率**(respiration rate)。正常成年人安静时呼吸为 12 ~ 18 次/min。

1. 吸气运动　**吸气运动**(inspiratory movement)是由吸气肌的主动收缩引起的。吸气肌包括膈肌、肋间外肌和吸气辅助肌。膈肌形如钟罩,向上隆起,位于胸腔和腹腔之间,构成胸腔的底。膈肌收缩时穹隆顶向下移动,从而使胸廓的上下径加大;肋间外肌收缩时肋骨和胸骨上举,使胸廓的前后、左右径加大,由此引起胸腔和肺的容积增加,肺内压低于大气压,外界空气顺压力差流入肺内,称为吸气运动。由于膈肌的舒缩造成腹壁的起伏,故以膈肌舒缩为主引起的呼吸运动,称为**腹式呼吸**(abdominal respiration)。肋间外肌收缩为主的呼吸运动,主要引起胸骨和肋骨运动,表现为胸部起伏明显,称为**胸式呼吸**(thoracic respiration)。一般情况下,腹式呼吸和胸式呼吸同时存在,其中某种形式可占优势,只有在胸部或腹部活动受限时,才可能单独出现某一种形式的呼吸运动。

2. 呼气运动　平静呼吸时,**呼气运动**(expiratory movement)并不是呼气肌收缩而引起,而是因为膈肌和肋间外肌的舒张,胸廓、肺依靠本身和回缩力量回位,从而引起胸腔和肺的容积减小,肺内压高于大气压,肺内气体被呼出。平静呼吸时,呼气是被动的,只有在用力呼吸时,呼气肌才参与收缩,使胸腔进一步缩小,呼气才成为主动活动。呼气肌包括肋间内肌和部分腹壁肌肉。

3. 平静呼吸和用力呼吸　安静状态下,平稳而均匀的自然呼吸称为**平静呼吸**(eupnea),其特点表现为呼吸平稳均匀,每分钟呼吸频率为 12 ~ 18 次,吸气是主动的,呼气是被动的。机体活动时,呼吸将加深加快,称为深呼吸或**用力呼吸**(forced breathing),这时不仅有更多的吸气肌参与收缩,收缩加强,而且也有呼气肌参与收缩,从而呼气也成为主动过程。

呼吸困难

在某些病理情况下,即使用力呼吸,仍不能满足机体的需要,机体缺 O_2 和 CO_2 潴留情况比较严重,称为呼吸困难(dyspnea)。

呼吸困难的病人呼吸大大加深,而且可出现鼻翼扇动等现象,同时主观上有喘不过气的感觉。

(二) 呼吸时肺内压和胸膜腔内压的变化

1. 肺内压 **肺内压**(intrapulmonary pressure)是指肺泡内的压力。在呼吸暂停(如屏气)、声带开放、呼吸道畅通时,肺内压与大气压相等,呼吸道气体停止流动。吸气时,肺的容积增大,肺内压暂时下降,低于大气压,外界空气在气压差的推动下进入肺泡。随着肺内气体逐渐增加,肺内压也逐渐升高,到吸气末,肺内压已经升高到和大气压相等,气体不再流动,完成了吸气过程。当呼气时,肺容积减小,肺内压暂时升高,超过大气压,肺内气体由肺流出,此时肺内气体逐渐减少,肺内压逐渐下降,到呼气结束时,肺内压又降到和大气压相等(图 5-2)。

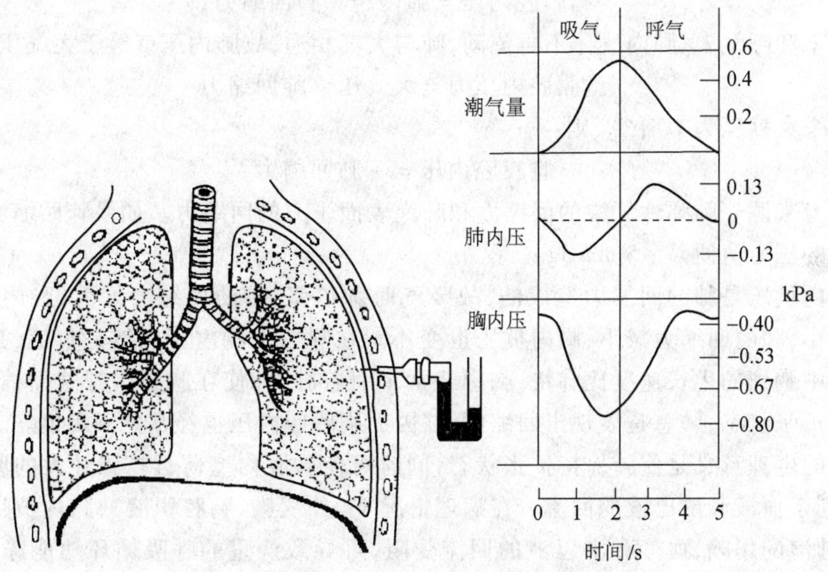

图 5-2 呼吸时肺内压和胸膜腔内压的变化

在呼吸的过程中,肺内压的变化程度与呼吸运动的缓急、深浅和呼吸道是否畅通有关。在平静呼吸的状态下,呼吸缓和,呼吸道畅通,肺内压的变化也较小。吸气时,肺内压较大气压低 1~2 mmHg(0.13~0.27 kPa)。在呼气时,肺内压较大气压高 1~2 mmHg(0.13~0.27 kPa)。如果紧密声门,尽力做呼吸动作,吸气时肺内压可低到 -100~-30 mmHg(-13.3~-4 kPa);呼气时肺内压可达 60~140 mmHg(8~18.6 kPa)。

可见肺内压和大气压之间的压力差是推动肺通气的直接动力。一旦呼吸停止,我们可以根据这一原理,用人工的方法造成肺内压和大气压之间的压力差来维持肺通气,称**人工呼吸**(artificial respiration)。人工呼吸的方法很多,如用人工呼吸机进行正压通气;口对口的人工呼吸;有节律地举臂压背或挤压胸廓等。注意施行人工呼吸时,首先要保持患者的呼吸道畅通,否则人工呼吸的操作对肺通气而言仍将是无效的。

2. 胸膜腔内压 胸膜有两层,即紧贴于肺表面的脏胸膜和紧贴于胸廓内壁的壁胸膜。两层胸膜形成一个密闭的腔隙称为胸膜腔。胸膜腔内的压力称为**胸膜腔内压**(intrapleural pressure)。胸膜腔内压可以用两种方法测定。一是直接法,将与检压计相连的针头刺入胸膜腔内,可直接由检压计读出胸膜腔内的压力。另一种是间接法,即以食管内压代表胸内压。与直接法测得的胸内压相近。方法是让受试者吞下带有薄壁气囊的导管至下胸部的食管,并将导管与检压计相连,即可读出食管内的压力。

测量表明,胸内压低于大气压,如按一般习惯将大气压定为零,那么胸内压即为负压。随着呼吸运动的进行,胸内压的负值也有一定的变化范围。平静呼气末胸内压为 -3 ~ -5 mmHg(-0.4 ~ -0.7 kPa);吸气末为 -5 ~ -10 mmHg(-0.7 ~ -1.33 kPa)。关闭声门,用力吸气,胸内压可降至 -90 mmHg(-12 kPa),用力呼气时,可以升到 110 mmHg(14.7 kPa)。

胸膜腔负压形成的原因与作用于胸膜腔的两种压力有关:一是肺内压,使肺泡扩张;另一个是肺的回缩力,使肺泡缩小。胸膜腔的压力实际上是这两种方向相反的力的代数和,即:

胸膜腔内压 = 肺内压 - 肺回缩力

在吸气末和呼气末,肺内气体不再流动,肺与大气相通,故肺内压就等于大气压,因而:

胸膜腔内压力 = 大气压 - 肺回缩力

若以 1 个大气压为 O 计算,则:

胸膜腔内压 = -肺回缩力

肺回缩力来源于肺弹性纤维的回缩力和肺泡表面张力的回缩力。如果肺回缩力是 5 mmHg,胸膜腔内压的压力值便是 -5 mmHg。

因为胸内负压是肺的回缩力造成的,故吸气时肺扩张,肺的回缩力增大,胸内压负压增大。呼气时肺缩小,肺的回缩力减小,胸内负压也变小。在呼气末胸内压仍然是负值,是因为胎儿在生长的过程中胸廓的生长速度比肺快,胸廓经常牵引着肺,即使在胸廓因呼气而缩小时,肺也仍处于一定的扩张状态,肺总是表现出回缩倾向,因而胸膜腔内压也经常处于负值。

胸内压的生理意义是使肺保持扩张状态,同时可使胸腔内壁薄且扩张性大的腔静脉和胸导管扩张,有利于血液和淋巴液的回流。在病理情况下(如气胸、胸腔积液),胸内负压减小甚至消失,会引起肺泡的塌陷,血液和淋巴液的回流受阻,可导致严重的呼吸循环功能障碍,甚至危及生命。

二、肺通气的阻力

肺通气过程中,动力必须克服阻力才能实现肺通气。肺通气阻力增大是临床上肺通气障碍最常见的原因。肺通气阻力有两种:一是弹性阻力,包括肺的弹性阻力和胸廓的弹性阻力,它们是平静呼吸时的主要阻力,约占总通气阻力的 70%;二是非弹性阻力,包括气道阻力、惯性阻力、黏滞阻力,约占总通气阻力的 30%。其中以气道阻力为主。

(一)弹性阻力和顺应性

物体对抗外力作用引起的变形的力称为**弹性阻力**(elastic resistance),常用顺应性来反应其大小。**顺应性**(compliance)是指在外力作用下弹性组织的可扩张性,顺应性(C)与弹性阻力(R)成反比关系,用公式表示为:$C = 1/R$。

1. 肺弹性阻力　肺弹性阻力来自两个方面:一是肺泡表面液体层所形成的表面张力,约占肺弹性阻力的 2/3;二是肺弹性纤维的弹性回缩力,约占肺弹性阻力的 1/3。

肺泡的内壁有极薄的液体层,液体层与肺泡气体形成了液 - 气界面。由于液体分子之间的运动产生相互吸引,因而产生了使液体表面尽量缩小的一种力,称为**表面张力**(surface tension),表面张力的作用是使肺泡缩小。根据 Laplace(拉普拉斯)定律:$P = 2T/r$。

其中 p 为肺泡内的回缩压力(单位为 N/m^2);T 是表面张力(单位为 N/m^2);r 是肺泡的半径

(单位为 m)。从公式可以看出,肺泡回缩力与张力成正比,与肺泡的半径成反比。即小肺泡的回缩力大,萎缩的可能性也大;大肺泡的回缩力小,因而易于扩张。如果大小不同的肺泡之间彼此连通,则小肺泡内的气体将流入大肺泡,引起小肺泡的进一步塌陷而大肺泡则进一步膨胀,肺泡将失去稳定性质(图 5-3)。但是,因为在肺泡液-气界面上存在肺泡表面活性物质,所以实际上这些情况不会发生。

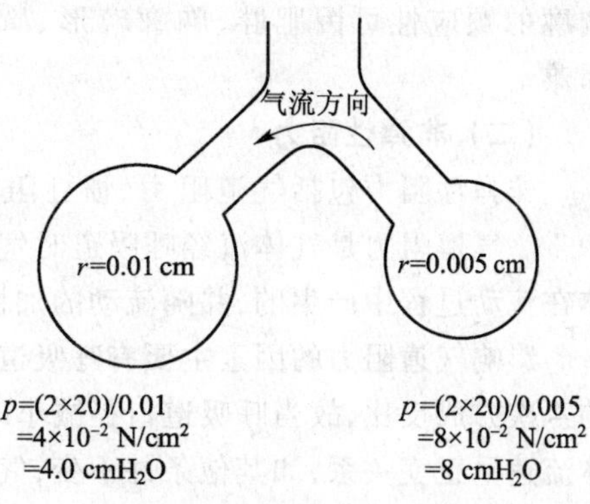

图 5-3 相连通的大小不同的肺泡内压及气流方向
($1\ cmH_2O = 0.098\ kPa$)

肺泡表面活性物质(pulmonary surfactant)是由肺泡Ⅱ型细胞合成并释放的一种复杂的脂蛋白混合物,其主要化学成分为二棕榈酰卵磷脂(DPPC)。肺泡表面活性物质的作用是降低肺泡液-气界面的表面张力,使肺泡的回缩力减小,从而阻止肺泡缩小。肺泡表面活性物质的生理意义:① 维持肺泡的稳定性。因为当肺泡在扩张状态时,活性物质只是肺泡内壁液体表面上一层单分子薄膜,降低肺泡表面张力的作用较小;肺泡容积缩小时,肺泡内壁的容积也缩小,表面活性物质的厚度相对增厚,所以它降低表面张力的作用加大。因此,吸气时,肺泡扩大,表面张力大,回缩力强;呼气时,肺泡缩小,表面张力减小,回缩力也减小。由此可见,肺泡表面活性物质具有防止肺泡过度膨胀和防止呼气时肺泡塌陷的作用,从而维持大、小肺泡容积的相对稳定。② 减少肺间质和肺泡内组织液生成,防止肺水肿的发生。肺泡表面张力的合力指向肺泡内,对肺泡间质起“抽吸”作用,使肺泡间质静水压下降,组织液生成增加,导致肺水肿。但是由于肺泡表面活性物质降低了肺泡表面张力,即阻止了表面张力对肺泡的“抽吸”作用,避免了肺水肿的发生。③ 降低吸气阻力,减少吸气做功。

肺泡表面活性物质是肺泡Ⅱ型细胞氧化代谢所产生,失血性休克或体外循环手术后肺泡表面活性物质生产减少,有可能出现肺泡塌陷(肺不张)、肺水肿,导致严重呼吸障碍。早产儿由于Ⅱ型细胞发育尚未成熟,肺内缺少表面活性物质,故可出现新生儿肺透明膜病。

2. 胸廓弹性阻力 胸廓是一个双向弹性体,其弹性回位力的方向视胸廓所处的位置而改变。当胸廓处于自然位置时,胸廓回位力等于零;当胸廓小于自然位置时,胸廓回位力向外,是吸气的动力,呼气的阻力;当胸廓大于自然位置时,其回位力向内,与肺回缩力方向相同,构成吸气的阻力,呼气的动力。可见胸廓的弹性阻力与肺的弹性阻力不同,肺的弹性阻力永远是吸气的阻力,对呼气则是动力的来源之一,而胸廓弹性阻力只是当肺容量大于肺总量 67% 时,才构成吸气的阻力。在临床上,胸部的大面积瘢痕会导致胸廓弹性阻力增大。

3. 胸廓与肺的顺应性 如果弹性阻力小,在外力作用下容易扩张,则表明顺应性大;如果弹性阻力大,在外力作用下不容易扩张,就说明顺应性小。生理学上常用顺应性来测量肺和胸廓的扩张性。从物理学的观点看,肺和胸廓这两个弹性体处于串联状态(与两个串联电阻很相似),呼吸器官的总的弹性阻力(R_{RS})等于肺的弹性阻力(R_L)与胸廓的弹性阻力(R_T)之和。由于顺应性与弹性阻力成反比关系,因此呼吸系统的总顺应性(C_{RS})就等于:

$$1/C_{RS} = 1/C_L + 1/C_T$$

正常情况下,C_L 约为 $0.2\ L/cmH_2O$;C_T 也约为 $0.2\ L/cmH_2O$。那么 C_{RS} 约为 $0.1\ L/cmH_2O$。

肺的顺应性可因肺充血、肺不张、肺泡表面活性物质减少，肺纤维化和感染等原因而减退。胸廓的顺应性可因肥胖、胸廓畸形、胸膜增厚等原因减低。当 C_{RS} 减低时，病人会出现呼吸困难。

(二) 非弹性阻力

非弹性阻力包括气道阻力、惯性阻力和黏滞阻力。其中气道阻力占非弹性阻力的 80% ~ 90%。气道阻力是气体流经呼吸道时气体分子间及气体分子与呼吸道之间产生的摩擦力，是气体在流动过程中产生的，并随流动的加快而增加，是一种动态阻力。

影响气道阻力的因素主要有呼吸道口径、气流速度和气流形式。因为气道阻力与气道半径的 4 次方成反比，故当呼吸道口径减小时，气道阻力显著增大，可出现呼吸困难。气道阻力与气体流速呈正变关系，如其他条件不变，气流速度越快，阻力越大；气流速度越慢，则阻力越小。气流形式有层流和涡流，层流阻力小，涡流阻力大。

(三) 呼吸功

呼吸过程中，呼吸肌为克服弹性阻力和非弹性阻力而实现肺通气所做的功称为**呼吸功**(work of breathing)，通常以单位时间内压力的变化乘以容积变化来计算，单位是 kg · m。正常人在平静呼吸时，呼吸功不大，为 0.3 ~ 0.6 kg · m，其中 2/3 用来克服弹性阻力，1/3 用来克服非弹性阻力。耗能较小，约占全身总耗能的 3%。劳动或运动时，呼吸频率和呼吸深度加大，呼气也变为主动的，呼吸功增加至 10 kg · m。病理情况下，肺通气的弹性阻力和非弹性阻力增加时，也可使呼吸功增大。剧烈运动时，呼吸耗能可升高 25 倍，但由于全身总耗能也增加了 15 ~ 20 倍，所以呼吸耗能仍只占总耗能的 3% ~ 4%。

三、肺通气功能的评价

在呼吸运动中，吸入和呼出的气体容积可以用肺量计加以定量描记。描记的曲线图称为**肺量图**(spirogram)。从肺量图中可以直接读出人体在进行各种不同深浅的呼吸运动时肺容量或容积的变化。图 5 - 4 有 4 种基本的肺容量，它们互不重叠，全部相加以后等于肺总容量。

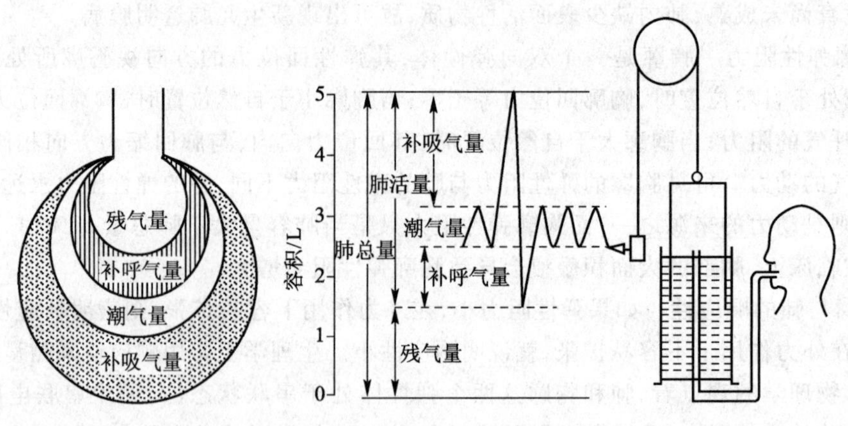

图 5 - 4 肺容量的组成及关系

(一) 基本肺容量

1. 潮气量 **潮气量**(tidal volume, TV)是指每次吸入或呼出的气量。平静呼吸时正常成年人潮气量为400～600 mL平均为500 mL。运动时TV将增大。

2. 补吸气量 平静吸气末,再尽力吸气所能增加的吸入气体量,称为**补吸气量**(inspiratory ressrve volume,IRV)。正常成年人为1 500～2 000 mL。

3. 补呼气量 平静呼气末,再尽力呼气所能呼出的气体量,称为**补呼气量**(expiratory ressrve volume,ERV)。正常成年人为900～1 200 mL,其大小表示呼气储备能力。

4. 余气量 最大呼气末尚存留于肺中不能再呼出的气量,称为**余气量**(residual volume,RV)。正常成年人有1 000～1 500 mL,此气量不能从肺活量计上直接读出,只能用间接方法测量,残气量过大,表示肺通气功能不良。支气管哮喘和肺气肿的患者余气量增加。

肺容量是指上述基本量中两项或两项以上的联合气量(图5－4)。

(二) 评价肺通气功能的指标

1. 深吸气量 **深吸气量**(inspiratory capacity,IC)指平静呼气末做最大吸气时所能吸入的气体量,它是潮气量和补吸气量之和,是衡量最大通气功能的一个重要指标。胸廓、胸膜、肺组织和呼吸肌等病变,可使之减少而降低最大通气潜力。

2. 功能余气量 **功能余气量**(functional residual capacity,FRC)是指平静呼气之末仍存留在肺内的气体量。正常成年人约为2 500 mL。功能余气量的生理意义是缓冲呼吸过程中肺泡气中的O_2和CO_2分压的过度变化,由于功能余气量的稀释作用,吸气时,肺内$p(O_2)$不致突然升得太高,$p(CO_2)$不至于降得太低;呼气时肺内$p(O_2)$则不会降得太低,$p(CO_2)$不致升得过高,这样肺泡气和动脉血液中的$p(O_2)$和$p(CO_2)$就不会随呼吸而发生大幅度的波动,有利于气体交换。肺气肿患者的功能余气量增加,肺纤维化病变时功能余气量减少。

3. 肺活量 **肺活量**(vital capacity,VC)是指最大吸气后再做最大呼气所能呼出的气体量,它等于潮气量、补吸气量、补呼气量之和。肺活量反映了肺一次通气的最大能力,是最常用的肺通气功能的指标之一。正常成年男性肺活量平均为3 500 mL,女性平均2 500 mL。肺活量的大小与身材、性别、年龄、体位、呼吸肌的强弱等因素有关。男性大于女性,儿童及老年人较小,一般立位时肺活量较卧位约多300 mL。由于测量肺活量不限制呼气的时间,当病人肺弹性降低或气道狭窄时,虽然肺通气功能已经受到明显影响,但肺活量在任意延长呼气时间的条件下,仍可在正常范围内。所以肺活量不能充分反映肺组织的弹性状态和气道的流畅程度,即不能充分反映肺通气功能的状况。

4. 用力肺活量 **用力肺活量**(forced vital capacity,FVC)是指一次最大吸气以后,尽最大的力量和最快的速度所能呼出的最大气量。正常情况下,用力肺活量略少于没有时间限制条件下所测得的肺活量,是反映肺功能较好的指标。它避免了肺活量测量中不限制呼气时间的缺陷,排除了气道阻塞病人在不限制呼气时间情况下测得的假象正常肺活量。

5. 用力呼气量 **用力呼气量**(forced expiratory volume,FEV)旧称为**时间肺活量**(timed vital capacity,TVC)是指一次最大深吸气后用力作最大速度呼气,在一定时间内所能呼出的气量,通常以前3秒呼出气量占用力肺活量的百分数表示。正常成人第1秒用力呼出气量(FEV_1)占用力肺活量(FVC)的百分数为83%,第2秒的FEV_2/FVC约为96%,第3秒的FEV_3/FVC约为99%。其中第1秒内呼出的气体量称为1秒用力呼气量(FEV_1),在临床最常用。在肺纤维化等限制性肺疾病患者,FEV_1和FVC均下降,但FEV_1/FVC可正常甚至超过80%;然而在支气管哮喘等阻塞性肺疾病患者,FEV_1的降低比FVC更显著,FEV_1/FVC变小。所以往往需要较长时间才能呼出相当于肺活量的气体。因此，$FEV_1/FVC\%$ 是评价慢性肺阻塞性肺病的常用指标，也常用于鉴别阻塞性肺病和限制性肺病。时间肺活量的意义和肺活量的不同，肺活量只是深呼吸的气量，与呼吸的速度和时间无关，仅能代表最大呼吸幅度。而时间肺活量要求以极大的速度呼出气体，所以属于动态指标，它更能反应呼吸器官的工作能力。

6. 肺总容量 **肺总容量**（total lung capacity, TIC）是指肺所容纳的最大气量，它等于肺活量和余气量之和。其大小与性别、年龄、身材、体位改变、体育锻炼情况等因素有关。成年男子平均约为 5 000 mL，女性约为 3 500 mL。

7. 肺通气量 以上指标都是测一次吸入或呼出的气量，用来衡量肺的通气功能尚欠全面，所以又提出了肺通气量的指标。

（1）**肺通气量**（pulmonary ventilation）是指每分钟吸入或呼出肺的气体总量。它等于潮气量乘以呼吸频率。平静呼吸时，正常成年人呼吸频率为 12 ~ 18 次/min，潮气量为 500 mL，每分通气量为 6 ~ 9 L。每分通气量随性别、年龄、身材及活动量的大小而不同。

（2）**肺泡通气量**（alveolar ventilation） 指每分钟吸入肺泡的新鲜空气量或能与血液进行气体交换的量。

肺泡通气量 =（潮气量 - 无效腔空气）× 呼吸频率

气体交换是在肺泡中进行的，但并不是所有吸入的气体都能进入肺泡进行气体交换，每一次吸入的气体都有一部分留在了呼吸性细支气管以前的呼吸道内，这部分气体不能进行气体交换，这部分空间称为**解剖无效腔**（anatomical dead space）。正常成年人，解剖无效腔的容积约为 150 mL。进入肺泡的气体，也可因血液在肺内分布不均匀而未能与血液进行气体交换，未能发生气体交换的这部分肺泡容积称为**肺泡无效腔**（alveolar dead space），解剖无效腔加上肺泡无效腔合称为生理无效腔。健康人肺的生理无效腔接近解剖无效腔。由于无效腔的存在，每次吸入的新鲜空气都不能全部进入肺泡进行气体交换。如果潮气量是 500 mL，无效腔气体是 150 mL，呼吸频率 12 次/min，则每次吸入肺泡的气体是 350 mL，肺泡通气量为 4 200 mL，如果功能余气量是 2 500 mL，则每次呼吸只能使肺内的气体更换 1/7 左右。若潮气量减少或功能余气量增多，都将使气体更新率下降，不利于气体交换。病理情况下，当支气管扩张时会增加解剖无效腔，而肺动脉部分梗塞时会增大肺泡无效腔而降低肺泡通气量。因此，肺泡通气量是反映肺通气效率的重要指标。

潮气量和呼吸频率对每分通气量和肺泡通气量的影响是不一样的，当潮气量减半而呼吸频率增加 1 倍，或呼吸频率减半潮气量增加 1 倍时，每分肺通气量都不变，而肺泡通气量则因为解剖无效腔的存在而发生很大变化，从通气效率来讲，深而慢的呼吸效率比浅而快的呼吸效率要高。

（3）**最大随意通气量**（maximal voluntary ventilation） 指每分钟所能吸入或呼出的最大气量，也称为**最大通气量**（maximal respiratory volume）。它反映单位时间内充分发挥全部通气能力而达到的通气量，是估计一个人能进行多大运动量的生理指标。测定时一般只测定 10 s 或 15 s 的最深最快的呼出或吸入的气量，再换算成每分钟的通气量，正常人最大通气量一般可达 70 ~ 120 L，比较安静时的每分通气量和最大通气量可以了解通气功能的储备情况。常用通气储量百分比表示，其正常值 ≥93%。<70% 为通气功能严重损害。

通气储量百分比 =（最大通气量 - 每分平静通气量）/最大通气量 ×100%

第二节 肺换气和组织换气

气体交换包括肺泡和血液之间的**肺换气**(pulmonary exchange),以及血液与组织细胞之间的**组织换气**(tissue exchange)。肺换气和组织换气都是以物理扩散的方式来实现的。

一、气体交换的原理

气体分子总是不停地进行着无定向的运动,分子运动产生压力,空间气体分子的数量越多,其产生的压力越大,在分子分布不均匀的情况下,压力分布也不均匀,气体分子会从分压高处向分压低处发生净移动,结果使整个空间各部分的气压相等,达到动态平衡。这一过程称为气体扩散。单位时间内气体扩散的容积称为**气体扩散速率**(rate of diffusion,D),影响气体扩散的因素如下。

(一) 气体的分压差

在混合气体的总压力中,某种气体所占有的压力称为该气体的分压(p)。其值与混合气体中该气体所占体积百分比成正比。混合气体的总压力等于各气体分压之和。混合气体中各组成气体分子的扩散只与该气体的分压差有关,而与气体总压力和其他气体的分压无关。肺泡气、血液、组织中各种气体和 H_2O 的分压见表 5-1。

表 5-1 肺泡、血液及组织中各气体和 H_2O 的分压 mmHg(kPa)

	肺泡气	静脉血	动脉血	组织
$O_2(p)$	104(13.9)	40(5.3)	100(13.3)	30(4.0)
$CO_2(p)$	40(5.3)	46(6.1)	40(5.3)	50(6.7)
$N_2(p)$	569(75.8)	573(76.4)	573(76.4)	573(76.4)
$H_2O(p)$	47(6.3)	47(6.3)	47(6.3)	47(6.3)

由表 5-1 可见,肺泡气、动脉血、静脉血和组织内的 $p(O_2)$ 和 $p(CO_2)$ 各不相同,彼此间存在着分压差,两个区域之间的分压差(Δp)是气体扩散的动力,气体可从分压高处向分压低处扩散,分压差越大,气体扩散的速度越快,反之则慢,扩散效率下降。

(二) 气体的扩散速率

质量轻的气体扩散快。在相同条件下,气体扩散速率和气体相对分子质量($M_{气}$)的平方根成反比,如果扩散发生在气相与液相之间,则扩散速率还与气体在溶液中的溶解度(S)成正比。溶解度与气体相对分子质量的平方根之比为扩散系数。因为 CO_2 在血液中的溶解度(51.5)约为 O_2(2.14)的 24 倍,CO_2 的相对分子质量(44)大于 O_2(32),这样 CO_2 的扩散系数是 O_2 的 21 倍。此外气体扩散速率还与扩散面积(A)、温度(T)成正比,与扩散距离(d)成反比。

二、肺换气

(一) 肺换气过程

由表 5-1 可知肺泡气 $p(O_2)$ 高于静脉血中 $p(O_2)$,而肺泡气中 $p(CO_2)$ 低于静脉血中 $p(CO_2)$,因此,O_2 由肺泡向静脉扩散,而 CO_2 则由静脉向肺泡扩散,气体交换的结果使静脉血变成了动脉血(图 5-5)。由于肺通气不断进行,肺泡气的成分保持相对稳定。在肺毛细胞血管起始端推动 O_2 扩散的分压差是 60 mmHg(8 kPa),推动 CO_2 扩散的分压差为 6 mmHg(0.8 kPa),仅为 O_2 的 1/10。但 CO_2 的扩散系数是 O_2 的 21 倍,故 CO_2 的扩散速率为 O_2 的 2 倍。因此,临床上缺 O_2 比 CO_2 潴留更常见。

肺换气和组织换气见图 5-5。

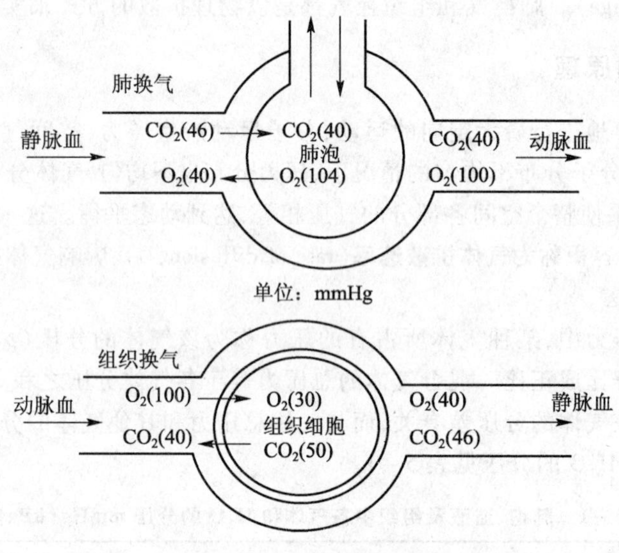

图 5-5 肺换气和组织换气

(二) 影响肺换气的因素

1. 气体分压差 气体分压差与气体扩散速率成正比,是气体交换的动力,并决定气体扩散的方向。

2. 气体扩散的系数 扩散系数越大,肺部气体交换的速度越快。

3. 呼吸膜的厚度 正常呼吸膜非常薄,虽由七层结构构成,但总厚度不足 1 μm,最薄处只有 0.2 μm,所以其通透性大,有利于气体扩散。此外,肺毛细胞血管平均直径不足 1 μm,血液层很薄。红细胞膜通常能接触到毛细血管壁,使 O_2 和 CO_2 可不经大量的血浆层即可到达红细胞或进入肺泡,因此,扩散距离短,交换速度快。病理情况下,任何使呼吸膜增厚或扩散距离增加的疾病,都会降低扩散速度,减少扩散量。如肺纤维化、肺水肿等,可出现低氧血症。

4. 呼吸膜的面积 气体扩散速度与扩散面积成正比,正常成年人有 3 亿左右的肺泡,总扩散面积约有 70 m^2。安静状态下,呼吸膜的面积约有 40 m^2,故有相当大的面积储备。运动时因毛细胞血管开放数量和开放程度的增加,扩散面积也会大大增大。在病理情况下,如肺气肿病人,由于肺泡融合使气体扩散面积减小,肺不张、肺实变、肺毛细血管关闭和阻塞都可使呼吸膜扩散面积减小而影响换气。

5. 通气/血流比值 **通气/血流比值**(ventilation/perfusion, V/Q)是指每分肺泡通气量(V_A)和每分肺血流量(Q)之间的比值(V_A/Q)。正常成年人每分肺泡通气量为 4.2 L/min,心排血量为 5 L/min,因此,V_A/Q 比值为 0.84。当 V_A/Q 等于 0.84 时,意味着肺泡通气量与肺血流量比例适宜,气体交换率最大。如果 V_A/Q 比值增大,表明通气过度或血流不足,使得部分肺泡气未能与血液气体进行充分交换，造成肺泡无效腔增大；反之 V_A/Q 比值下降，则意味着通气不足或血流相对过剩，部分静脉血流经肺泡时未能得到充分的气体交换，出现动－静脉短路。由此可见，V_A/Q 增大，增加了生理无效腔，说明没有很好利用通气，V_A/Q 减小，出现动－静脉短路，意味着未能很好地利用肺血流。以上两种情况都妨碍了有效的气体交换，可导致缺 O_2 和 CO_2 潴留，但以缺 O_2 为主。这是造成肺换气功能异常最常见的原因之一。

正常成年人安静时，肺各区域的 V_A/Q 存在着差异，当人体处于直立位时，由于重力因素的作用，肺尖部的每分肺泡通气和每分肺血流量都较肺下部少，其中肺血流量的减少更为明显，所以肺尖部的 V_A/Q 增大，而肺下部的 V_A/Q 减小。虽然正常情况下肺泡通气量和肺血流量在肺的不同区域分布不均，导致肺不同部位的 V_A/Q 的不一样，但由于呼吸膜面积远远超过肺换气的实际面积，因而并不影响正常的气体交换。

三、组织换气

组织换气（gas exchange in the tissue）是体循环的血液与组织细胞之间的气体交换，其发生机制及影响因素与肺换气基本相似。所不同的是气体交换发生于液相（血液、组织液、细胞内液）之间，而且扩散膜两侧的 $p(O_2)$ 和 $p(CO_2)$ 随细胞内氧化代谢的强度和组织血流量而异。若血流量不变，代谢增加，则组织液中 $p(O_2)$ 下降而 $p(CO_2)$ 升高；如果代谢率不变，血流量增大，则组织液中 $p(O_2)$ 升高，$p(CO_2)$ 降低。

由于组织细胞不断消耗 O_2，并不断产生大量的 CO_2，所以组织细胞内 $p(O_2)$ 可低至 30 mmHg（4.0 kPa），$p(CO_2)$ 可高达 50 mmHg（6.7 kPa）以上。动脉血流经组织毛细血管时，O_2 便顺着分压差从血液向组织细胞扩散，CO_2 则从组织细胞向血液扩散，动脉血因失去 O_2 和得到 CO_2 而变成静脉血（图 5－5）。

第三节　气体在血液中的运输

O_2 和 CO_2 在血液中有两种存在形式，即物理溶解和化学结合。物理溶解的量虽少，但很重要，因为必须先有物理溶解才能发生化学结合。在肺换气或组织换气时，进入血液的 O_2 和 CO_2 都要先溶解，提高分压，再进行化学结合；O_2 和 CO_2 从血液释放时，也是溶解的先逸出，分压下降，结合的再分离出来补充所失去的溶解的气体。物理溶解和化学结合两者之间处于动态平衡。如下所示：

$$\text{肺泡}\left\{\begin{array}{l} O_2 \rightarrow \text{溶解的 } O_2 \rightarrow \text{化学结合的 } O_2 \rightarrow \text{ 溶解的 } O_2 \rightarrow O_2 \\ CO_2 \leftarrow \text{溶解的 } CO_2 \leftarrow \text{化学结合的 } CO_2 \leftarrow \text{溶解的 } CO_2 \leftarrow CO_2 \end{array}\right\}\text{组织}$$

一、氧的运输

（一）物理溶解

血液中物理溶解的 O_2 量很少，只占血液总 O_2 含量的 1.5%，但它却是在血液运输过程中的重要环节。在温度和溶解度不变的情况下，O_2 的溶解量取决于 $p(O_2)$ 的大小，$p(O_2)$ 高溶解多；$p(O_2)$ 低溶解少。动脉血 $p(O_2)$ 一般比较稳定，大约在 100 mmHg（13.3 kPa），在此 $p(O_2)$ 下每 100 mL 血液仅溶解 0.3 mL 氧。

(二) 化学结合

氧的化学结合形式是氧合血红蛋白(HbO_2),占运输量的98.5%左右。血红蛋白(Hb)分子结构特征使之成为有效的运输O_2的工具。它还参与CO_2的运输,在血液气体运输方面占有极为重要的地位。

1. Hb的分子结构 每一个血红蛋白分子由1个珠蛋白和4个血红素(又称亚铁原卟啉)组成。每一个血红素又由4个吡咯基组成一环,中心是1个Fe^{2+}。每个珠蛋白有4条多肽链,每条多肽链与一个血红素相连构成Hb的单体或亚单位。Hb是由4个单体构成的4聚体。Fe^{2+}能与进入其中的O_2结合形成氧合血红蛋白。因此,一分子的Hb能结合4分子的O_2。

2. Hb与O_2结合的特征 Hb和O_2的结合或解离受$p(O_2)$的影响,当$p(O_2)$高时,Hb与O_2结合生成HbO_2,而当$p(O_2)$低时HbO_2则解离成氧离血红蛋白和O_2,此反应速度快,不需酶催化,反应是可逆的。其反应式为;

$$Hb + O_2 \underset{p(O_2)\text{低(组织)}}{\overset{p(O_2)\text{高(肺泡)}}{\rightleftharpoons}} HbO_2$$

Hb与O_2结合,在此反应中Fe^{2+}与O_2结合后仍为二价铁,在这个结合过程中没有发生氧化,所以是氧合反应。1分子的Hb可以结合4分子O_2,Hb的相对分子质量是64 000~67 000,所以1 g Hb可以结合1.34~1.39 mL O_2。健康成年人,如果Hb含量为150 g/L,则1 L血液能结合O_2的最大量约为200 mL。1 L血液所能结合O_2的最大量称为**氧容量**(oxygen capacity),1 L血液实际结合的氧量称为**氧含量**(oxygen content),氧含量占氧容量的百分比,称为**血氧饱和度**(oxygen saturation)。

HbO_2呈鲜红色,氧离Hb呈紫蓝色。当毛细血管床血液中氧离Hb含量达50 g/L以上时,皮肤、黏膜呈紫蓝色,称为**发绀**(cyanosis),发绀一般是缺氧的标志。但有些严重贫血的病人,由于Hb的总量太少,虽然缺氧,但不会出现发绀;有些患高原性红细胞增多症的人,虽然不存在缺氧,但因为Hb总量很多,以致毛细血管床血液中氧离Hb可达50 g/L以上,而出现发绀。CO中毒时,CO与Hb结合生成HbCO,由于CO与Hb结合的能力是O_2的210倍,故O_2很难再与Hb结合,机体出现严重缺氧,但此时氧离Hb并未增多,因此,CO中毒患者不出现皮肤、黏膜发绀,而出现樱桃红色。

3. 氧离曲线 以氧分压为横坐标、血氧饱和度为纵坐标,所得到的两者之间的关系曲线称为**氧离曲线**(oxygen dissociation curve)。氧离曲线是表示$p(O_2)$与血氧饱和度关系的曲线。此曲线既表示不同$p(O_2)$下,O_2与Hb的分离情况,同样也反映不同$p(O_2)$时,O_2与Hb的结合情况。曲线呈S形,曲线的S形具有重要的生理意义:① 当$p(O_2)$在60~100 mmHg时(曲线上段),曲线较平坦,表明$p(O_2)$的变化对血氧饱和度影响不大。氧离曲线的这一特性使生活在高原地区的人,或当呼吸系统疾病造成V/Q比值减小时,只要$p(O_2)$不低于60 mmHg,血氧饱和度仍可维持在90%以上,从而保证了人体对O_2的需要。② $p(O_2)$在60 mmHg以下,特别是在15~40 mmHg时(曲线下段),曲线徒直,表明在这个范围内,$p(O_2)$稍有下降,血氧饱和度就明显下降,有较多的O_2从氧合血红蛋白中解离出来。氧离曲线的这一特性有利于对低O_2环境中的组织供O_2。同样,氧离曲线的这一特性还提示,当动脉血O_2分压较低时,只要吸入少量的O_2,就可以明显提高血氧饱和度和血氧含量。这为慢性阻塞性肺疾病的低氧血症,进行低流量持续吸氧治疗提供了理论基础。

血液中的 $p(CO_2)$、pH 和温度是影响氧离曲线的主要因素。人体活动增强时，CO_2 产生量、机体产热量及酸性代谢产物增加，$p(CO_2)$ 升高，pH 下降，此时氧离曲线右移，即血红蛋白与 O_2 的亲和力降低，O_2 释放增多，有利于对组织供 O_2。反之，氧离曲线左移，血红蛋白与 O_2 的亲和力增加而 O_2 的释放减少(图 5-6)。

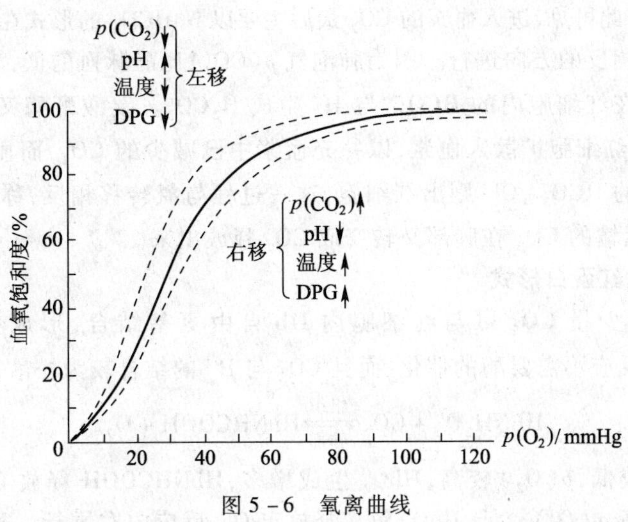

图 5-6　氧离曲线

二、二氧化碳的运输

血液中 CO_2 也以物理溶解和化学结合两种形式运输，但物理溶解的 CO_2 较少。仅占 CO_2 总运输量的 5%，其余即以化学结合形式来运输。CO_2 的化学结合形式有两种，一种是碳酸氢盐的形式(88%)，另一种是氨基甲酸血红蛋白的形式(7%)。

(一) 碳酸氢盐形式

从组织扩散入血液的 CO_2，大部分进入红细胞内与水反应生成 H_2CO_3，此反应极为迅速并且可逆。细胞代谢产生的 CO_2 首先扩散入毛细血管，溶解于血浆中，其中大多数 CO_2 快速扩散入红细胞中，在红细胞内碳酸酐酶(CA)的作用下，CO_2 与 H_2O 迅速结合生成 H_2CO_3，H_2CO_3 进而解离成 HCO^- 和 H^+(图 5-7)。反应所产生的 H^+ 被血浆缓冲系统缓冲，因此，细胞内的 pH 无明显

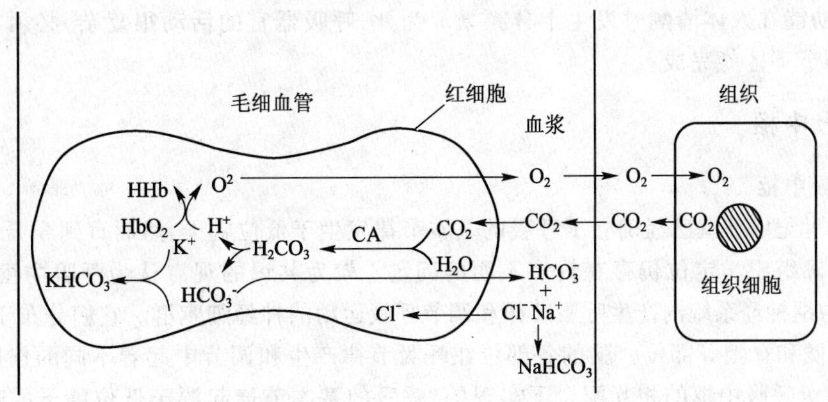

图 5-7　CO_2 在血液中运输

变化，但反应使细胞内的 HCO_3^- 浓度不断增加，并顺浓度差经红细胞膜扩散入血浆，这使红细胞内的负离子减少，细胞膜两侧电位出现不平衡，而红细胞膜只允许负离子自由通过，这时便有 Cl^- 从血浆进入红细胞内以维持膜两侧电位平衡，这一现象称为氯转移。少量 HCO_3^- 在红细胞内与 K^+ 结合成 $KHCO_3$，大量的 HCO_3^- 在血浆中则与 Na^+ 结合。形成 $NaHCO_3$。在上述反应中产生的 H^+，主要与 Hb 结合而缓冲。由此可见，进入血浆的 CO_2 最后主要以 $NaHCO_3$ 的形式在血浆中运输。

在肺部此反应向相反的方向进行。因为肺泡气 $p(CO_2)$ 比静脉血的低，溶解于血浆中的 CO_2 首先扩散进入肺泡。在红细胞内的 HCO_3^- 与 H^+ 生成 H_2CO_3。碳酸酐酶又催化 H_2CO_3 分解成 CO_2 和 H_2O，CO_2 又从红细胞扩散入血浆，以补充血浆中已减少的 CO_2，而血浆中的 HCO_3^- 进入红细胞以补充消耗了的 HCO_3^-，Cl^- 则出红细胞，这一过程与氯转移相反，称为反向氯离子转移。这样，以 HCO_3^- 形式运输的 CO_2 在肺部又转变成 CO_2 释放出来。

（二）氨基甲酸血红蛋白形式

进入红细胞内的少量 CO_2 可与红细胞内 Hb 自由氨基结合，形成氨基甲酸血红蛋白（HbNHCOOH），这一反应不需要酶的催化，而且 CO_2 与 H^+ 的结合较为松散，因而迅速、可逆。

$$HbNH_2O_2 + CO_2 \underset{\text{肺部}}{\overset{\text{组织}}{\rightleftharpoons}} HbNHCOOH + O_2$$

在肺内，$p(CO_2)$ 较低，$p(O_2)$ 较高，HbO_2 生成增多，HbNHCOOH 释放 CO_2，反应向左进行。在组织中，$p(CO_2)$ 较高，$p(O_2)$ 较低，HbO_2 解离释放出 O_2，反应向右进行。虽然以氨基甲酸血红蛋白形式运输的 CO_2 仅占总运输量的 7%，但经肺排出的 CO_2 却有 17.5% 是从氨基甲酸血红蛋白释放出来的，可见这种形式的运输对 CO_2 的排出具有重要意义。

第四节 呼吸运动的调节

呼吸系统的主要功能是使血液内的 $p(O_2)$ 和 $p(CO_2)$ 以及 H^+ 浓度维持在一个正常的生命活动所需的范围内，这称之为呼吸系统的稳态功能。呼吸运动是一种节律性活动，是呼吸系统稳态功能的基础。呼吸系统靠调节肺通气来实现稳态功能，以保证机体代谢所需要的 O_2 和排出体内产生的 CO_2。但是呼吸器官还有一些非稳态功能，即行为功能，如说话、唱歌、咳嗽、打喷嚏、吞咽等，这些行为功能在人体清醒时发生十分频繁。为此，呼吸器官的活动很复杂，必须在中枢神经系统的精确调节下才能完成。

一、呼吸中枢

（一）呼吸中枢

大约 2 个世纪以前就已经确立了呼吸的基本节律发生于低位脑干，然而直到今天延髓和脑的呼吸中枢的精确组织学定位仍存在许多不明的问题。较为共识的观点认为**呼吸中枢**（respiratory centers）是指中枢神经系统内产生呼吸节律和调节呼吸运动的神经细胞群。它们分布于大脑皮质、间脑、脑桥、延髓和脊髓等部位。脑的各部位在呼吸节律产生和调节中起着不同的作用。正常呼吸运动是在各级呼吸中枢的相互配合下实现的，呼吸的基本节律起源于低位脑干的呼吸相关神经细胞群。

1. 延髓呼吸中枢　动物实验表明，在中脑与脑桥之间切断，对呼吸无明显影响；在脑桥与延髓之间切断，则出现一种规律的喘息样呼吸，即呼气时间延长，吸气突然发生，又突然中止；在延髓与脊髓之间切断，则呼吸立即停止，并不再恢复。可见，调节呼吸活动的基本中枢位于延髓。延髓的呼吸神经元相对集中，大体可分为两组，即背侧呼吸组（DRG）和腹侧呼吸组（VRG）。背侧呼吸组大多数为吸气神经元，其轴突下行支配对侧脊髓的膈肌运动神经元。腹侧呼吸组有吸气和呼气两类神经元，其轴突下行至胸、腰段，分别支配肋间外肌、肋间内肌和腹壁肌的运动神经元，还有部分轴突支配咽喉部的呼吸辅助肌。新近有人观察到在面神经后核有较集中的呼气性神经元，其轴突投射到脊髓和延髓本部，抑制吸气神经元的活动。

2. 脑桥呼吸中枢　上述保留延髓的动物，虽然仍有呼吸运动，但呼吸节律极不规则。若在中脑与脑桥之间切断脑干，保留脑桥的动物则对呼吸无明显影响。说明脑桥存在着能完善正常呼吸节律的呼吸调整中枢。脑桥内呼吸神经元相对集中于臂旁内侧核和 KF 核，两者合称为 PBKF 核群。主要为吸气－呼气神经元，它们与延髓呼吸神经元之间有广泛的双向联系。其主要作用是抑制吸气，使吸气向呼气转换。

3. 高位脑的呼吸调整作用　脑桥以上的高位中枢，如大脑皮质、边缘系统、下丘脑等对呼吸有调整作用。大脑皮质可通过皮质脊髓束和皮质脑干束控制脑干呼吸神经元的活动，以保证其他重要的呼吸相关的非稳态功能的完成，如说话、唱歌、哭笑、咳嗽、吞咽、排便等。在一定程度内的随意屏气或加深加快呼吸也是靠大脑皮质的控制实现的。大脑皮质对呼吸运动的调节系统是随意的呼吸调节系统。由于大脑皮质和下位脑干对呼吸运动调节的下行系统的通路是分开的，故临床上有时可以观察到自主呼吸和随意呼吸分离现象。例如，脊髓前外侧索下行的自主呼吸调控通路受损后，自主节律性呼吸运动出现异常甚至停止，但病人仍可通过随意呼吸或依靠人工呼吸机来维持肺通气，如果病人不进行人工呼吸，一旦入睡，呼吸运动就会停止。

（二）呼吸节律的形成

自主的呼吸节律是如何形成的，一直是呼吸生理研究的课题之一。至今虽已肯定，呼吸节律源于下位脑干，主要在延髓，但其形成的机制，尚未完全阐明。关于呼吸节律形成的机制有许多假说，目前被多数人接受的是局部神经元回路反馈控制假说。

该假说认为，在延髓有一个中枢吸气活动发生器（延髓背侧呼吸组）和由多种呼吸神经元构成的吸气切断机制。当中枢吸气活动发生器自发地兴奋时，其冲动沿轴突传出至脊髓吸气运动神经元，引起吸气动作。与此同时，发生器的兴奋也可通过三条途径使吸气切断机制兴奋，即：① 加强脑桥呼吸调整中枢的活动。② 增加肺牵张感受器传入冲动。③ 直接兴奋吸气切断机制。吸气切断机制被激活后，以负反馈形式终止中枢吸气活动发生器的活动，从而使吸气转为呼气。

此假说解释了平静呼吸时吸气相向呼气相转换的可能机制，但是关于中枢吸气活动发生器自发兴奋的机制、呼气相又是如何转换为吸气相以及用力呼吸时，呼气又是如何由被动转为主动的等，所知甚少，还有待进一步研究（图 5－8）。

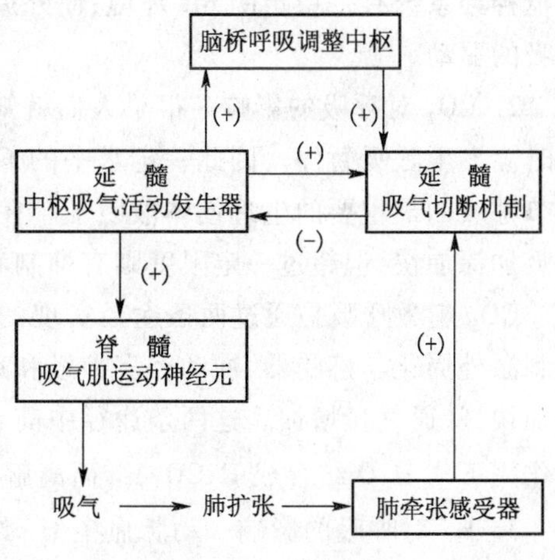

图 5－8　呼吸节律形成机制

二、呼吸的反射性调节

节律性呼吸活动虽然起源于脑，但其活动除了受中枢神经系统相关的呼吸神经元控制以外，还受到来自呼吸器官本身和血液循环等其他系统感受器传入冲动的反射性调节。

（一）化学感受性呼吸反射

化学因素是指动脉血或脑脊液中的 O_2、CO_2 和 H^+。机体通过呼吸运动调节血液中的 O_2、CO_2、H^+ 水平，血中的 O_2、CO_2、H^+ 的变化又通过化学感受器调节呼吸运动，以维持机体内环境 O_2、CO_2 和 H^+ 的平衡。

1. 化学感受器　化学感受器是指专门感受血液和脑脊液中 $p(O_2)$、$p(CO_2)$ 和 H^+ 浓度变化的感受器。根据所在部位不同分为外周化学感受器和中枢化学感受器。

（1）外周化学感受器　主要是指颈动脉体和主动脉体。这些化学感受器可以感受动脉血 $p(O_2)$ 降低、$p(CO_2)$ 升高或 H^+ 升高时的刺激，反射性地使呼吸加深加快和血液循环的变化。虽然颈动脉体和主动脉体都参与呼吸和循环的调节，但颈动脉体主要调节呼吸，主动脉体在调节循环方面较为重要。

实验证明，三种刺激对化学感受器的刺激有相互增强的作用。两种刺激同时作用时比单一刺激效应强。这种相互协调作用有重要的意义，因为当机体发生循环或呼吸衰竭时，总是 $p(O_2)$ 降低和 $p(CO_2)$ 升高同时存在，它们的协调作用加强了对化学感受器的刺激，从而增强了代偿性呼吸。

（2）中枢化学感受器　位于延髓腹外侧浅表部位。近来也有实验证明，在延髓深部也可能还存在一些化学感受器。实验证明，中枢化学感受器的生理性刺激是脑脊液或化学感受器的周围液体内的 H^+。这些感受器是被血脑屏障与血液分割开的。由于在体内，血液中的 CO_2 能迅速通过血脑屏障，在脑脊液中碳酸酐酶的作用下，CO_2 与 H_2O 发生水合反应，使化学感受器周围液体中的 H^+ 升高，从而刺激化学感受器，引起化学感受器兴奋。

中枢化学感受器和外周化学感受器不同，中枢化学感受器不感受缺 O_2 的刺激，但对 CO_2 的敏感性比外周高，反应潜伏期较长，中枢化学感受器的生理作用可能是调节脑脊液的 H^+ 浓度，使中枢神经系统有一稳定的 pH 环境；而外周化学感受器的生理作用主要是在机体低 O_2 时维持对呼吸的驱动。

2. CO_2 对呼吸的影响　很早人们就知道，麻醉的动物或人，当动脉血液中的 $p(CO_2)$ 降得很低时会发生呼吸暂停。因此一定水平的 CO_2 对维持呼吸中枢的兴奋是必要的。实事上 CO_2 是调节呼吸的最重要的生理性体液因子。在一定范围内动脉血中 $p(CO_2)$ 的升高，可以刺激呼吸使呼吸加深加快，但超过一定限度则有抑制和麻醉效应。

CO_2 刺激呼吸是通过两条途径实现的。一是通过刺激中枢化学感受器再兴奋呼吸中枢；二是刺激外周化学感受器，冲动经窦神经和迷走神经传入延髓的有关呼吸核团，反射性地使呼吸加深加快，肺通气量增加。这两条途径中前者是主要的，因为 CO_2 能迅速通过血脑屏障，在碳酸酐酶作用下与 H_2O 结合成 H_2CO_3，继而离解出 H^+，而中枢化学感受器对 H^+ 非常敏感。

3. H^+ 对呼吸的影响　动脉血中 H^+ 浓度增加，导致呼吸加深加快，肺通气量增加；H^+ 浓度降低呼吸则受到抑制。中枢化学感受对 H^+ 变化更为敏感，约为外周化学感受器的 25 倍。但由

于 H^+ 不容易通过血脑屏障，从而限制了它对中枢化学感受器的作用。所以血液中 H^+ 对呼吸的影响主要是通过外周化学感受器实现的。

4. 低 O_2 对呼吸的影响 吸入气 $p(O_2)$ 降低时，肺泡气、动脉血 $p(O_2)$ 都随之下降，呼吸加深加快，肺通气量增加。缺 O_2 一方面可抑制呼吸中枢，另一方面 $p(O_2)$ 降低可兴奋外周化学感受器，使呼吸中枢兴奋。即缺 O_2 对呼吸的直接作用是抑制，其间接作用是兴奋。因此，呼吸中枢的活动变化将取决于缺 O_2 的程度。轻度缺 O_2 时，间接的兴奋作用大于直接的抑制作用，呼吸中枢兴奋，呼吸加深加快，肺通气量增加。一般情况下，动脉血 $p(O_2)$ 下降到 80 mmHg(10.67 kPa)以下时，肺通气才出现可察觉的增加，由此可见动脉血 $p(O_2)$ 对正常呼吸的调节作用不大，仅在特殊情况下低 O_2 刺激才有重要意义。如严重肺气肿、肺心病患者，肺换气受到障碍，导致低 O_2 和 CO_2 潴留。长期 CO_2 潴留能使中枢化学感受器对 CO_2 的刺激作用产生适应反应，而外周化学感受器对低 O_2 的刺激适应较慢，这时低 O_2 对外周化学感受器的刺激成为驱动呼吸的主要刺激。患者出现缺氧而又伴有 CO_2 潴留、需要给患者补氧时，如果快速吸入高浓度氧来改善缺氧，则消除了低 O_2 对外周化学感受器的刺激作用，可引起呼吸暂停。因此，补氧时应实施低流量给氧。

5. $p(CO_2)$、H^+ 和 $p(O_2)$ 在调节呼吸中的作用 在自然呼吸的情况下，不可能只有一个因素改变而其他因素不变，往往一种因素的改变会引起其余一种或两种因素的相继改变或几种因素的同时改变。三者间相互影响、相互作用，对肺通气的影响既可因相互总和而加大，也可因相互抵消而减弱。所以定量探讨呼吸控制时，要做全面的动态观察、分析，才能得到正确的结论。

（二）机械感受性反射

1. 肺牵张反射 1868 年，Breuer 和 Hering 发现，在麻醉动物，肺扩张或向肺内充气可引起吸气活动的抑制，而肺萎陷或从肺内抽气则可引起吸气活动加强。切断迷走神经后，上述反应消失，说明这是由迷走神经参与的反射性反应。这种由肺扩张或肺萎陷引起的吸气抑制或吸气兴奋的反射称为肺牵张反射或黑－伯反射(Hering-Breuer reflex)。肺牵张反射包括以下两种方式。

(1) 肺扩张反射 是指肺扩张到一定程度时抑制吸气的反射。肺扩张反射的感受器位于气管到细支气管的平滑肌上，是牵张感受器。此感受器具有阈值低，适应慢的特点。当肺扩张时，牵拉呼吸道使之扩张，牵张感受器兴奋，冲动经迷走神经粗纤维传入延髓，在延髓内通过一定的神经联系使吸气转为呼气。这样便加速了吸气和呼气交替，使呼吸频率增加。在动物实验中，切断迷走神经后动物吸气过程延长，吸气加深，呼吸变得深而慢。肺扩张反射的生理意义在于加速吸气过程向呼气过程的转换，使呼吸频率增加。

有人比较了 8 种动物的肺牵张反射，发现此反射有种族差异，兔子的肺牵张反射最强，人的最弱。在人类，平静呼吸时，肺牵张反射不参与人的呼吸调节，但在初生的婴儿存在这一反射，在出生后的 4～5 d，反射就显著减弱。病理情况下，肺的顺应性降低，肺扩张时使气道扩张较大，对牵张感受器的刺激较强，可以引起该反射，使呼吸变浅、变快。

(2) 肺萎陷反射 是指肺萎陷到一定程度时反射性地使呼气停止，引起吸气。感受器也是位于气道平滑肌内，但其性质还不十分明确。肺萎陷反射一般在较大程度的肺萎陷时才出现，所以它在平静呼吸时并不参与调节，但对预防过深的呼气以及肺不张等情况下可能起一定的作用。

2. 呼吸肌本体感受性反射 是指呼吸肌本体感觉器——肌梭传入冲动引起的反射性呼吸变化。呼吸肌内的肌梭受到牵拉可反射性引起呼吸运动加强。其生理意义是随着呼吸肌负荷增加，相应的呼吸运动增强。

3. 防御性呼吸反射　呼吸道受到机械性或化学性刺激时,分布于呼吸道黏膜上皮内的感受器兴奋,引起咳嗽、喷嚏等防御性反射,以清除异物刺激,避免其进入肺泡。

周期性呼吸

周期性呼吸是异常的呼吸形式,主要表现为呼吸加强与减弱、减慢交替出现。最常见的有以下两种。

1. 陈－施呼吸　其特点是呼吸逐渐加强、加快再逐渐减弱、减慢的呼吸交替出现,每个周期约 45 s 至 30 min。陈－施呼吸(Cheyne－Stokes breathing)主要出现在两种情况:① 脑－肺时间延长,如心力衰竭,此是脑 $p(CO_2)$ 升高,增加了对呼吸的刺激。② 呼吸中枢反馈增益增加。反馈增益是指一定程度的 $p(CO_2)$ 或 pH 变化所引起的通气变化幅度,通气变化幅度大,表示增益大。低 O_2 或某种脑干损伤可出现增益增大,出现陈－施呼吸。

2. 比奥呼吸　其特点是一次或多次强呼吸后,继以长时间呼吸停止,之后又一次出现数次强的呼吸。比奥呼吸(Biot breathing)的周期持续时间变动较大,长的可达 10 min,短的只有 10 s。比奥呼吸见于脑损伤、脑脊液压力升高、脑膜炎等疾病,常是死亡前出现的危急症状,目前发生的原因还不清楚。

学习要点

(一) 呼吸全过程

呼吸是重要的生命特征。机体在新陈代谢的过程中需要不断地从外界环境中摄取 O_2 和排出 CO_2,机体这种与外界环境之间气体交换的过程称为呼吸。呼吸的全过程包括外呼吸、气体在血液中的运输和内呼吸 3 个环节。外呼吸又包括肺通气和肺换气。

(二) 肺通气

1. 肺通气　是指外界环境与肺泡之间的气体交换,肺通气的原动力是呼吸运动,直接动力是肺内压和大气压力之差。

2. 胸内压　胸内压是指胸膜腔内的压力,这个压力为负压,它的产生是由肺的回缩力而形成,胸内压维持了肺泡的扩张状态,有利于肺通气,同时促进了血液和淋巴液的回流。

3. 肺通气阻力　肺通气阻力有弹性阻力和非弹性阻力。弹性阻力来自于肺泡的表面张力和肺泡的弹性回缩力,其中前者是主要的。弹性阻力的大小可以用顺应性来反映,阻力大顺应小,阻力小顺应性大,它们之间是反比关系。肺泡表面活性物质可以降低表面张力,阻止肺萎缩,维持大小肺泡的形态稳定。非弹性阻力包括气道阻力、黏滞阻力和惯性阻力。气道阻力是主要的,缩小气道口径可使气道阻力增加,使呼吸困难而诱发哮喘。

4. 通气功能的评价指标　目前评价肺通气功能较好的指标是用力呼气量,反映肺通气效率的是肺泡通气量。

最深吸气后,用力尽快呼气,然后计算第 1 s、2 s、3 s 末呼出气量占其用力肺活量的百分数。正常成人第 1 s、2 s、3 s 末呼出气量分别为其用力肺活量的 83%、96%、99%。其中第 1 s 末用力呼气量最有意义。

肺泡通气量指的是每分钟吸入肺泡的新鲜空气量。肺泡通气量=(潮气量-无效腔气量)×呼吸频率。

（三）气体交换

1. 肺换气　肺泡与肺泡毛细血管血液之间的气体交换，称为肺换气。换气的结果是将静脉血变成了动脉血，影响肺换气的因素有气体的分压、气体扩散的速率、肺泡膜的面积、呼吸膜的厚度，以及肺泡气与肺血流量的匹配。

2. 组织换气　组织毛细血管和组织细胞之间的气体交换。交换的结果是动脉血变成了静脉血。

（四）气体运输

气体在体内必须经过血液运输才能实现与组织的气体交换。气体在血液中有两种运输形式，即：物理溶解和化学结合。物理溶解虽然所占比例不大，但却是气体进出血液的必经形式。化学结合形式是气体运输的主要形式，O_2 的主要运输形式是氧合血红蛋白，CO_2 的主要运输形式是碳酸氢盐的形式，其次是氨基甲酸血红蛋白的形式。

表示 $p(O_2)$ 与血氧饱和度关系的曲线称为氧离曲线。氧离曲线呈S形，具有重要的生理意义。

（五）呼吸运动的调节

最基本的呼吸中枢在延髓。正常呼吸节律的形成有赖于延髓和脑桥的共同配合。高级中枢对呼吸运动可进行意识控制。

呼吸运动受机械感受性反射和化学反射性调节。前者以牵张反射为主，后者指血液中 O_2、CO_2 和 H^+ 浓度对呼吸运动的调节。这些化学物质通过对化学感受器的刺激作用，兴奋呼吸中枢，使呼吸加深、加快，肺通气量增加。化学感受器包括外周化学感受器和中枢化学感受器，前者指的颈动脉体和主动脉体，后者在延髓腹外侧浅表部位。以下是 $p(O_2)$、$p(CO_2)$、H^+ 浓度改变对呼吸运动调节作用的途径。

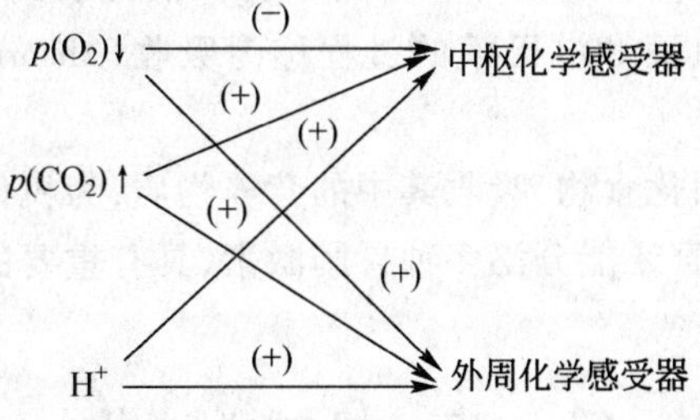

（郭　锐）

第六章　消化与吸收

学习目标

1. 掌握　消化、吸收的概念，胃液、胰液、胆汁的性质、成分及生理作用，营养物质吸收的部位、形式及途经，小肠在消化和吸收中的作用，交感神经和副交感神经对消化器官的生理作用。

2. 熟悉　消化道平滑肌的生理特性及其意义，胃的运动形式及意义，影响胃排空的因素，主要胃肠道激素的生理功能，小肠各种运动形式的生理意义。

3. 了解　食物在口腔内的消化过程，小肠液的性质、成分、生理作用及意义，大肠液的作用及排便反射过程，壁内神经丛以及消化器官活动的反射调节。

人体在新陈代谢过程中，不仅要通过呼吸从外界环境中获得足够的氧气，还必须从外界摄取各种营养物质，以供机体新陈代谢需要。营养物质来源于食物。食物中的主要营养物质包括蛋白质、脂肪、糖类、水、无机盐和维生素等。它们有些是结构复杂的大分子物质，不能直接被吸收和利用，必须在消化道内经过分解变成结构简单的小分子物质，才能透过消化管管壁进入血液循环，供组织利用。食物在消化管内被分解成可以被吸收的小分子物质的过程称为**消化**(digestion)。消化的方式分为机械性消化和化学性消化两种。机械性消化和化学性消化是同时进行的，二者紧密结合、相互促进，共同完成对各种营养物质的消化。消化后的小分子物质以及水、无机盐和维生素通过消化管黏膜进入血液和淋巴液的过程称为**吸收**(absorption)。消化和吸收是两个相辅相成、紧密联系的过程。

消化系统的主要功能是消化食物，吸收其中的营养物质，为机体新陈代谢提供必不可少的物质和能量来源。此外，消化器官还能分泌多种胃肠激素，具有重要的内分泌功能。

第一节　机械性消化

机械性消化(mechanical digestion)是通过消化道肌肉的运动，将食物磨碎，使食物与消化液充分混合，并使消化了的成分与消化管壁紧密接触而便于吸收，同时将其向消化道远端推送的过程。

一、消化道平滑肌的生理特性

整个消化道，除口腔、咽、食管上端和肛门外括约肌是骨骼肌外，其余部分的肌肉均由平滑肌组成。消化道平滑肌属于内脏平滑肌，与其他肌肉组织一样，也具有兴奋性、传导性和收缩性等，但又具有其自身的特点。

(一)消化道平滑肌的一般生理特性

1. 兴奋性较低、收缩缓慢 消化道平滑肌的兴奋性较骨骼肌为低,平滑肌的收缩需要较长时间才能发动起来,其舒张恢复原有长度也很慢,即其收缩的潜伏期、收缩期和舒张期都比骨骼肌长,因而收缩较缓慢。这可使食物在消化道内停留较长的时间,以便被充分消化和吸收。

2. 富有伸展性 消化道平滑肌能适应容纳食物的需要而作很大的伸展,可以伸展至原长度的2~3倍。这一特性对消化来说具有重要意义,它可以使中空的消化器官(尤其是胃)能容纳大量的食物而不发生明显的压力变化和运动障碍。

3. 紧张性 消化管平滑肌经常保持一种微弱而持续的收缩状态,即具有紧张性。其意义是保持消化管的位置、形态,保持消化道内一定的压力,并是消化道平滑肌产生各种运动的基础。内脏平滑肌张力的维持并不依赖于中枢神经系统,而是其本身自动节律性的一种表现,但在整体内也受中枢神经系统和体液因素的调节。

4. 自动节律性 离体后的消化管平滑肌,在适宜环境条件下仍能进行良好的节律性运动,但其收缩缓慢,节律性也不如心肌那样规则。

5. 对机械牵拉、温度和化学刺激较为敏感 平滑肌对电刺激较不敏感,例如,用单个电刺激平滑肌往往不引起收缩,而用微量的乙酰胆碱却能引起其收缩,微量的肾上腺素则使其舒张。平滑肌对化学物质如酸、碱、钡盐、钙盐等刺激有反应,对温度刺激也很敏感。对机械牵张刺激也一样,轻度牵拉即可引起强烈收缩。

(二)消化道平滑肌的电生理特性

消化道平滑肌的生物电活动的形式有三种:即静息电位、慢波电位和动作电位。

1. 静息电位 消化道平滑肌的静息电位较低,为 -55 ~ -60 mV,波动较大。其形成原因主要是 K^+ 向膜外扩散造成的。另外,Na^+ 和 Cl^- 对静息电位的产生也有一定影响。

2. 慢波电位 消化管平滑肌细胞可在静息电位基础上发生节律性的低振幅除极,其频率较慢,称为慢波电位,又称为**基本电节律**(basic electrical rhythm),其波幅一般为 10 ~ 15 mV,持续数秒或数十秒。消化管不同部位慢波电位的频率不同,人胃为 3 次/min,十二指肠为 11 ~ 12 次/min,回肠末端 8 ~ 9 次/min。慢波本身不引起肌肉收缩,但它可使静息电位接近于阈电位,一旦达到阈电位,膜上的电压依赖性通道便开放而产生动作电位。

3. 动作电位 消化管平滑肌的动作电位是在慢波电位基础上产生的,与骨骼肌相比,平滑肌动作电位的时程长、幅值低。它的除极相主要是由 Ca^{2+} 内流引起,由于 Ca^{2+} 内流可加强平滑肌的收缩。因此,动作电位频率越高,平滑肌收缩幅度越大。

慢波电位、动作电位和平滑肌收缩三者之间的关系可简要归纳为:在慢波的基础上产生动作电位,而动作电位触发肌肉收缩。因此,慢波被认为是平滑肌的起步电位,控制着平滑肌的节律,并决定蠕动的方向和速度。

二、咀嚼与吞咽

咀嚼(mastication)是由咀嚼肌群顺序收缩而完成的复杂的反射动作,咀嚼是一种随意运动,受大脑意识控制。咀嚼的作用是:① 将大块食物咬碎、磨细;② 使食物与唾液充分混合而成糊丸状,便于吞咽;③ 由于食物在口腔内咀嚼,还能反射性引起唾液、胃液、胰液和胃肠运动加强,为食物进一步消化做好准备。

吞咽(swallowing)是食团由口腔经咽部和食管送入胃内的过程,是一系列复杂的反射动作。根据食物在吞咽时所经过的部位,可将吞咽动作分为三期。

第一期由口腔到咽。这是在大脑皮质控制下的随意动作,主要靠舌的搅拌,把食物由舌背推至咽部。

第二期由咽到食管上端。通过一系列急速的反射动作而实现的。由于食团刺激了软腭部感受器,反射性使软腭上升,咽后壁向前突出,封闭鼻咽通道,声带内收,喉头升高并向前紧贴会厌,封闭咽与气管的通路,呼吸暂停,食管上括约肌舒张,食团被从咽挤入食管。

第三期由食管至胃。通过食管肌肉的顺序收缩而实现。食管肌肉的顺序收缩又称为**蠕动**(peristalsis),蠕动是指消化道肌肉的顺序收缩而形成的一种向前推进的波形运动。通常由两部分组成:一是食团上部食管出现收缩波,二是食团下部食管出现舒张波,蠕动波不断向前移动,食团随之向前推进(图6-1)。

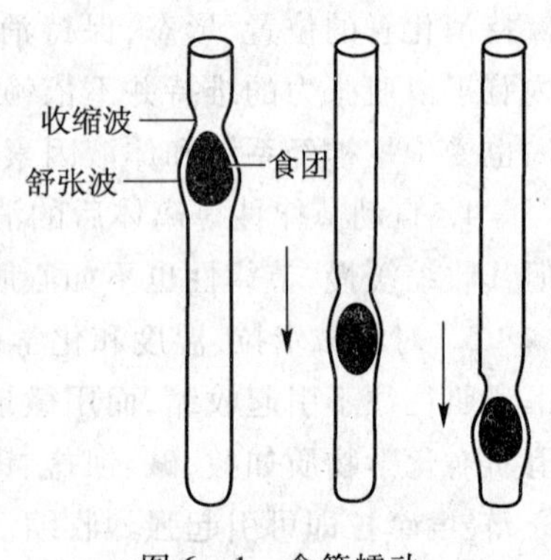

图6-1 食管蠕动

吞咽是一种典型的、复杂的反射性动作,有一连串的按顺序发生的环节,每一环节由一系列的活动过程组成。吞咽反射的基本中枢位于延髓内,支配舌、喉、咽部肌肉动作的传出神经在第Ⅴ、Ⅸ、Ⅻ对脑神经中;支配食管的传出神经是迷走神经。吞咽活动是在中枢神经系统的调节下完成的。在昏迷、深度麻醉和某些神经疾病时易导致吞咽困难。

从吞咽开始至食物到达贲门所需的时间与食物的性状及人的体位有关,液体食物需3~4 s,糊状食物约5 s,固体食物较慢,需6~8 s,一般不超过15 s。

口腔内咀嚼、吞咽及唾液分泌为食物在胃内的消化做好准备,并对下段消化器官的活动起到启动作用。

吞咽困难

吞咽困难是指吞咽时,食物(或水)从口腔至胃贲门运送过程中受到阻碍而产生的咽部、胸骨后或剑突部位的黏着、停滞、梗塞或疼痛感的症状。吞咽困难可分为机械性与运动性两类。一般由咽、食管或贲门的功能性或器质性梗阻引起。

1. 机械性吞咽困难　是指吞咽食物通过的食管管腔狭窄或食团体积过大引起的吞咽困难。正常食管壁具有弹性,管腔直径扩张时可超过4 cm。由于各种原因使食管管腔直径<2.5 cm时,则可出现吞咽困难,而<1.3 cm时,则肯定发生吞咽困难。食管炎症、肿瘤等病变,由于造成食管管腔狭窄,可引起吞咽困难;颈骨关节病、咽后壁脓肿与包块、甲状腺极度肿大、纵隔肿物等外部的肿块压迫食管,也可以导致吞咽困难。

2. 运动性吞咽困难　是指各种原因引起的吞咽运动和吞咽反射运动的障碍,以致食管不能正常蠕动将食物从口腔顺利地运送到胃。如吞咽性神经抑制失常引起的食管贲门失弛缓症、口腔病变、口咽麻醉、涎液缺乏、舌肌瘫痪、延髓麻痹、重症肌无力、中毒、多发性肌炎及强直性肌营养不良等。

三、胃的运动

胃运动是胃的机械性消化方式，由胃壁内平滑肌活动完成。胃壁内平滑肌有纵行、环行和斜行三层。

胃运动的作用是：① 储存食物，使人每日只需进食 2～3 次。② 使食物进一步研磨、粉碎并与胃液充分混合，变成流质的食糜。③ 以适宜的速度将食糜送入十二指肠，以适应小肠消化和吸收。

（一）胃的运动形式

1. 容受性舒张　当咀嚼和吞咽食物时，由于食物刺激咽和食管等处的感受器，可反射性地通过迷走神经引起胃底和胃体部的平滑肌舒张，胃容积扩大，称容受性舒张。容受性舒张的意义在于使胃适应容纳和储存食物的功能，使胃的容量适应于大量食物的涌入而胃内压基本不变，防止食糜过早排入十二指肠，更好地完成容受和储存食物的功能，有利于食物在胃内的充分消化。

2. 紧张性收缩　胃壁平滑肌经常保持一种微弱的收缩状态，称为紧张性收缩。它有助于保持胃的正常形态和位置。进食后，头区的肌肉产生短时间的微弱的紧张性收缩，这对头区存在的食物有轻微的混合作用。食物在此储存 1 h 左右。在胃开始排空后，头区肌肉逐渐收缩，胃内压增大，以利于胃排空的进行。

3. 蠕动　是胃肠道共有的运动形式，尾区的运动主要表现为蠕动。胃的蠕动自食物入胃 5 min 开始，由胃中部有节律地向幽门方向推进，其频率为每分钟 3 次，通常一波未平一波又起。蠕动开始较弱，越来越强，达胃窦处明显加强，可将 1～2 mL 食糜推入十二指肠，这种作用称为幽门泵。随后幽门关闭，胃窦内压升高，可使部分食物被反向挤回胃窦的始端和胃体，继续与消化液混合和消化。胃内容物的这种后退，有利于块状食物进一步磨碎，并与胃液充分混合而成为食糜。

胃蠕动的生理作用是：① 促进食物与胃液混合，以利于胃的消化作用。② 搅拌和粉碎食物。③ 将胃内的食糜通过幽门向十二指肠方向推进。

（二）胃的排空及其控制

食物由胃排入十二指肠的过程，称为**胃排空**（gastric emptying）。食物入胃 5 min 左右开始排空。胃排空的速度与食物的理化性状和化学成分有关。一般情况下，稀的流体食物比固体食物排空快；切碎的、颗粒小的食物比大块的食物排空快；等渗溶液比非等渗溶液快。在三种主要营养物质中，糖类排空最快，蛋白质次之，脂肪的排空最慢。混合食物完全排空需 4～6 h。

胃的排空主要取决胃和十二指肠之间的压力差。胃运动产生的胃内压，是胃排空的基本动力。胃内压大小取决于胃运动的强度，当胃内压大于十二指肠内压时，胃蠕动波到达幽门时幽门开放，食糜便由胃排入十二指肠。

胃的排空主要受胃内容物的体积、肠－胃反射和体液因素的影响：当大量食物进入胃内后，胃的体积增大，胃受到食物的机械刺激可通过迷走－迷走反射及壁内神经丛反射使胃运动增强，胃内压增高，促进胃的排空。

当食糜进入十二指肠后，食糜内的酸、脂肪、渗透压等均可刺激十二指肠壁上的机械和化学感受器，反射性的抑制胃运动，减慢胃的排空，此反射称为肠－胃反射，是自动控制胃排空运动的重要调节因素。其传出冲动可通过迷走神经、壁内神经、交感神经等途径，反馈性地限制胃的运动。

肠－胃反射

在十二指肠或空肠内的某些激惹性刺激可使胃运动减弱及幽门舒张，其潜伏期为20～40 s，这种抑制效应称为肠－胃反射。它是由pH在3.5以下的溶液、高渗溶液、10%乙醇以及腹腔压力上升10～15 mmHg等刺激因素引起的。外来的及壁内的神经与此无关。内脏大神经切除对其并无影响；而迷走神经切除使其减弱，但不能使它完全消失。

十二指肠内容物对胃排空的抑制还可通过体液因素来实现。胃内刺激引起促胃液素释放，可促进胃的排空。当大量食糜尤其是盐酸和脂肪进入十二指肠后，可引起小肠黏膜释放肠抑胃素和抑胃肽等，都可抑制胃运动，延缓胃排空。随着十二指肠内食物消化产物被吸收，盐酸被中和，它对胃运动及排空的抑制便逐渐消失，胃运动再次加强，再次产生胃排空运动。如此反复，使胃排空能较好地适应十二指肠内消化和吸收的速度，直至食糜全部排入十二指肠。

（三）呕吐

呕吐（vomiting）是将胃及肠内容物从口腔强力驱出的反射动作。机械的和化学的刺激作用于舌根、咽部、胃、肠、胆管、泌尿生殖器官等处的感受器以及厌恶的气味与情绪等都可引起呕吐，视觉和内耳前庭对身体位置改变的反应也可引起呕吐。

呕吐开始时先是深吸气，声门紧闭。随着胃和食管下端舒张，膈肌和腹肌猛烈收缩，压挤胃内的食物经食管进入口腔。呕吐时，十二指肠和空肠上段的运动也变得强烈，蠕动加速，甚至痉挛。由于胃舒张而十二指肠收缩，使十二指肠内容物倒流入胃。

呕吐是一种反射活动，中枢位于延髓。呕吐中枢在解剖上和功能上与呼吸、心血管等中枢均有密切联系，所以在呕吐时常出现流涎、呼吸急促和心跳加快而不规则等自主神经兴奋的症状。当脑水肿、脑肿瘤等引起颅内压增高时，可直接刺激该中枢引起剧烈的呕吐。

呕吐与洗胃

呕吐是一种具有保护意义的防御性反射，它可把进入胃内的有害物质排出体外。因此，临床上遇到食物中毒或服毒的病人，常用催吐的方法协助排出毒物。但是，长期剧烈的呕吐，不仅会影响进食和正常的消化活动，还可导致大量消化液丢失，引起体内水、电解质和酸碱平衡紊乱。

四、小肠的运动

小肠壁的平滑肌由环行肌和纵行肌组成。两者具有较复杂的收缩关系。

（一）小肠的运动形式

小肠的运动形式包括紧张性收缩、分节运动和蠕动三种。

1. 紧张性收缩　小肠平滑肌的紧张性收缩是小肠进行各种运动的基础，空腹时即存在，进食后明显加强。小肠紧张性收缩的意义主要是保持小肠的适当位置与形状；保持肠内基础压力，有利于肠内容物与消化液的充分混合；向下推进肠内容物，有利于消化和吸收。小肠紧张性升高时，食糜在小肠内的混合和转运作用加快；小肠紧张性收缩减弱时，肠管容易扩张，小肠内容物的混合与转运减慢。

2. 分节运动　分节运动是小肠特有的运动形式，是一种以环行肌收缩和舒张为主的节律性运动（图6－2）。

食糜所在的一段肠管上，环行肌许多点同时收缩，将食糜分割成许多节段。随后收缩和舒张交替进行，原收缩处舒张，原舒张处收缩，使每个节段又分为两半，而邻近的两半又合拢形成一个新节段，如此反复，使食糜不断分开，又不断地混合。

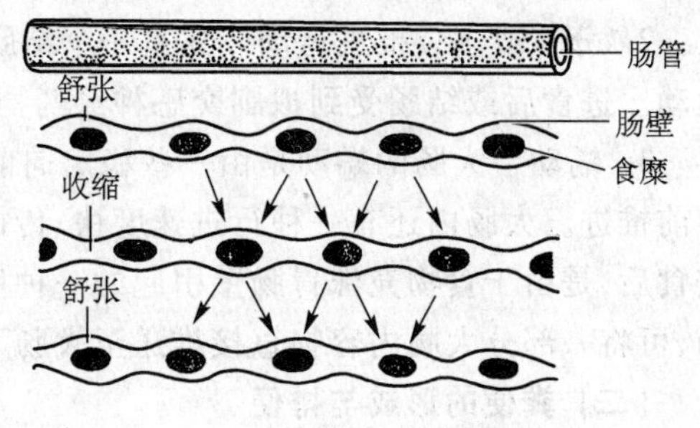

图6－2　分节运动

分节运动的作用是使食糜与消化液充分混合，便于消化酶对食物的化学分解；增加食糜与肠黏膜的紧密接触，为吸收创造有利条件；挤压肠壁，有助于血液和淋巴液的回流，运输吸收的营养物。

小肠各段分节运动表现有一个活动梯度，即小肠上部的频率较高，下部较低。人的十二指肠分节运动的频率约为11次/min，回肠末段为8次/min，这种活动梯度的意义在于将小肠内食糜向下推进。

3. 蠕动　小肠的任何部位都可发生蠕动，蠕动速度慢，推进的距离短，其速度为0.5～2.0 cm/s。小肠的每个蠕动波将食糜推进约数厘米后即消失，但蠕动可反复发生。其意义在于使经过分节运动的食糜向前推进一步，到达一个新肠段再进行分节运动，以利于食糜更好地与消化液混合和消化。

当吞咽或食糜进入十二指肠时，还可引起小肠出现一种速度快（2～25 cm/s）、传播距离较远的蠕动，称为蠕动冲。它可把食糜从小肠始端一直推送到小肠末端，是为下一步消化做好准备的一种适应性反应。

此外，在十二指肠和回肠末端还常出现一种与蠕动方向相反的逆蠕动，能使食糜在这两段肠内来回移动，延长食糜在小肠的停留时间，利于食物的充分消化和吸收。

肠蠕动时，肠内容物（如水和气体）被推动而产生的声音，称为肠鸣音。肠蠕动亢进时，肠鸣音增强，常见于饥饿、腹泻等情况。肠麻痹时，肠鸣音减弱或消失，见于麻痹性肠梗阻等。因此，肠鸣音的强弱可反映肠运动的情况，具有一定的临床意义。

（二）回盲括约肌的功能

回肠末端与盲肠交界处的环行肌显著增厚，称为回盲括约肌。回盲括约肌在平时保持轻微的收缩状态。进食时，食物进入胃，即引起胃－回肠反射，当蠕动波到达回肠末端时，括约肌舒张，大约有4 mL内容物被驱入大肠。正常情况下，每天有450～500 mL食糜进入大肠。

回盲括约肌的作用是：① 防止回肠内容物过快进入大肠，延长食糜在小肠内停留的时间，有利于小肠内容物的完全消化和吸收。② 具有活瓣作用，可阻止大肠内容物向回肠倒流。

五、大肠的运动

大肠的运动形式有袋状往返运动、分节或多袋推进运动和蠕动。与小肠的运动相比较，大肠的运动少而缓慢，对刺激的反应迟钝，有利于粪便的形成和储存。

（一）大肠的运动形式

1. 袋状往返运动　由环行肌无规律的收缩所引起，使结肠袋中的内容物往返作短距离的位移，但不向前推进。这是一种在空腹时多见的大肠的运动形式。

2. 分节或多袋推进运动　这是一个结肠袋或一段结肠收缩，使其内容物被推移到下一段的运动。进食后或结肠受到拟副交感神经药物刺激时，这种运动增多。

3. 蠕动　大肠的蠕动是由一些稳定向前的收缩波组成，以每分钟 1～2 cm 的速度将内容物向前推进。大肠内还有一种行进速度快、传播距离远的蠕动，称为集团蠕动。它常发生于早晨或进食后，是由于食物充涨胃肠壁引起的一种反射活动，故称为胃－结肠反射。集团蠕动始于横结肠，可将一部分大肠内容物直接推送至大肠下段或直肠而产生便意。

（二）粪便的形成与排便

1. 粪便的形成　食物的残渣由小肠进入大肠以后，一般停留十余小时。食物中的大部分水、无机盐被大肠黏膜吸收后，再经过细菌的发酵和腐败作用形成粪便。粪便中除食物残渣外，还包括脱落的肠上皮细胞、大量细菌、肝排出的胆色素衍生物。另外，肠壁排出的某些重金属如钙、镁、汞等盐类也随粪便排出体外。

大肠内细菌的活动

大肠内有大量的细菌。细菌主要是随食物和空气进入消化管的。它们由口腔入胃，最后到达大肠。大肠内的环境极适合细菌的生长、繁殖。据估计，粪便中的细菌约占粪便固体总量的 20%～30%。大肠内的细菌对食物残渣中的糖、脂肪进行分解产生乳酸、醋酸、CO_2 等称发酵作用；对蛋白质分解产生氨、硫化氢、组胺、吲哚等称腐败作用。其中某些成分由肠壁吸收后到肝中进行解毒。细菌还能利用肠内较简单物质合成维生素 B 和维生素 K，它们在肠内吸收，对人体有营养作用。正常肠内细菌菌丛彼此保持微生态平衡。滥用抗生素可导致肠道正常细菌菌丛紊乱，引起维生素 B 和维生素 K 的缺乏。

2. 排便反射　排便是一种反射活动。当粪便入直肠后，刺激直肠壁内感受器，冲动经盆神经和腹下神经传至脊髓腰骶部初级排便中枢，同时上传到大脑皮质引起便意。在条件许可的情况下，传出冲动经盆神经引起降结肠、乙状结肠和直肠收缩，肛门内括约肌舒张。同时，阴部神经的传出冲动减少，肛门外括约肌舒张，使粪便排出体外。在排便时，腹肌和膈肌收缩，使腹内压增加，可促进粪便的排出。排便反射的过程如图 6－3。

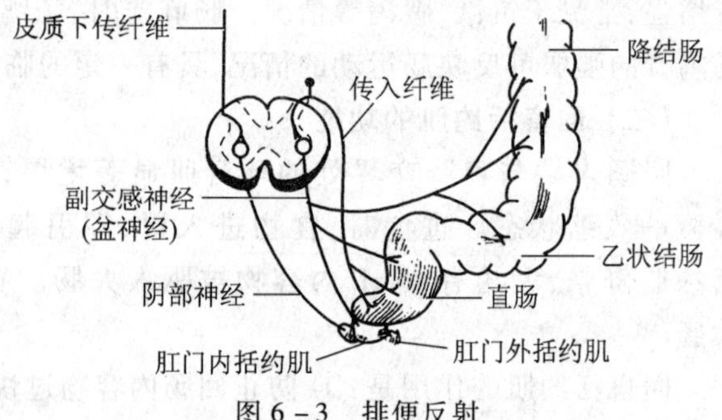

图 6－3　排便反射

正常人在一般情况下直肠内没有粪便。直肠对粪便的压力刺激具有一定的阈值，当达到此阈值时即可引起便意。如果大脑皮质经常抑制便意，会降低直肠对粪便刺激的敏感性，使粪便在大肠内停留时间过长，因水分吸收过多而变得干硬，导致粪便不易排出而产生便秘。便秘是引起痔疮和肛裂等疾病的主要原因。便秘还易使高血压、脑动脉硬化的病人因排便困难而发生脑血管意外。多饮水、多吃含纤维素丰富的蔬菜和水果,可增加粪便体积,有效刺激直肠的感受器,刺激肠蠕动,缩短粪便在肠内停留的时间,减少水分的吸收,防止便秘。排便受大脑皮质的控制,昏迷或脊髓高位损伤时,初级排便中枢失去了大脑皮质的控制,一旦直肠充盈,即可引起排便反射,称为大便失禁。

第二节　化学性消化

化学性消化(chemical digestion)是通过消化腺所分泌的消化液中各种消化酶的作用,将食物分解成可吸收的小分子物质的过程。

一、唾液及其作用

食物在口腔内通过咀嚼被磨碎,并与唾液混合,形成食团,便于吞咽。由于唾液的作用,食物中某些成分还发生了化学分解。

唾液(又称为涎液)是由口腔内三对主要的涎腺即腮腺、颌下腺和舌下腺及口腔黏膜小唾液腺分泌的混合液。成人每日分泌量为 1.0 ~1.5 L。

(一) 唾液的性质和成分

唾液为无色无味近于中性(pH 6.6 ~7.1)的低渗溶液,唾液中水分约占99%。有机物主要为黏蛋白、球蛋白、氨基酸、尿素、尿酸、唾液淀粉酶、溶菌酶等。无机物有 Na^+、K^+、Ca^{2+}、HCO_3^- 和 Cl^- 等。

(二) 唾液的作用

唾液的主要作用可归纳为:① 湿润和溶解食物,以利吞咽并引起味觉。② 清除口腔中食物残渣,中和有害物质,对口腔起清洁和保护作用。③ 唾液中的溶菌酶有杀菌作用。④ 唾液淀粉酶可使食物中的淀粉分解为麦芽糖。⑤ 唾液中的黏蛋白不但有润滑作用,还可中和胃酸,降低胃液的酸度,入胃后对胃黏膜有保护作用。⑥ 排泄作用。体内许多有机物、无机物和药物,如重金属铅和汞都可经唾液腺排出。汞中毒患者由于排汞较多,牙龈上出现棕色线;而铅中毒排铅较多,患者牙龈上常出现蓝色线。

(三) 唾液分泌的调节

唾液分泌的调节完全是神经反射性的,包括非条件反射和条件反射两种形式。

1. 非条件反射　食物对口腔产生机械性、化学性和温度的刺激,使口腔黏膜相应的感受器兴奋,冲动由第Ⅴ、Ⅶ、Ⅸ、Ⅹ对脑神经的传入纤维到达延髓的唾液分泌中枢,经下丘脑和大脑皮质等高级中枢整合处理后,再经支配唾液腺的传出神经引起唾液分泌。

支配唾液腺的神经是自主神经,以副交感神经为主。副交感神经对唾液腺的作用是通过末梢释放乙酰胆碱来实现的,可引起量多而固体物质含量少的唾液。抗胆碱药阿托品可抑制唾液分泌,引起口干。支配唾液腺的交感神经受刺激后可引起血管收缩和唾液分泌,但其分泌作用在不同的唾液腺情况不同,如刺激人的颈交感神经只引起颌下腺分泌,并不引起腮腺分泌。

2. 条件反射　人在进食时,食物的形状、颜色、气味、进食的环境以及语言等都能形成条件反射,引起唾液分泌。

二、胃液及其作用

(一) 胃黏膜的结构特点

胃黏膜是一个分泌器官,含有不同类型的分泌腺,分泌不同的物质。根据结构和功能的特征,一般将胃腺分成三类。

1. 贲门腺 分布于贲门附近,5~30 mm 宽的环状区域内,约占胃黏膜面积的5%。其黏膜中充满了由黏液细胞组成的管状腺。

2. 胃底腺 分布于胃底和胃体部,占胃黏膜面积的66%~80%,主要由壁细胞、主细胞和颈黏液细胞组成,它们分别分泌盐酸、胃蛋白酶原和黏液。壁细胞还分泌内因子,具有保护维生素B_{12}和促进其吸收的重要作用。

3. 幽门腺 分布于胃窦和幽门部,占胃黏膜面积的15%~22%,主要由黏液细胞组成,分泌碱性黏液。幽门腺区中还含有一种内分泌细胞,称为G细胞,分泌促胃液素,通过血液循环作用于胃腺,促进胃液的分泌。

(二) 胃液的成分及其作用

纯净的胃液是一种无色酸性的液体,pH为0.9~1.5。正常成人每日分泌胃液1.5~2.5 L。胃液的成分除水和无机盐外,主要成分有盐酸、胃蛋白酶原、内因子和黏液。

1. 盐酸 又称胃酸,是由胃底腺的壁细胞分泌的强酸性液体。胃液中的盐酸有两种形式:一种是解离状态的,称为游离酸;另一种是与蛋白质结合的盐酸蛋白盐,称为结合酸。两者酸度的总和称总酸度。胃液中盐酸的量以单位时间内胃液含盐酸的毫摩尔数(mmol)表示,称为盐酸排出量。正常成人空腹时胃液中盐酸排出量为0~5 mmol/h。男性的酸分泌高于女性,50岁以后分泌量有所下降。在进食或药物刺激(如使用组胺)时,盐酸的排出量明显增加,最大可达20~25 mmol/h。盐酸的最大排出量主要取决于壁细胞的数目,壁细胞数目越多,盐酸排出量也越多。

(1) 盐酸的生理作用 ① 盐酸可激活胃蛋白酶原,使其变成有活性的胃蛋白酶,并为其作用提供适宜的酸性环境。② 使食物中的蛋白质变性易于水解。③ 杀灭进入胃内的细菌。④ 盐酸进入小肠后可促使胰液、胆汁和小肠液的分泌。⑤ 盐酸所造成的酸性环境有利于铁和钙在小肠内吸收。胃酸缺乏的人,胃内的细菌容易生长繁殖,使胃内的食物发酵、腐败,产生多量气体和有毒物质,引起腹胀和疼痛等消化不良症状。但过多的胃酸对胃和十二指肠黏膜有侵蚀作用,成为诱发消化道溃疡病的重要原因。

(2) 盐酸的分泌过程 胃液中H^+浓度比血液高三四百万倍。盐酸中的H^+来源于壁细胞内物质氧化过程产生的水,水经过解离产生H^+和OH^-,H^+在细胞内小管膜上的H^+-K^+依赖式ATP酶(H^+泵)作用下,主动分泌到小管内。OH^-则由H_2CO_3中和,H_2CO_3由H_2O和CO_2在壁细胞内的碳酸酐酶催化下化合生成。H_2CO_3生成后迅速解离成H^+和HCO_3^-,H^+和OH^-生成H_2O,HCO_3^-则进入血液与Na^+结合生成$NaHCO_3$。HCl中的Cl^-来自血浆。血浆中Cl^-的浓度为103 mmol/L,胃液中的Cl^-浓度为170 mmol/L;胃壁的黏膜面相对于浆膜面来说呈负电,电位差为60~80 mV。因此,血浆中Cl^-是靠载体顺浓度差转运入细胞,再通过小管膜上氯泵主动转运入小管内。H^+和Cl^-在小管内形成HCl,然后分泌入管腔。盐酸的分泌过程见图6-4。

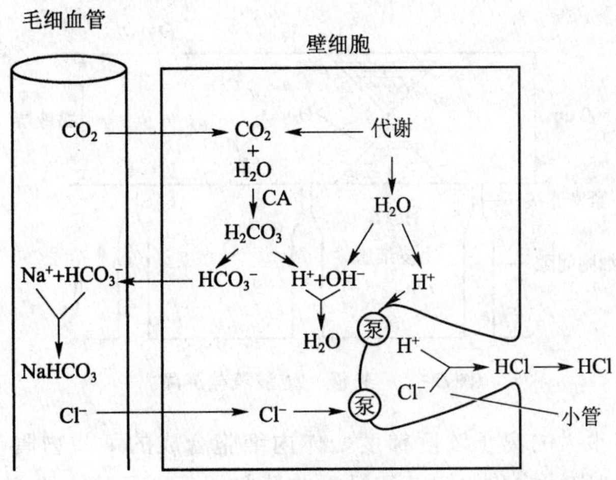

图 6-4　盐酸的分泌过程

2. 胃蛋白酶原　胃蛋白酶原是胃液中最重要的消化酶，由胃底腺的主细胞合成与分泌。胃蛋白酶原进入胃腔后在胃酸和已被激活的胃蛋白酶的作用下转变为具有活性的胃蛋白酶。胃蛋白酶在强酸环境中能将蛋白质水解为䏡、胨以及少量的多肽和氨基酸。胃蛋白酶作用的最适 pH 为 2.0~3.0。随着胃液中 pH 的升高，胃蛋白酶的活性降低。当 pH 超过 6.0 时，此酶即发生不可逆的变性而失去活性。因此，临床上用胃蛋白酶治疗消化不良时，常需同时给予一定量的稀盐酸。

3. 内因子　内因子是由胃底腺中的壁细胞分泌的一种糖蛋白，其相对分子质量为 5 万 ~6 万。内因子与进入胃内的维生素 B_{12} 结合形成复合物，使维生素 B_{12} 免遭小肠中水解酶的破坏，并促进其在回肠上皮吸收。

各种引起胃酸分泌的刺激，如刺激迷走神经、注射组胺和促胃液素，都可使内因子分泌增多。当内因子缺乏时（如胃大部切除的患者），维生素 B_{12} 吸收障碍，使红细胞内脱氧核糖核酸（DNA）合成障碍，发生巨幼细胞性贫血。

4. 黏液　胃液中的黏液是由胃黏膜表面上皮细胞及各种胃腺的黏液细胞共同分泌的。黏液的主要成分是糖蛋白，胃黏液具有较强的黏滞性，它形成厚约 500 μm 的凝胶状薄层覆盖在胃黏膜表面，具有润滑作用，可减少食物对胃黏膜的机械损伤，使食物易于通过。

（三）胃的自身保护作用

1. 黏液 - 碳酸氢盐屏障　胃黏液在胃黏膜表面形成的凝胶层，可大大限制胃液中的 H^+ 向胃黏膜扩散的速度，黏液中还含有大量的由胃黏膜上皮细胞分泌的 HCO_3^-，可以中和向黏膜下层逆向扩散的 H^+。两者形成一道抵抗胃酸侵蚀的屏障，称为**黏液 - 碳酸氢盐屏障**（mucus-bicarbonate barrier）（图 6-5）。该屏障可以减少粗糙食物对胃黏膜的机械损伤，将胃蛋白酶与胃黏膜相隔离，减缓 H^+ 向黏膜的扩散，从而有效地防止胃液对胃黏膜的侵蚀和消化，起到保护胃黏膜的作用。

2. 胃黏膜屏障　是由胃黏膜上皮细胞膜和相邻细胞间的紧密连接组织构成的胃腔与胃黏膜上皮细胞之间的一道生理屏障。脂溶性物质较易通过此屏障，而各种离子则难以通过。该屏障具有防止 H^+ 由胃腔向胃黏膜逆向扩散，以及阻止 Na^+ 由黏膜向胃腔内扩散的双重作用。从而

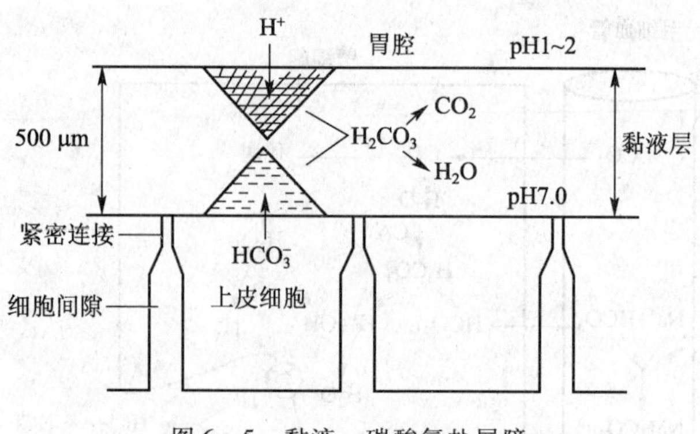

图 6-5 黏液-碳酸氢盐屏障

保持了黏膜内和胃内有很大的离子浓度梯度。体内细胞合成的某些物质(如前列腺素)能增强胃黏膜的屏障作用,使细胞结构和功能得到保护。某些细菌以及较高浓度的乙醇和阿司匹林等物质,可使黏膜屏障破坏,H^+ 进入黏膜刺激胃蛋白酶的分泌和组胺的释放,导致胃黏膜炎症或溃疡。

(四) 胃液分泌的调节

胃液分泌通常分为基础胃液分泌和消化期胃液分泌。空腹时仅幽门部黏膜分泌少量胃液。进食 5~10 min 后开始分泌酸性胃液。食物是胃分泌的自然刺激,进食引起的胃液分泌是由神经和体液两个途径进行调节的。

1. 基础胃液分泌 空腹 12~24 h 后的胃液分泌称为基础胃液分泌或非消化期胃液分泌。正常人盐酸排出量为 0~5 mmol/h,并有昼夜变化的规律,清晨 5:00 时至中午 11:00 时最低,下午 2:00 时至次晨 1:00 时最高。

2. 消化期胃液分泌 根据食物刺激消化道部位的先后将消化期胃液分泌人为地分为头期、胃期和肠期。

(1) 头期胃液分泌 头期的胃液分泌是由进食动作引起的,因其传入冲动均来自头部感受器,因而称为头期。此过程包括条件反射和非条件反射。前者是由和食物有关的形状、气味、声音等刺激了视、嗅、听等感受器,通过视神经、嗅神经和听神经传入冲动引起的分泌。后者是当咀嚼和吞咽食物时,刺激了口腔和咽喉等处的机械和化学感受器,通过三叉神经、面神经、舌咽神经、迷走神经传入冲动而引起的。这些反射的反射中枢包括延髓、下丘脑、边缘叶和大脑皮质等。迷走神经是这些反射的传出神经。迷走神经除了通过其末梢释放乙酰胆碱,直接引起腺细胞分泌外,还可刺激胃幽门部的黏膜内 G 细胞释放促胃液素,再通过血液循环间接刺激胃腺分泌。

头期胃液分泌的特点是:分泌量多,酸度高,消化力强(胃蛋白酶含量多),分泌时间长。

狗的假饲实验

头期胃液分泌的原理,巴甫洛夫曾用慢性实验方法,在具有胃瘘(巴氏小胃)的狗身上作过较详细的分析。即对一个事先做过食管切断术并具有胃瘘的狗进行假饲。当食物经口腔进入食管后,随即从食管的切口流出体外,食物并未进入胃内,但却可引起胃液的分泌。

(2) 胃期胃液分泌 食物入胃后,对胃产生机械和化学刺激,继续引起胃液分泌,称为胃期胃液分泌。食物刺激胃,主要通过四个途径引起胃液分泌:① 食物扩张刺激胃底、胃体部的感受器,通过迷走-迷走反射引起胃液分泌。② 食物扩张刺激胃底、胃体部感受器,通过壁内神经丛的局部反射,引起胃液分泌。③ 食物扩张刺激幽门部,通过壁内神经丛作用于幽门部"G"细胞释放促胃液素,间接刺激胃液分泌。④ 食物化学成分直接刺激"G"细胞释放促胃液素,引起胃液分泌。胃酸分泌的调节机制见图 6-6。

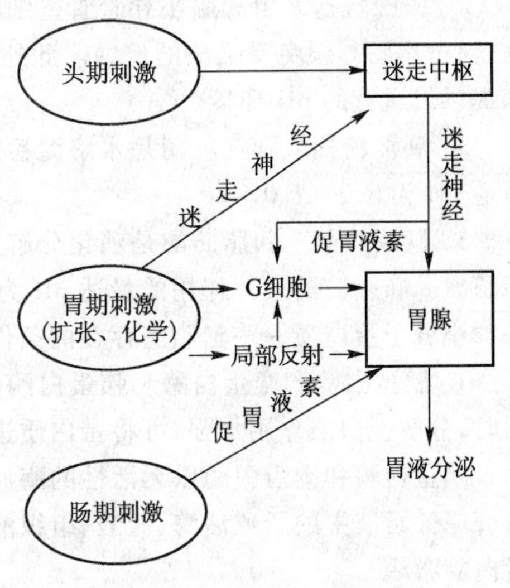

图 6-6 胃酸分泌的调节机制

胃期胃液分泌的特点:酸度高,但胃蛋白酶原含量少,故消化力比头期弱。

(3) 肠期胃液分泌 食物进入小肠,刺激小肠引起胃液分泌称为肠期胃液分泌。食物对小肠的作用引起胃液分泌,主要是通过神经体液性调节机制实现的。即食物与小肠黏膜接触时,十二指肠黏膜中 G 细胞释放促胃液素,通过血液循环作用于胃腺引起胃液分泌。

肠期胃液分泌量较少,约占消化期胃液分泌总量的 10%。

3. 胃液分泌的抑制 正常的胃液分泌过程,是兴奋性和抑制性因素共同作用的结果。抑制胃液分泌的因素除了精神、情绪外,主要有盐酸、脂肪和高渗溶液三种。

(1) 盐酸 盐酸是胃腺活动的产物,当胃窦内 pH 降到 1.2~1.5,十二指肠 pH 达 2.5 时,可以负反馈调节形式对胃液分泌产生抑制作用。其机制可能是:① 盐酸直接抑制幽门部 G 细胞促胃液素的释放;② 促进小肠黏膜 S 细胞对促胰液素的释放,促胰液素对胃酸分泌有明显抑制作用。

盐酸作用于胃窦和十二指肠对胃液分泌的抑制作用,可以防止胃酸过度分泌,对维持胃蛋白酶作用的适宜 pH 也具有重要的生理意义。

(2) 脂肪 食物中的脂肪及其消化产物进入十二指肠,促使小肠黏膜产生肠抑胃素,抑制胃液分泌和胃的运动。现已知促胰液素、抑胃肽、神经降压素等对胃液的分泌均有抑制作用,肠抑胃素是这些激素的总称。

(3) 高渗溶液 高渗溶液进入十二指肠时对胃液分泌也有抑制作用,其作用机制是:① 高渗溶液刺激小肠内渗透压感受器,通过肠-胃反射抑制胃液分泌;② 高渗溶液作用于小肠黏膜,使其释放一种或几种抑制性激素,经血液循环,抑制胃液的分泌。

三、胰液及其作用

(一) 胰液的性质和成分

胰液是由胰腺的腺泡细胞和小导管的管壁细胞所分泌的一种消化液,具有很强的消化能力。胰液是无色透明的碱性液体,pH 为 7.8~8.4,正常成人每日分泌胰液量为 1~2 L。胰液的主要成分有水、无机物和有机物。无机物主要是碳酸氢盐,有机物主要是多种消化酶,包括胰淀粉酶、胰脂肪酶、胰蛋白酶和糜蛋白酶、核糖核酸酶和脱氧核糖核酸酶等。

（二）胰液的作用

1．碳酸氢盐　由胰腺小导管管壁细胞所分泌，其主要作用是中和进入十二指肠内的酸性食物，保护小肠黏膜免受强酸的侵蚀。此外，HCO_3^- 造成的弱碱性环境也为小肠内各种消化酶的活动提供最适宜的 pH 环境。

2．胰淀粉酶　胰淀粉酶是水解淀粉效率很高的一种酶，可将淀粉分解为麦芽糖。胰淀粉酶最适 pH 为 6.7～7.0。

3．胰脂肪酶　胰脂肪酶是消化分解脂肪的主要消化酶，可将脂肪分解为甘油、单酰甘油和脂肪酸。胰脂肪酶发挥作用的最适 pH 为 7.5～8.5。目前认为，胰脂肪酶只有在胰腺分泌的另一种小分子蛋白质——辅脂酶存在的条件下才能发挥作用。

4．胰蛋白酶和糜蛋白酶　胰蛋白酶和糜蛋白酶都能将蛋白质分解为际和胨。两者共同作用时，分解蛋白质作用加强，可将蛋白质进一步分解为小分子多肽和氨基酸。

胰蛋白酶和糜蛋白酶以无活性的酶原形式分泌并存在于胰液中。当胰液进入小肠后，胰蛋白酶原被肠液中的肠致活酶、盐酸、组织液以及胰蛋白酶本身激活成胰蛋白酶。糜蛋白酶原由胰蛋白酶激活。

由于胰液中含有消化三种营养物质的消化酶，因而是所有消化液中消化食物最全面、消化力最强的一种消化液。当胰液分泌障碍时，即使其他消化液分泌正常，也会影响食物中的脂肪和蛋白质完全消化吸收。

急性胰腺炎的发病机制

在胰液中含有胰蛋白抑制因子，它能抵抗胰液内少量活化的胰蛋白酶对胰腺本身的消化作用，但其含量少，作用很小。暴饮暴食时，可引起大量胰液分泌，胰管内压升高，致使胰小管和胰腺腺泡破裂，胰蛋白酶原溢入胰腺间质被组织液激活，超过胰蛋白酶抑制因子的作用能力，最终导致胰腺自身消化而发生急性胰腺炎。

四、胆汁及其作用

胆汁是由肝细胞分泌的。在消化期间，胆汁可经肝管、胆总管直接排入十二指肠；在非消化期间，胆汁由肝管转入胆囊管而储存于胆囊内，在消化时再排入十二指肠。

（一）胆汁的性质和成分

胆汁是一种浓稠的具有苦味的有色液体，成人每日分泌量为 800～1 000 mL。胆汁的颜色取决于胆色素的种类和浓度，由肝细胞直接分泌的肝胆汁呈金黄色或橙棕色，pH 为 7.4。在胆囊储存的胆汁称为胆囊胆汁，因其被浓缩，故颜色呈深绿色，并因碳酸氢盐被吸收而呈弱酸性，pH 为 6.8。

胆汁的成分很复杂，除水和无机盐外，主要有胆盐、胆色素、胆固醇及卵磷脂等。胆汁中没有消化酶，胆盐是胆汁中参与消化吸收的主要成分，它是胆汁酸与甘氨酸或牛磺酸结合形成的钠盐或钾盐。胆色素为血红蛋白的分解产物，由肝产生，随胆汁排放后经大小便排出体外。胆汁中胆盐、胆固醇保持一定比例是维持胆固醇呈溶解状态的必要条件。当胆固醇过多或胆盐减少时，胆固醇易沉淀形成结石。

(二) 胆汁的作用

胆汁的作用主要是胆盐的作用。胆盐可激活胰脂肪酶,加速脂肪的分解。胆盐、胆固醇和卵磷脂都可作为乳化剂,能降低脂肪的表面张力,使其乳化成脂肪微滴,分散在肠腔内的水溶液中,以增加与胰脂肪酶的接触面积,加速脂肪的分解消化。胆盐与脂肪酸、单酰甘油结合,形成水溶性复合物,有利于脂肪的吸收。胆盐在小肠内吸收后能促进肝细胞分泌胆汁。胆汁对于促进脂溶性维生素(维生素 A、D、E、K)的吸收也有重要作用。

胆汁酸是脂质食物消化必不可少的物质,是机体内胆固醇代谢的最终产物。初级胆汁酸随胆汁流入肠道,在促进脂质消化吸收的同时,受到肠道内细菌作用而变为次级胆汁酸,肠内的胆汁酸约有 95% 被肠黏膜(主要是回肠)吸收入血,经门静脉返回到肝,成为合成胆汁的原料,然后再次被排放到十二指肠,这个过程称为胆盐的肠 - 肝循环。当胆汁的分泌或排出障碍时,可引起脂肪的消化和吸收障碍。

五、小肠液及其作用

小肠液是由十二指肠腺和小肠腺分泌的混合液。小肠液是一种弱碱性液体,pH 约为 7.6,成人每日分泌量为 1 ~ 3 L。大量的小肠液可以稀释消化产物,降低肠内容物的渗透压,有利于水分和营养物质的吸收。

小肠液中除有黏液蛋白,还存在着多种消化酶:① 肠致活酶,可以激活胰蛋白酶原,从而促进蛋白质消化。② 肠淀粉酶、蔗糖酶、麦芽糖酶、乳糖酶,使糖类食物分解为葡萄糖、半乳糖等消化终产物。③ 多肽酶可将多肽水解成二肽或三肽,后者被二肽酶或三肽酶水解成氨基酸。④ 肠脂肪酶,在胰脂肪酶和胆盐的共同作用下将脂肪分解为甘油、脂肪酸和单酰甘油等。

六、大肠液及其作用

大肠黏膜的上皮细胞内有很多分泌黏液的杯状细胞,腺细胞能分泌碳酸氢钠。所以,大肠液是一种浓稠的碱性黏液,其 pH 为 8.3 ~ 8.4。大肠液的主要成分是黏液和碳酸氢盐。大肠液的主要作用是保护肠黏膜和润滑粪便,这源于其中的黏液蛋白。大肠液的分泌主要由食物残渣对肠壁的机械性刺激所引起。刺激副交感神经可使分泌增加,而刺激交感神经则可使分泌降低。

第三节　吸　　收

食物的成分或其消化后的产物通过消化管上皮细胞进入血液和淋巴的过程称为吸收。正常人体所需要的营养物质包括水、电解质、无机盐、维生素等都是经过消化管吸收进入人体的。因此,吸收对于维持人体正常生命活动具有重要意义。

一、吸收的部位

消化管不同部位的吸收能力和吸收的速度不同,这主要取决于该部分消化管的组织结构以及食物在该部分的成分和停留的时间。

食物在口腔和食管内基本上不吸收。胃仅吸收酒精和少量的水分。小肠是吸收的主要部位。蛋白质、脂肪和糖的消化产物,大部分在十二指肠和空肠吸收。食物经过小肠后,消化吸收活动基本完成。大肠仅吸收少量水分和无机盐。

小肠是营养物质吸收的主要场所,这是因为:① 小肠的吸收面积大,小肠长 3 ~4 m,小肠黏膜又有许多环状皱褶,皱褶上有大量的绒毛,每条绒毛的表面又覆盖一层柱状上皮细胞,每个柱状上皮细胞的顶端有 1 000 ~3 000 根微绒毛(图 6 -7)。这些结构的存在,使小肠的吸收面积增大 600 倍,大约有 200 m^2。② 小肠黏膜绒毛内有丰富的毛细血管、毛细淋巴管和平滑肌等,绒毛在神经体液因素作用下可产生有节律的伸缩运动,加速绒毛内血液和淋巴的回流,有助于吸收。③ 食物在小肠内已经被消化分解为适于吸收的小分子物质。④ 食物在小肠内停留的时间较长(3 ~8 h),有充分的吸收时间。这些都是小肠在吸收中发挥作用的有利条件。

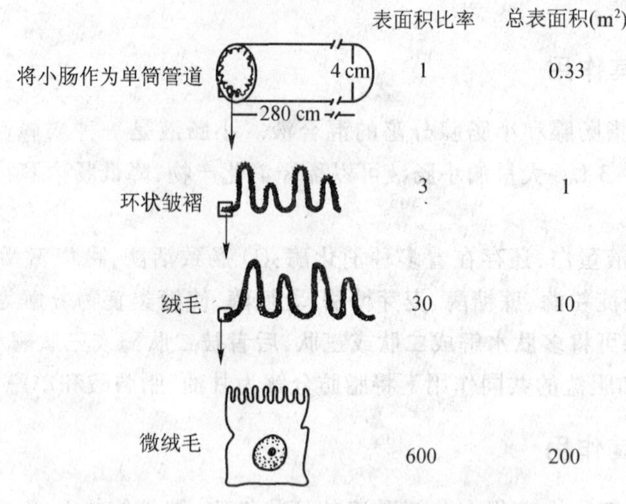

图 6 -7 小肠的微细结构及其表面积

二、主要营养物质的吸收

(一) 糖的吸收

糖吸收的主要形式是单糖,肠腔内的单糖主要是葡萄糖。食物中的糖类只有分解为单糖才能被小肠黏膜上皮细胞吸收入血。各种单糖吸收的速度不同,半乳糖和葡萄糖吸收最快,果糖次之,甘露糖最慢。

葡萄糖的吸收是逆浓度差进行的主动转运过程,其能量来自钠泵,属继发性主动转运。葡萄糖吸收与 Na^+ 吸收是同时的,它们共用相同的载体蛋白,当形成 Na^+ 载体 - 葡萄糖复合物时,葡萄糖才能随 Na^+ 一起进入肠黏膜上皮细胞。肠黏膜上皮细胞膜上有钠泵,腔面膜上有可与 Na^+ 和葡萄糖结合的转运载体。由于钠泵的运转,造成肠腔液中 Na^+ 的高势能,故当 Na^+ 通过与转运载体结合顺浓度差进入细胞时,由此释放的能量可用于葡萄糖分子逆浓度差进入细胞。葡萄糖再以易化扩散的方式扩散到细胞外,然后进入血液。

(二) 蛋白质的吸收

蛋白质食物均在小肠内经消化分解为氨基酸后,才能被吸收。氨基酸的吸收部位是小肠,尤其是小肠上部。氨基酸吸收机制与葡萄糖的吸收相似,属继发性主动转运过程。目前在小肠上已确定有三种转送氨基酸的转运载体,分别是转运中性、碱性、中性中的脯氨酸和羟脯氨酸三种载体。氨基酸的转运也是通过与 Na^+ 耦联,由 Na^+ 主动吸收提供能量,当 Na^+ 泵的活动被阻断后,氨基酸的吸收便不能进行。二肽和三肽也能以完整的形式转运进入细胞,在细胞内酶的作用下水解成氨基酸再进入血液。

(三) 脂肪的吸收

脂肪吸收的主要形式是甘油、单酰甘油和脂肪酸,它们大多不溶于水,必须与胆盐形成水溶性复合物。当这些复合物增多时,许多分子聚合成脂肪微胶粒,从而增加与黏膜的接触面积,然后透过肠黏膜上皮细胞表面的静水层到达细胞的微绒毛。在这里,微胶粒的各种成分释出并进入黏膜细胞,在细胞内又重新合成三酰甘油,再与细胞中的载体蛋白形成乳糜微粒。然后以出胞的方式进入细胞间隙,再进入淋巴管(图 6-8)。中短链脂肪酸因能溶于水可直接吸收进入血液。

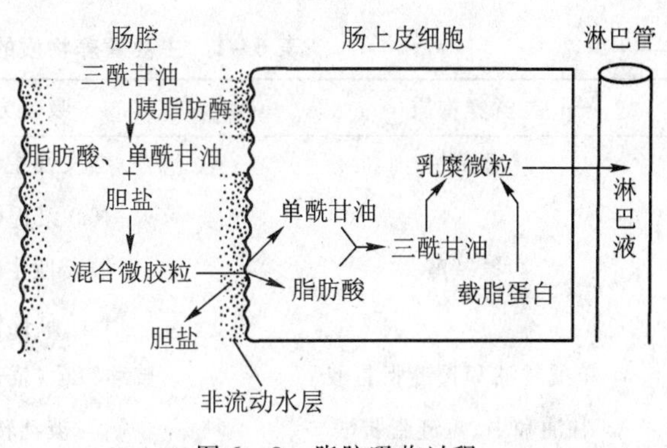

图 6-8　脂肪吸收过程

脂肪的吸收可由淋巴和血液两条途径完成,由于人体摄入的动、植物油中长链脂肪酸较多,脂肪酸和乳糜微粒结构较大,所以脂肪的吸收途径以淋巴为主。

(四) 无机盐的吸收

1. 钠的吸收　钠的吸收是主动的,成人每日摄入和消化腺分泌的钠 95% ~99% 都被吸收。钠的吸收是肠黏膜细胞膜上 Na 泵将细胞内 Na^+ 泵入细胞间液,使细胞内浓度降低,肠腔内钠浓度高于细胞内,因而通过肠上皮细胞刷状缘扩散到细胞内。再由 Na 泵转运出细胞,进入血液。钠的主动吸收为单糖和氨基酸的吸收提供动力。另外,钠主动吸收造成的电位差,促使肠腔内的负离子 Cl^- 和 HCO_3^- 吸收入血。

2. 铁的吸收　人每日吸收的铁约为 1 mg,仅为食物中含铁量的 1/10 左右。铁的吸收主要在十二指肠和空肠上段,吸收量与人体对铁的需要有关。当机体缺铁时,如孕妇和儿童对铁需要较多,铁的吸收就增加。铁的吸收形式是亚铁,食物中绝大部分是三价铁,不易吸收。维生素 C 和盐酸可使三价铁还原成亚铁,促进其吸收。临床上常选用硫酸亚铁伴用稀盐酸对贫血的病人补铁。

3. 钙的吸收　食物中的钙必须转变成水溶液状态(如氯化钙、葡萄糖酸钙),而且在不被肠腔中其他物质所沉淀的情况下才能被吸收。小肠中十二指肠吸收钙的能力最强,其机制是通过主动转运完成的。进入肠黏膜细胞的钙通过位于细胞基膜和侧膜的钙泵活动,将钙主动转运进入血液。机体吸收钙的多少受机体需要的影响,维生素 D、脂肪酸和小肠内的酸性环境可促进钙的吸收。凡能与钙结合沉淀的物质(如磷酸盐、草酸盐)都能阻止钙的吸收。

(五) 水的吸收

成人每日摄取水 1 ~2 L,消化腺分泌的体液为 6 ~7 L,所以每日由胃肠吸收的水高达 8 L。水分的吸收部位主要在小肠,大肠也可以少量吸收。在小肠内水的吸收主要是以渗透方式进行的。小肠吸收各种溶质所产生的渗透力量是促使水分吸收的重要因素。特别是 Na 泵主动转运 NaCl 后,使肠上皮细胞渗透压升高,因而促进水的吸收。

(六) 维生素的吸收

水溶性维生素主要以易化扩散的方式在小肠上段吸收入血,但维生素 B_{12} 必须与内因子结合形成水溶性复合物才能在回肠吸收。而脂溶性维生素 A、D、E、K 先与胆盐结合形成水溶性复合物,进入小肠黏膜细胞后与胆盐分离,再通过扩散进入血液和淋巴。

主要营养物质的吸收方式与转运途径见表 6-1。

表 6-1 主要营养物质的吸收方式与转运途径

营养物质	吸收方式	转运途径
葡萄糖	继发性主动转运 Na^+ 泵提供能量	血液
氨基酸	继发性主动转运 Na^+ 泵提供能量	血液
单酰甘油和长链脂肪酸	被动转运(需胆盐帮助)	淋巴
甘油和中、短链脂肪酸	被动转运	血液
水	被动转运(依靠渗透压)	血液
无机盐	大多数为主动转运	血液
水溶性维生素	扩散方式吸收	血液
脂溶性维生素	被动转运(需胆盐帮助)	淋巴或血液

第四节 消化器官活动的调节

消化器官的正常活动是维持机体新陈代谢的正常进行和内环境稳态的重要因素。消化器官的活动能适应机体的需要,这不仅是由于消化器官各部分之间存在着有机的联系,而且消化器官的活动与机体其他生理活动和外界环境之间都有密切联系。这些活动都是在神经和体液因素的调节下实现的。

一、神经调节

(一) 消化器官的神经支配及其作用

神经系统对消化器官功能的调节是通过外来神经(自主神经)和位于消化管壁内的壁内神经丛两个系统相互协调、统一而完成的。

1. 交感神经和副交感神经及其作用 自主神经包括交感神经和副交感神经,其中副交感神经对消化功能的影响较大。除口腔、咽、食管上段及肛门外括约肌受躯体运动神经支配外,消化器官的其他部位均受交感神经和副交感神经的双重支配(图 6-9)。

(1) 交感神经 交感神经起源于脊髓的第 5 胸节至第 3 腰节,在腹腔神经节和肠系膜神经节换元后，节后纤维末梢释放去甲肾上腺素支配胃肠各部。交感神经兴奋对消化管活动起抑制作用，引起消化管运动减弱，消化腺分泌减少，并可使胆总管括约肌、回盲瓣括约肌与肛门内括约肌收缩。

（2）副交感神经　支配消化器官的副交感神经来自迷走神经和盆神经，以迷走神经为主。迷走神经起源于延髓迷走神经背核，其节前纤维直接进入消化管，在壁内神经丛换元后，节后纤维支配胃、小肠、盲肠、升结肠、横结肠以及各种消化腺；支配涎腺的副交感神经来自面神经和舌咽神经；起自脊髓骶部的盆神经，支配远端结肠和直肠。副交感神经兴奋，促进消化活动。使胃肠运动增强，腺体分泌增加，括约肌松弛。此外，它还使胆囊收缩，胆总管括约肌舒张，促进胆汁排放。副交感神经主要是通过末梢释放乙酰胆碱与M受体结合而发挥作用的。因此，能阻断乙酰胆碱的药物（如阿托品），可使胃肠运动减弱，从而缓解胃肠痉挛所引起的腹痛。

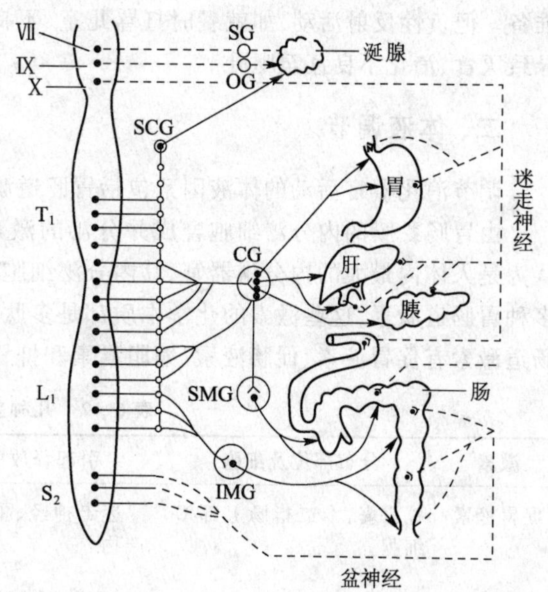

图6-9　消化系统神经支配

SG：颌下神经节　OG：耳神经节　SCG：颈上神经节　CG：腹腔神经节　SMG：肠系膜上神经节　IMG：肠系膜下神经节

———为交感神经　-----为副交感神经

2. 内在神经丛及其作用　内在神经丛也称壁内神经丛，包括肌间神经丛和黏膜下神经丛。分布在从食管中段起到肛门止的绝大部分消化管壁内。壁内神经丛中含有感觉神经元、中间神经元和运动神经元，还有进入消化管壁的自主神经。它们将胃肠壁各种感受器及效应器联系起来，构成一个相对独立的、完整的局部神经反射系统。

食物对消化管壁的机械和化学刺激，可通过壁内神经丛引起消化道运动和消化腺分泌，称为局部神经反射或壁内神经丛反射。正常情况下，自主神经对壁内神经丛有调节作用。

（二）消化器官活动的反射性调节

调节消化器官活动的神经中枢存在于延髓、下丘脑和大脑皮质等处。当食物刺激消化道某一部位时，其中的感受器发生兴奋，冲动沿传入神经到达这些中枢，再由中枢发出冲动，经传出神经至相应的消化道肌肉和腺体，引起其活动的改变。消化器官活动调节的神经反射包括非条件反射和条件反射两类。

1. 非条件反射性调节　食物对口腔的机械、化学或温度的刺激，作用于口腔各种感受器，能反射性地引起唾液分泌增加。还能引起其他消化液分泌和胃的容受性舒张。

食物对胃内感受器刺激，可通过迷走－迷走反射和壁内神经丛反射，引起胃液、胆汁、胰液等消化液分泌增加和胃运动加强。

食糜刺激小肠内的机械、化学感受器，可通过迷走－迷走反射引起胃液、胆汁、胰液等消化液分泌增加；通过壁内神经丛反射促进小肠运动；通过肠－胃反射抑制胃的运动，延缓其排空。

2. 条件反射性反射调节　食物的形状、颜色、气味，进食的环境和有关语言文字，都能反射性引起胃肠运动和消化腺分泌的改变。它使消化器官的活动更加协调，为食物的消化提前做好准备。但负性反射活动,如就餐时打骂儿童、不良就餐环境等则可减弱胃肠运动和消化液分泌,导致厌食、消化不良甚至呕吐。

二、体液调节

调节消化器官活动的体液因素包括胃肠道激素和组胺等。

由胃肠黏膜的内分泌细胞合成并分泌的激素,统称为**胃肠道激素**(gut homone)。胃肠道被认为是人体内最大的内分泌器官,其内分泌细胞(约 40 多种)广泛分布于胃肠的黏膜中,可分泌多种胃肠道激素,这些激素的化学本质都是多肽,相对分子质量在 2 000 ~ 5 000 左右。主要的胃肠道激素有促胃液素、促胰液素、缩胆囊素和抑胃肽等。其生理作用见表 6 – 2。

表 6 – 2 几种主要胃肠道激素

激素	分布部位及细胞	引起释放的因素	主要生理作用
促胃液素	胃窦、十二指肠上部 G 细胞	迷走神经、蛋白质消化产物	促进胃液、胰液、胆汁分泌,加强胃肠运动和胆囊收缩,促进消化道黏膜生长
促胰液素	小肠上部黏膜 S 细胞	盐酸、脂肪酸	促进胰液(主要是 H_2O 和 HCO_3^-)、胆汁、小肠液分泌,胆囊收缩,抑制胃肠运动和胃液分泌
缩胆囊素	小肠上部黏膜 I 细胞	蛋白质及脂肪的消化产物	促进胃液、胰液(以消化酶为主)、胆汁、小肠液分泌,加强胃肠运动和胆囊收缩
抑胃肽	小肠上部黏膜 K 细胞	脂肪、葡萄糖和氨基酸	抑制胃运动和胃液分泌,促进胰岛素释放

胃肠道激素的主要作用包括三个方面:① 调节消化腺的分泌和消化道的运动;② 影响其他激素的释放;③ 刺激消化道黏膜或腺体的生长。

调节消化器官活动的体液因素,除胃肠道激素外,还有一种重要物质就是组胺。胃底和胃体的黏膜中含有大量组胺。正常情况下,胃黏膜恒定地释放组胺,与壁细胞上 H_2 受体结合,从而促进胃酸分泌,并能提高壁细胞对乙酰胆碱和促胃液素的敏感性。临床上可使用组胺注射来检测胃的分泌功能,并可使用 H_2 受体阻断剂抑制胃酸分泌,用于胃和十二指肠溃疡的治疗。

三、社会心理因素对消化功能的影响

社会心理因素对消化功能有广泛的影响。带有情绪成分的很多中枢神经活动,如疼痛、焦虑、悲哀、退却、敌意等都影响胃的运动和分泌。中枢神经系统中很多部位对胃运动具有抑制性或兴奋性影响,高级中枢活动通常经下丘脑和延髓产生影响。有证据表明,人的精神状态自责占优势时,数月内胃液分泌都低于正常;在伴有攻击活动时,胃液分泌增加。即当情绪处于恐惧、悲伤、退缩时,胃液分泌减少;但当占优势的因素是攻击或决心抗击时,胃液分泌即增加。

结肠功能的变化常与情绪紊乱同时发生。极度惊吓所引起的急性反应为每人所熟知,并常在日常的言谈中用通俗的语言加以描述。学生在紧张考试时常常发生腹泻。如果一个人采取过分忧虑和关注的反应对待所遇到的问题,就可能发生便秘。反之,公开或下意识地发怒、怨恨及敌意,常引起结肠充血及运动增强。严重者造成激惹性或痉挛性结肠,表现为腹痛、胀气、便秘与腹泻交替进行。

不良的心理因素不仅影响消化系统的功能,还可能导致消化器官疾病的发生。如人在有害刺激的作用下,常产生消化道炎症和出血(应激性溃疡)。消化道溃疡常与慢性心理应激(长期焦虑、愤怒、紧张等)有关。

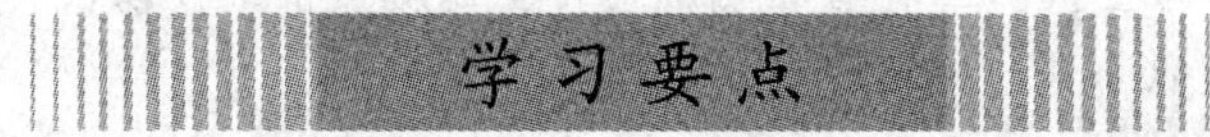

(一)概述

1. 消化与吸收的概念

(1)消化　是指食物在消化道内被加工、分解的过程。分为机械性消化和化学性消化两种。

1)机械性消化　是指通过消化道肌肉的运动,将食物磨碎,消化液充分混合,并不断向前推进的过程。

2)化学性消化　是指消化酶对食物中营养物质进行化学分解的过程。

(2)吸收　是指消化后的小分子物质和水、无机盐、维生素通过消化道黏膜进入血液和淋巴循环的过程。

2. 消化道平滑肌的生理特性

(1)兴奋性较低,收缩缓慢。

(2)缓慢、不规则的自动节律性。

(3)紧张性。

(4)伸展性较大。

(5)对牵拉、化学和温度刺激敏感。

(二)机械性消化

1. 消化道各种运动方式及生理意义(表6-3)

表6-3　消化道各种运动方式及生理意义

	运动方式	生理意义
口腔	咀嚼	切割、磨碎食物;使其与唾液充分混合;促进唾液、胃液等消化液分泌
	吞咽	将食物由口腔推入胃
胃	紧张性收缩	形成一定的胃内压,保持胃形状和位置
	容受性舒张	接纳和储存食物
	蠕动	搅拌和研磨食物,使食物与胃液混合,实现胃排空
小肠	紧张性收缩	是小肠其他运动形式的基础
	分节运动	使食糜与消化液充分混合;促进血液和淋巴回流,以利吸收
	蠕动	缓慢推进肠内容物
	蠕动冲	快速推进肠内容物
大肠	袋状往返运动	使结肠内容物双向短距离位移
	多袋推进运动	推进肠内容物
	蠕动	推进肠内容物
	集团蠕动	快速推进肠内容物

2. 胃排空

(1) 胃排空的概念　是指食物由胃排入十二指肠的过程。

(2) 胃排空的动力　胃的运动。

(3) 胃排空的速率受食糜的物理性状和化学成分的影响　流体食物比固体食物排空快，颗粒小的食物比大块食物排空快。三种营养物质的排空速度由快到慢依次为糖类、蛋白质和脂肪；混合食物完全排空需4~6 h。

(三) 化学性消化

1. 消化液的pH、主要成分和作用(表6-4)

表6-4　消化液的pH、主要成分和作用

消化液(L/d)	pH	主要成分	作　用
唾液(1~1.5)	6.6~7.1	唾液淀粉酶、黏蛋白、溶菌酶等	水解淀粉为麦芽糖，湿润食物便于吞咽，溶解食物产生味觉，清洁和保护口腔
胃液(1.5~2.5)	0.9~1.5	盐酸	HCl激活胃蛋白酶原，并为其作用提供最适pH；使食物蛋白质变性；杀菌；入小肠后，促进胰液、胆汁、小肠液的分泌和铁、钙的吸收
		胃蛋白酶原	胃蛋白酶使蛋白质水解为际、胨和少量多肽、氨基酸
		内因子	内因子主要有保护和促进维生素B_{12}吸收的作用
		黏液	黏液有保护胃黏膜免遭机械损伤和化学侵蚀
		碳酸氢盐	能中和胃酸，保护肠黏膜；为小肠内各消化酶提供碱性环境
胰液(1~2)	7.8~8.4	胰淀粉酶、胰脂肪酶、胰蛋白酶原和糜蛋白酶原	胰淀粉酶促使淀粉水解为麦芽糖；胰脂肪酶促使脂肪水解为单酰甘油、甘油和脂肪酸；胰、糜蛋白酶原被激活后，共同促使蛋白质分解为多肽和氨基酸
胆汁(0.5~1)	7.4(肝胆汁) 6.8(胆囊胆汁)	胆盐、胆固醇、卵磷脂	三者均能乳化脂肪，增加脂肪与脂肪酶的接触面积，胆盐尚能促进脂肪酸、单酰甘油和脂溶性维生素的吸收
小肠液(1~3)	7.6	肠淀粉酶和肠致活酶、双糖酶、肽酶	肠淀粉酶促使淀粉分解为麦芽糖；肠致活酶激活胰蛋白酶原；双糖和多肽与肠黏膜接触时，受到酶的作用，分别被水解为单糖和氨基酸

2. 胃、胰、糜蛋白酶原的激活

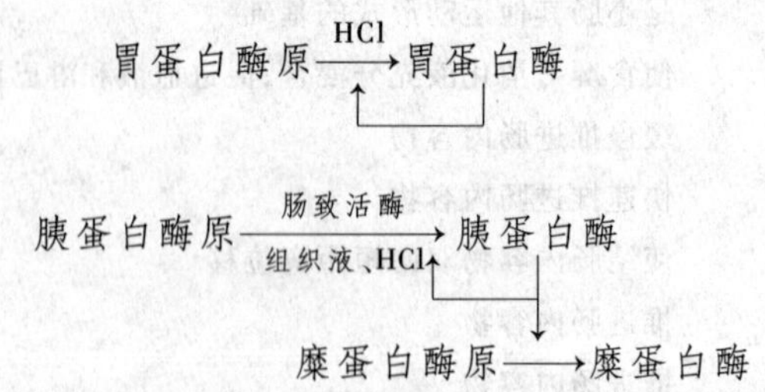

3. 糖类、蛋白质和脂肪的消化过程

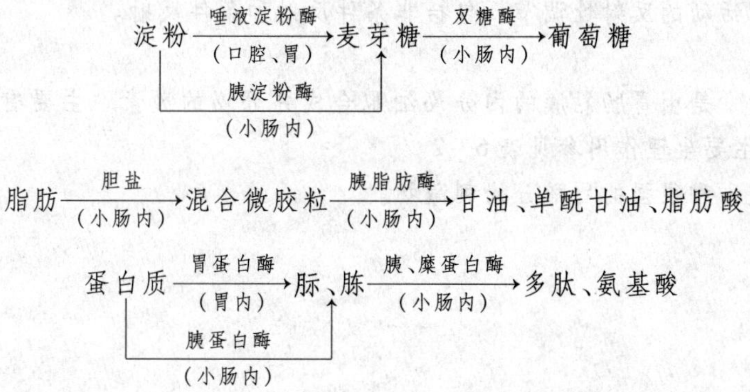

$$\text{淀粉} \xrightarrow[\text{(口腔、胃)}]{\text{唾液淀粉酶}} \text{麦芽糖} \xrightarrow[\text{(小肠内)}]{\text{双糖酶}} \text{葡萄糖}$$

（淀粉 $\xrightarrow[\text{(小肠内)}]{\text{胰淀粉酶}}$ 麦芽糖）

$$\text{脂肪} \xrightarrow[\text{(小肠内)}]{\text{胆盐}} \text{混合微胶粒} \xrightarrow[\text{(小肠内)}]{\text{胰脂肪酶}} \text{甘油、单酰甘油、脂肪酸}$$

$$\text{蛋白质} \xrightarrow[\text{(胃内)}]{\text{胃蛋白酶}} \text{脲、胨} \xrightarrow[\text{(小肠内)}]{\text{胰、糜蛋白酶}} \text{多肽、氨基酸}$$

（蛋白质 $\xrightarrow[\text{(小肠内)}]{\text{胰蛋白酶}}$ 脲、胨）

（四）吸收

消化道各段对物质的吸收能力不同。口腔黏膜可吸收某些药物，胃可吸收少量水和酒精，大肠可吸收少量水和无机盐。小肠则是吸收的主要部位，大部分营养物质在十二指肠和空肠吸收，胆盐和维生素 B_{12} 主要在回肠吸收。

1. 小肠吸收的有利条件

(1) 小肠吸收面积巨大：有黏膜皱褶、绒毛和微绒毛。

(2) 小肠内消化酶种类多，食物能被充分消化。

(3) 食糜在小肠内停留时间长，有足够的时间被消化和吸收。

(4) 绒毛内有丰富的毛细血管和毛细淋巴管。

2. 主要营养物质的吸收方式与转运途径

主要营养物质的吸收方式与转运途径参见表 6-1。

（五）大肠的功能

1. 大肠的功能及大肠内细菌的作用

(1) 大肠的功能　主要是暂时储存食物残渣，吸收其中水分和无机盐，形成粪便，并储存和排出粪便。

(2) 大肠内细菌的作用　分解食物残渣；合成维生素 B 族和维生素 K。

2. 粪便的形成和排便反射

(1) 粪便的形成　食物残渣在大肠内，水分被吸收，并经细菌发酵和腐败作用而生成的产物，还有脱落的黏膜上皮细胞、大肠分泌的黏液、排泄的胆色素和大量的细菌等共同构成粪便。

(2) 排便反射　是由粪便对直肠壁压力感受器刺激引起，其初级中枢在脊髓腰骶段。正常时受大脑皮质控制。当失去大脑皮质控制时，可导致大便失禁。若初级排便中枢损伤，则造成大便潴留。经常抑制排便反射可引起便秘。

（六）消化器官活动的调节

1. 神经调节

(1) 副交感神经　兴奋时末梢释放乙酰胆碱，能加强胃肠运动、括约肌舒张、消化液分泌增多、胆囊收缩及胆汁排放。

(2) 交感神经　兴奋时末梢释放去甲肾上腺素，能使胃肠运动减弱、括约肌收缩、消化液分泌一般减少。

(3) 消化器官活动的反射性调节 包括非条件反射和条件反射。

2. 体液调节

(1) 胃肠激素 是由胃肠黏膜的内分泌细胞合成并分泌的激素。主要有促胃液素、促胰液素和缩胆囊素，其主要生理作用参见表6-2。

(2) 组胺 是一种很强的胃酸分泌刺激物。

（王光亮）

第七章 能量代谢与体温

学习目标

1. 掌握 影响能量代谢的因素、基础状态和基础代谢率的概念及意义、体温的概念和正常值、机体散热的主要部位和方式。

2. 熟悉 能量的来源和去路、体温调节的基本中枢、产热与散热的调节。

3. 了解 能量代谢的测定方法和原理，以及产热器官、温度感受器、体温调定点的概念。

新陈代谢是生命活动的基本特征之一，在机体进行新陈代谢的过程中，物质代谢与能量代谢是密切联系着的。通常将物质代谢过程中所伴随的能量的释放、储存、转移和利用，称为**能量代谢**(energy metabolism)。

第一节 能 量 代 谢

一、机体能量的来源和转化

(一) 机体能量的来源

机体活动所需的能量，来源于摄入体内的糖、脂肪和蛋白质等营养物质的氧化分解。一般情况下，糖是主要的能源物质，人体所需能量的70%以上由糖提供。脑组织所需能量主要来自糖的有氧氧化，当体内血糖水平过低时，即可出现脑功能障碍，导致意识障碍甚至昏迷。但糖在机体内储备较少，当机体处于饥饿状态时，由于糖原大量消耗，体内储存的脂肪则成了主要的供能物质。蛋白质在体内主要是构成机体组织细胞的成分，实现组织的自我更新，或用于合成激素、酶等生物活性物质，并非主要供能物质，只有在长期不能进食或极度消耗的情况下，体内的糖原和脂肪储备耗竭时，体内的蛋白质才被分解转化为能量以维持必需的生理功能活动。

(二) 能量的转移和利用

糖、脂肪、蛋白质这三大营养物质在机体内经过生物氧化释放出的能量，50%以上转化成为热能的形式，用于维持体温；其余部分以“自由能”的形式储存在三磷酸腺苷(ATP)中。当机体进行各种生命活动需要能量时，ATP的高能磷酸键断裂，转变为二磷酸腺苷(ADP)，同时释放能量，供应人体合成代谢以及各种生理活动的需要(图7-1)，如肌肉的收缩、神经传导等。因此，ATP既是机体重要的储能物质，又是直接供能的物质，但体内以ATP的形式储能是有限的，在能量产生过剩时，ATP可将高能磷酸键转移给肌酸，形成磷酸肌酸（CP），通过合成CP而将能量储存起来。CP主要存在于肌肉组织中，只是储能形式，不能直接供能。另一方面，在ATP转化成ADP并释放出能量后，CP可将所储存的能量再转给ADP，生成ATP，以补充ATP的消耗。因此，CP可看作是ATP的储存库。

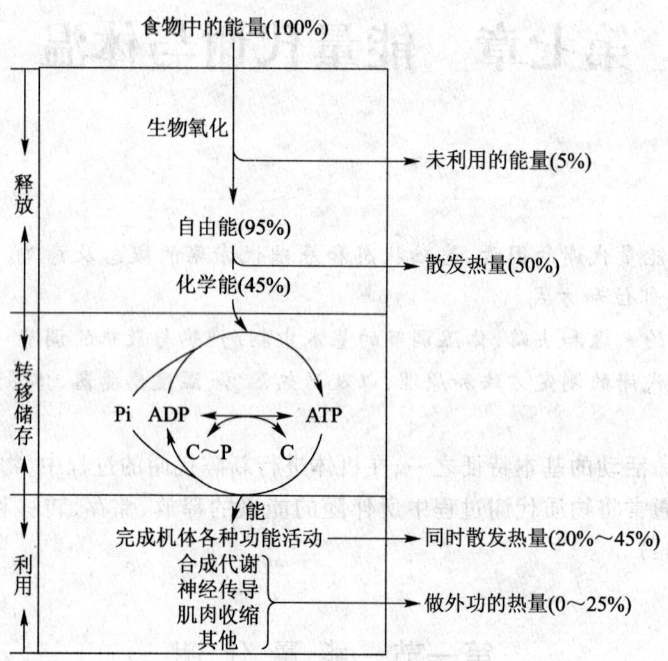

图7-1 体内能量的释放、转移、储存和利用

二、能量代谢的测定

（一）能量代谢测定的原理

能量代谢遵循"能量守恒定律"，即所有形式的能量，包含动能、热能、电能、化学能等，在由一种形式转化为另一种形式的过程中，既不增加，也不减少。也就是说，体内营养物质氧化释放的能量，等于最终转化成的热能及所做的外功。如果机体处于休息状态不做外功，释放的能量最终全部转化为热能。所以，测定一定时间内机体所释放的总热量，即可估计机体在一定时间内消耗的能量，即**能量代谢率**（energy metabolic rate）。

（二）能量代谢的测量方法

测定整个机体在单位时间内发散的总热量。通常有两种方法，即直接测热法与间接测热法。

1. 直接测热法　直接测热法就是将机体在一定时间内发散出来的总热量搜集起来并加以测量。此法装置结构复杂、操作烦琐，故临床常用间接测热法测定能量代谢率。

2. 间接测热法　间接测热法的重要依据是"定比定律"。即根据人体内糖、脂肪、蛋白质在分解氧化时所消耗的氧量和产生的二氧化碳（CO_2）量，以及耗氧量与产热量之间的定比关系来推算在单位时间的产热量。如氧化1 mol葡萄糖时，需消耗6 mol的 O_2，同时产生6 mol的 CO_2 和6 mol的 H_2O，并释放一定能量（ΔH），即：$C_6H_{12}O_6 + 6O_2 = 6CO_2 + 6H_2O + \Delta H$。

由于食物的结构不同,氧化时所产生的热量和耗氧量亦不同。因此,必须了解食物的热价、氧热价和呼吸商等有关概念。三种营养物质氧化时的食物热价、氧热价和呼吸商见表 7-1。

表 7-1　三种营养物质氧化时的食物热价、氧热价和呼吸商

营养物质	耗氧量(L/g)	CO_2 产生量(L/g)	食物热价(kJ/g)	氧热价(kJ/L)	呼吸商
糖	0.83	0.83	17.15	21.0	1.00
脂肪	1.98	1.43	39.00	19.70	0.71
蛋白质	0.95	0.76	18.00	18.80	0.80

(1) 食物的热价　1 g 某种食物氧化时所释放的热量称为该**食物的热价**(thermal equivalent of food)。食物的热价分为物理热价和生物热价。它们分别指食物在体外燃烧时释放的热量和在体内氧化产生的热量。糖和脂肪在体内、外氧化产物完全相同,故物理热价和生物热价相等。蛋白质在体内氧化不完全,所以生物热价小于物理热价。食物的热价是间接测定能量代谢的基础,而且为合理配置饮食提供科学依据。

(2) 食物的氧热价　某种营养物质被氧化时,每消耗 1 L 氧所产生的热量称为该物质的**氧热价**(thermal equivalent of oxygen)。氧热价在能量代谢计算方面有重要的意义。因为后面将要谈到,将这个概念应用于整个机体,就可以根据机体在一定时间内的耗氧量推算出它的能量代谢率。

(3) 呼吸商　营养物质在体内氧化时,在一定时间内产生的 CO_2 量与耗氧量的比值称为**呼吸商**(respiratory quotient, RQ)。由于不同营养物质碳、氢、氧的含量不同,其在体内氧化时的耗氧量和 CO_2 产生量也不同,故呼吸商各异。糖的呼吸商为 1.00,因为葡萄糖氧化分解时,每产生 6 分子的 CO_2 就要消耗 6 分子的 O_2。脂肪和蛋白质的呼吸商则分别为 0.71 和 0.80,我们可以根据呼吸商的大小来推测出能量的主要来源。若某人呼吸商接近于 1.00,可以推测该人的能量主要来源于糖的氧化。

$$C_6H_{12}O_6 + 6O_2 \rightarrow 6CO_2 + 6H_2O$$

$$RQ = 6/6 = 1.00$$

在正常生理情况下,人们所摄取的营养物质是糖、脂肪和蛋白质的混合膳食。一般情况下,体内能量主要来自糖和脂肪的氧化,蛋白质的因素可以忽略不计。为了计算方便,可根据糖和脂肪按不同比例混合氧化时所产生的 CO_2 量以及消耗 O_2 的量计算出相应的呼吸商。这种呼吸商称为**非蛋白呼吸商**(non-protein respiratory quotient, NPRQ)。利用 NPRQ 可以从表 7-2 中查出相对应的氧热价,计算出能量代谢率。

表 7-2　非蛋白呼吸商和氧热价

非蛋白呼吸商	氧化百分比(%)		氧热价(kJ/L)
	糖	脂肪	
0.71	1.10	98.9	19.623 0
0.75	15.6	84.4	19.828 0

续表

非蛋白呼吸商	氧化百分比(%)		氧热价(kJ/L)
	糖	脂肪	
0.80	33.4	66.6	20.087 4
0.81	36.9	63.1	20.137 6
0.82	40.3	59.7	20.187 8
0.83	43.8	56.2	20.242 2
0.84	47.2	52.8	20.292 4
0.85	50.7	49.3	20.342 6
0.86	54.1	45.9	20.397 0
0.87	57.5	42.5	20.447 2
0.88	60.8	39.2	20.497 4
0.89	64.2	35.8	20.547 6
0.90	67.5	32.5	20.602 0
0.95	84.0	16.0	20.857 3
1.00	100.0	0.0	21.116 6

(三) 能量代谢率的简易测算

间接测热法计算程序繁多,因此在临床和劳动卫生工作实践中,通常采用简易的计算方法。

1. 算出呼吸商　用代谢率测定仪测出受试者在一定时间内(通常是6 min)的 CO_2 产生量和耗氧量,并据此算出呼吸商。

2. 查出相应的氧热价　以算出的呼吸商为非蛋白呼吸商,从非蛋白呼吸商与氧热价对应关系表(表7-2)中查出相应的氧热价。一般混合膳食的人基础状态下的呼吸商为0.82,氧热价为20.20 kJ。

3. 求出单位时间的产热量　产热量(kJ)=氧热价(kJ/L)×耗氧量(L),求出单位时间内的产热量。

事实证明,能量代谢率的变化与体重并不成比例关系,而与体表面积基本成正比。故能量代谢率的单位通常以单位时间内每平方米体表面积的产热量来表示,即 kJ/(m^2·h)。测量或计算体表面积时经常采用 Stevenson 公式:

$$体表面积(m^2)=0.006\,1\times身高(cm)+0.012\,8\times体重(kg)-0.152\,9$$

体表面积也可根据图7-2直接求出。其用法是,将受试者的身高和体重在相应的两条竖线上的两

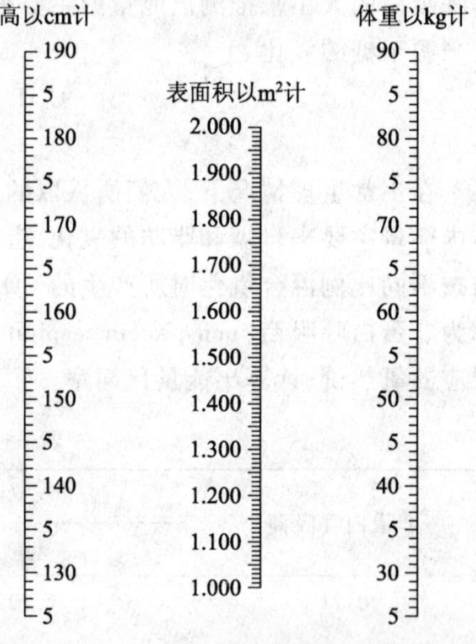

图7-2　体表面积测算用图

点连成一直线,此直线与中间的体表面积竖线的交点就是该人的体表面积。

三、影响能量代谢的因素

影响能量代谢的主要因素包括肌肉活动、精神活动、食物的特殊动力效应以及环境温度等。

(一) 肌肉活动

肌肉活动对于能量代谢的影响最为显著。机体任何轻微的活动都可提高能量代谢率。运动或劳动时,人体耗氧量显著增加。机体耗氧量的增加同肌肉活动的强度呈正变关系,人在剧烈的运动或劳动时耗氧量最多可达安静时的 10 ~ 20 倍。并且在肌肉活动停止后的一段时间内能量代谢仍然维持在较高水平。

(二) 精神活动

人在平静思考问题时,能量代谢受到的影响并不大,产热量增加一般不超过 4%。但在精神处于紧张、烦恼、恐惧等强烈情绪激动时,能量代谢率可显著增加。究其原因,一方面是由于中枢神经系统紧张性增强,产热量增加;另一方面是由于交感神经兴奋,引起肾上腺素、去甲肾上腺素、甲状腺素分泌增加,可使代谢增加。

(三) 食物的特殊动力效应

人进食之后 1 h 左右开始,延续 7 ~ 8 h,在这段时间内,虽然同样处于安静状态,但所产生的热量要比进食前有所增加。食物的这种刺激机体产生额外热量的作用,称为食物的**特殊动力效应**(specific dynamic effect)。蛋白质的食物特殊动力效应最为显著,可达 30%;糖和脂肪为 4% ~ 6%;混合性食物为 10% 左右。目前认为,食物特殊动力效应可能与肝对消化吸收后的营养物质进行加工处理有关。

(四) 环境温度

安静时,人在 20 ~ 30 ℃的环境中能量代谢最为稳定。当环境温度低于 20 ℃时,代谢率即开始增加,在 10 ℃以下,代谢率明显增加。主要是由于寒冷刺激反射性地引起寒战以及肌肉紧张度增强所致。当环境温度超过 30 ℃时,代谢率也会增加。这可能是因为细胞内进行的生物化学反应速度增加,还有机体出汗及呼吸、循环功能增强等因素的作用。

四、基础代谢

基础代谢是指人体处于基础状态下的能量代谢。所谓基础状态是指室温在 20 ~ 25 ℃时人体处于清醒、静卧、安静和空腹状态。测定基础代谢时,具体的测定要求是:① 禁食 12 h 以上,在清晨、空腹时进行,以排除食物的特殊动力效应。② 室温保持在 20 ~ 25 ℃,以排除环境温度的影响。③ 测定前静卧半小时以上,使肌肉放松,排除肌肉活动的影响。④ 保持清醒,消除恐惧和焦虑情绪,以排除精神紧张的影响。在这种状态下,体内能量的消耗只用于维持心搏、血液循环、呼吸及神经活动等基本生命活动,能量代谢比较稳定。基础状态下单位时间内的能量代谢称为**基础代谢率**(basal metabolism rate,BMR)。

(一) 基础代谢率的测算

临床上常用简化法测定基础代谢率,即将呼吸商设定为 0.82,相对应的氧热价为 20.20 kJ/L。因此,只需测出一定时间内(通常为 6 min)的耗氧量(VO_2)和体表面积,即可进行 BMR 的计算。

$$BMR = 20.20(kJ) \times VO_2(L) \times 10 / 体表面积(m^2)$$

（二）基础代谢率的正常值与临床意义

通过对基础代谢率的实际测试表明，基础代谢率随年龄、性别不同而有生理变动。男子的平均基础代谢率比女子高；儿童比成年人高，年龄越大，代谢率越低。我国正常人基础代谢率，男女各年龄组的平均值如表 7－3 所示。当测得某人基础代谢率后，常将测定值与同性别、同年龄组人群的正常值进行比较，以排除年龄和性别的影响。同时为方便起见，基础代谢率通常以实测值高于或低于正常值的百分数（相对值）来表示，即

$$基础代谢率(相对值)=\frac{(实测值-正常平均值)}{正常平均值}\times 100\%$$

一般来说，基础代谢率实际数值同上述正常平均值比较，相差 ±（10% ～15%）之内都属正常。如果相差超过 ±20% 时，有可能是病理变化。在各种疾病中，甲状腺功能改变对基础代谢率影响最为显著。如甲状腺功能减退时，基础代谢率比正常值低 20% ～40%；甲状腺功能亢进时，基础代谢率可比正常值高 25% ～80%。所以，基础代谢率的测定是临床诊断甲状腺疾病的重要辅助方法。其他如肾上腺皮质功能减退或垂体功能低下等病人的 BMR 也可降低，而发热及糖尿病等病人的 BMR 升高。

表 7－3 我国正常人基础代谢率的平均值［$kJ/(m^2 \cdot h)$］

性别	各年龄组基础代谢率平均值						
	11～15 岁	16～17 岁	18～19 岁	20～30 岁	31～40 岁	41～50 岁	>51 岁
男	195.4	193.3	166.1	157.7	158.6	154.0	149.0
女	172.4	181.6	154.0	146.4	146.9	142.3	138.5

第二节 体 温

人和高等动物的体温是相对稳定的，故称恒温动物。体温的相对恒定是机体进行新陈代谢和生命活动的必要条件。体温分为体核温度和体表温度，体核温度（机体深部的温度）各部位差异小，较稳定。体表温度（皮肤和皮下组织温度）各部位差异大，不稳定，易受环境温度变化的影响。生理学所说的**体温**（body temperature）是指人体深部的平均温度。

一、体温及其生理变动

（一）体温及其正常值

由于机体深部的温度，特别是血液温度不易测试，所以临床上通常用直肠、口腔和腋窝等处的温度来代表体温。直肠温度正常值为 36.9～37.9 ℃，直肠温度比较接近机体深部温度，而且较少受环境温度的影响。口腔温度比直肠温度低 0.2 ℃，正常值为 36.7～37.7 ℃。腋窝温度比口腔温度低 0.4 ℃，正常值为 36.3～37.4 ℃。

（二）体温的生理变动

在生理情况下，人的体温可随昼夜、年龄、性别、肌肉活动等因素而发生变化，但这种变化的

幅度一般不超过 1 ℃。

1. 昼夜变化 正常人的体温在一昼夜之中呈现周期性波动。凌晨 2:00—6:00 时体温最低,下午 13:00—18:00 时最高,但波幅一般不超过 1 ℃。这种昼夜周期性波动称为昼夜节律或日节律。体温的日节律是受下丘脑控制的,下丘脑的视交叉上核很可能是机体各种日节律的控制中心,被称为生物钟。

2. 性别 成年女子的体温平均比男子高 0.3 ℃,这可能与女性皮下脂肪较多,散热较慢有关。育龄女性基础体温随月经周期而发生变动,其基础体温在月经周期和月经后的前半期较低,排卵日最低,排卵后期又升高(图 7-3)。这种现象与体内孕激素水平周期性变化有关。因此,测定成年女子的基础体温有助于检查有无排卵和确定排卵日期。孕激素具有产热作用,女性在排卵后期和早孕期,因体内孕激素水平较高,所以体温比平时高。

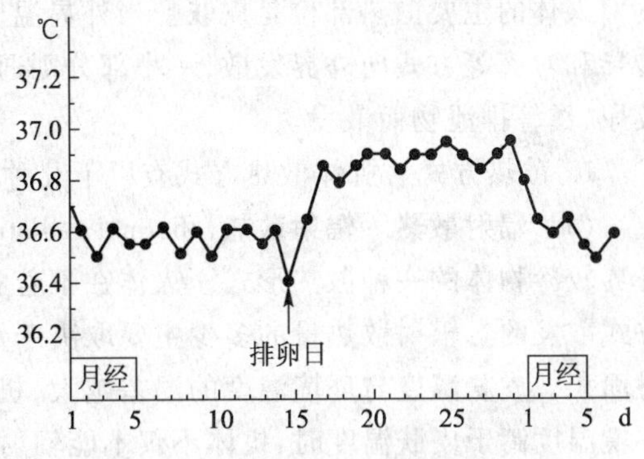

图 7-3 女性月经周期中基础体温的变化

3. 年龄 幼儿体温稍高于成人,老人体温略低一些。这与机体代谢率随年龄增加而降低有关。另外,新生儿,特别是早产儿,由于体温调节机构的发育还不完善,调节体温的能力差,所以体温容易受环境因素的影响而变动。因此,对婴幼儿应加强体温护理。

4. 肌肉活动 肌肉活动时代谢增强,产热量因而增加,结果导致体温升高。剧烈运动时体温可升高 1~2 ℃,肌肉活动停止后可逐渐恢复。故临床上测定体温之前应先嘱病人休息一段时间,测定小儿体温时应防止其哭闹。

5. 其他因素的影响 情绪激动、精神紧张、进食等情况都会使体温升高,在测定体温时应考虑到这些情况。环境温度过高或过低时,体温有一定的升降。麻醉药物通常可抑制下丘脑体温调节中枢,扩张皮肤血管,使机体散热增加,降低体温。因此,手术麻醉中及术后一段时间内应注意病人的保温护理。

二、机体的产热和散热

正常体温之所以能维持相对稳定,是由于在体温调节机构的协调控制下,产热和散热两个生理过程保持动态平衡的结果。

(一) 机体产热

1. 产热器官 人体的热量来自体内各组织器官活动所进行的氧化分解反应。不同的组织、器官因代谢水平的不同而产热量也不同。安静状态时,主要的产热器官是内脏器官,各内脏中又以肝的代谢最为旺盛,产热量最大。运动或劳动时,产热的主要器官是骨骼肌。骨骼肌的产热潜力最大,剧烈运动情况下,其产热量占全身产热量的比例由平静状态下的 18% 上升达 90%。

2. 产热形式 人体产热量的多少取决于代谢强度。当机体处于寒冷环境中时,为防止体温下降,主要通过寒战来增加热量。产热形式包括寒战(战栗)产热和非战栗产热。

(1) 寒战(战栗)产热 寒战(战栗)是指骨骼肌发生不随意的节律性收缩,其特点是屈肌和伸肌同时收缩，此时并不做外功，但产热量很高，其代谢率可增加 4～5 倍。战栗前常出现肌紧张，使产热量增加。战栗有利于维护寒冷环境中的体温平衡。

（2）非战栗产热 又称代谢产热。虽然机体所有的组织器官都有代谢产热的功能，但代谢产热以褐色脂肪组织的产热量最大，约占非战栗产热的 70%。由于新生儿不能发生战栗，所以非战栗产热对新生儿来说具有非常重要的意义。

此外，凡能提高能量代谢的因素，如交感神经兴奋，肾上腺素、去甲肾上腺素、甲状腺素分泌增加等，都能增加产热。

（二）机体散热

人体的主要散热部位是皮肤。当外界温度低于皮肤温度时，大部分体热可通过皮肤的辐射、传导和对流等方式向外界发散，一小部分则通过皮肤水分蒸发，仅有 3% 左右的热量随呼出气体及尿、粪等排泄物而散发。

1. 散热方式 机体散热方式有以下几种。

（1）辐射散热 **辐射散热**（thermal radiation）是指机体以热射线（红外线）的形式将体热传给外界较冷物体的一种散热形式。人体在不着衣的 21 ℃温度环境中，约有 60% 的热量是通过这种方式散发的。辐射散热量的多少主要取决于皮肤与周围环境的温度差，其次取决于体表有效辐射面积。皮肤温度与环境温度的温差越大、机体有效辐射面积越大，辐射散热就越多。反之，当环境温度高于皮肤温度时，机体不仅不能辐射散热，反而会吸收周围物体的热量。

（2）传导散热 **传导散热**（thermal conduction）是指体热直接传给与其相接触的较冷物体的一种散热方式。传导散热除了与物体接触面积与温差大小有关外，还和物体的导热性能有关。人体脂肪是热的不良导体，肥胖者由深部向体表传导散热量少，故夏季怕热。金属和水的导热性能好，当皮肤接触这些热的良好导体时，热传导迅速，体热散发快，故临床护理中，常使用冰袋、冰帽等对高热病人降温。

（3）对流散热 **对流散热**（thermal convection）是指机体通过气体的流动来散发热量的一种方式，是传导散热的一种特殊形式。人体周围总是围绕着一层同皮肤接触的空气，人体的热量传给这一层空气，这部分空气因受热膨胀变轻而上升流走，再由新的较冷空气下降到体表，与皮肤进行热量交换。这样周而复始，将体热不断散发到空间。对流散热的多少主要受风速的影响。风速越大，对流散热越多，相反，风速越小，对流散热也越少。衣服覆盖的皮肤表层，不易实现空气对流，有利于保温，增加衣着御寒，就是这个缘故。

以上几种散热方式对体温的调节，只有在皮肤温度高于环境温度时才有效。当环境温度升高到接近或高于皮肤温度时，机体通过辐射、传导和对流方式散热活动停止，蒸发便成了唯一有效的散热方式。

（4）蒸发散热 **蒸发散热**（evaporation）是指利用水分从体表汽化时吸收热量而散发体热的一种散热方式。据测定，在人的体温条件下，蒸发 1 g 水可使机体散发 2.43 kJ 的热量。因此，蒸发是一种很有效的散热途径。临床上对高热病人采用酒精擦浴，就是利用酒精的易蒸发性，增加蒸发散热而达到降温的目的。蒸发散热有两种形式：① 不感蒸发，是指机体中的水分直接渗透出皮肤和呼吸道黏膜表面，在没有形成明显水滴之前被蒸发的一种散热形式，与汗腺活动无关。人体的不感蒸发量一般为每天 1 000 mL 左右，其中通过皮肤蒸发的为 600～800 mL。当环境温度升高，人体活动增加或发热时，不感蒸发可以增加；当环境温度降低或病人休克时，不感蒸发可以减少。因此，给病人补液时应根据情况，补充由不感蒸发丧失的液体量。② 可感蒸发，又称**出汗**(sweating)是指通过汗腺主动分泌汗液、在皮肤表面形成明显液滴而蒸发散热的过程。出汗受环境温度、劳动或运动强度、空气湿度及风速大小等因素的影响，与机体的体温调节密切相关。人在安静状态下，当环境温度达30 ℃左右时便开始出汗。如果空气湿度大，而且着衣较多时，气温达 25 ℃便可出汗。劳动或运动时，气温虽在 20 ℃以下，也可出汗。在高温、空气湿度大、风速小时，汗液蒸发困难，体热不能有效发散，体温被动升高，临床称为中暑。另外，大面积烧伤，汗腺分泌障碍者也不能进行蒸发散热，所以，在热环境中要特别对这些病人进行防暑护理。

出汗与脱水

汗液中水分占 99%，固体成分不到 1%。在固体成分中，大部分为 NaCl，也有少量 KCl 以及尿素等。汗液中 NaCl 的浓度一般低于血浆，人在大量出汗时，可损失较多的 NaCl，故应注意补充。刚从汗腺分泌出来的汗液是等渗的，但在流经汗腺管腔时，在醛固酮的作用下，由于 Na^+和 Cl^-的重吸收，最后排出的汗液是低渗的。正因为如此，当机体因大量出汗而造成脱水时，常表现为高渗性脱水。若大量出汗后，给予补充水而未补充盐，则常引起低渗性脱水。

2. 散热调节

(1) 皮肤循环的调节　辐射、传导和对流散热，散热量的多少取决于皮肤和环境之间的温差。机体可以通过交感神经系统调节皮肤血管口径，改变皮肤血流量而控制皮肤温度，从而调节机体的散热量。在热环境中，交感神经紧张性较低，皮肤小动脉扩张，动－静脉吻合支也开放，皮肤血流量增加，较多的机体深部热量被带到体表，使皮肤温度升高，上述三种散热方式散热增多；反之，在冷环境下，交感神经紧张性增高，皮肤小动脉收缩，动－静脉吻合支关闭，皮肤血流量减少，使皮肤温度下降，散热减少。

(2) 汗腺活动的调节　人体汗腺有大汗腺和小汗腺两种。与蒸发散热有关的是小汗腺，它分布于全身的皮肤，主要接受交感胆碱能神经支配，其节后纤维为胆碱能纤维，末梢分泌乙酰胆碱，在体温调节中起重要作用。出汗是一种反射性活动。在人的中枢神经系统，上自大脑皮质，下至脊髓都有与出汗有关的神经元存在，通常认为主要的出汗中枢在下丘脑，它很可能位于体温调节中枢之中或其附近，流入中枢的血液温度和皮肤温觉感受器的传入冲动能刺激出汗中枢，引起出汗。出汗分为温热性出汗和精神紧张性出汗，温热性出汗见于全身各处，主要参与体温调节。精神性出汗主要见于手掌、足跖和前额等部位，与体温调节关系不大。这两种形式的出汗并不是截然分开的，而是经常以混合形式出现的。

三、体温调节

人和其他高等动物的体温，在体温调节中枢的控制下，通过增减皮肤血流量、出汗、寒战等生理调节反应，使机体的产热量与散热量达到平衡，从而维持体温的相对恒定。这种体温调节机制称为自主性体温调节，是体温调节的基础。另一方面，机体通过一定的行为活动对体温的调节，称为行为性体温调节，如人在寒冷环境中有意识地采取拱肩缩背、踏步或跑步等行为御寒。行为性体温调节是一种以自主性体温调节为基础的有意识的活动，是对自主性体温调节的补充。生理学主要讨论的是自主性体温调节。

（一）温度感受器

温度感受器是感受机体各个部位温度变化的特殊结构。温度感受器可分为外周温度感受器和中枢温度感受器。

1. 外周温度感受器　外周温度感受器是指分布在人体皮肤、黏膜和内脏中对温度变化敏感的游离神经末梢，包括冷觉感受器和温觉感受器。当局部温度升高时，温觉感受器兴奋，而当局部温度下降时，则冷觉感受器兴奋。皮肤冷觉感受器比温觉感受器的数量多，提示在体温调节机制中，外周温度感受器的主要作用是感受体表温度下降。一般在皮肤温度约为 30 ℃时，可产生冷觉；而皮肤温度约为 35 ℃时开始产生温觉。温度感受器的传入冲动到达中枢后，除产生温度感觉外，还能引起体温调节反应。

2. 中枢温度感受器　是位于脊髓、脑干网状结构和下丘脑等处的直接感受深部血液温度变化的神经元，被称为温度敏感神经元，分为热敏神经元和冷敏神经元。当局部脑组织温度升高时，热敏神经元放电频率增加，而温度降低时冷敏神经元放电频率增加。在视前区 - 下丘脑前部（PO/AH），集中了许多热敏神经元和冷敏神经元，且热敏神经元多于冷敏神经元。表明该部位主要感受深部血液温度。

低温生物技术

低温生物技术是20世纪60年代开始逐渐发展和形成的一项技术。将植物的种子、动物的生殖细胞、新鲜血液和人体某些组织经过低温处理后可以较长时间储存。科学家们已经开始冷冻身体某些组织用于移植手术，例如角膜移植，就是把供者的角膜取出冷冻起来，以后把它复温后移植到角膜受损的病人眼中。另外，医生也可以用低温生物技术摧毁导致疾病或其他功能失调的细胞，这种手术称为冷冻手术。例如，冷冻肿瘤细胞。目前低温生物技术的临床研究才刚刚开始，特别是还没有人体冷冻后解冻成功的实例，对人体冷冻的研究尚有许多难关需要攻破。根据医学生理学专家们预测，有可能到2050年，人类能成功对冷冻保存的人体实施复苏术。

（二）体温调节中枢

对恒温动物分段切除脑的实验证明，只要保持下丘脑及其以下的神经结构完整，动物仍能保持体温相对恒定。若进一步破坏下丘脑，则动物的体温便不能维持相对稳定。这说明下丘脑是体温调节的基本中枢。实验表明，视前区 - 下丘脑前部（PO/AH）是中枢调节的关键部位。下丘脑前部的热敏神经元和冷敏神经元既能感受它们所在部位的温度变化，又能对有其他途径传入的温度信息发生反应，进行整合处理。因此，PO/AH 被认为是体温调节中枢整合机构的中心部位。来自各方面的温度变化信息在下丘脑整合后，通过下述三条途径发出指令调节体温：① 通过交感神经系统调节皮肤血管舒缩反应和汗腺分泌。② 通过躯体神经改变骨骼肌活动。③ 通过内分泌系统参与体温调节。

（三）体温调定点学说

目前多用调定点学说来解释正常人的体温为何稳定在 37 ℃左右。该学说认为，人体体温的调节，类似于恒温器的调节，PO/AH 热敏神经元可能起着调定点的作用。调定点是控制体温恒定的平衡点，其数值的设定取决于温度敏感神经元的兴奋性高低。调定点对温热的感受阈值一般为37 ℃,并以此为标准来调节产热和散热的平衡。当体温升高到37 ℃以上时,PO/AH中的热敏神经元兴奋并发放冲动,通过下丘脑使散热加强,产热减弱,从而使体温不会过高;当体温低于37 ℃时,冷敏神经元活动增强,使产热加强,散热减弱,以使体温回升。调定点学说认为,发热是由于细菌等致热原作用于PO/AH,热敏神经元兴奋性降低,使调定阈值上移(如39 ℃),此时37 ℃的体温低于调定点温度,即为冷刺激,引起冷敏神经元兴奋,使散热减少,产热增加,故发热前先出现畏寒、战栗等产热反应。待体温升高到新的调定点水平(39 ℃)后,人体在较高水平上保持产热与散热的平衡,寒战也就消失。如果致热原被清除,调定点阈值回降至37 ℃,此时39 ℃的体温即为热刺激,导致热敏神经元兴奋,散热过程增强,出现皮肤血管扩张、出汗等退热的临床表现,体温随之回降至37 ℃,并在此水平上维持产热和散热的动态平衡。

学习要点

(一)能量的来源和利用

在生物体内,物质代谢过程中所伴随的能量释放、转移、储存和利用的过程称为能量代谢。

1. 能量的来源　机体所需能量均来源于体内的三大营养物质的分解氧化。一般情况下,机体所需能量的70%以上由糖分解供给,其余由脂肪供给。

2. 能量的利用　糖、脂肪和蛋白质在体内分解时释放出的能量,有50%以上迅速转化为热能,用于维持体温。只有约45%的能量以自由能的形式储存于三磷酸腺苷(ATP)中,ATP是体内直接供能和储能的物质,它还可以把能量通过高能磷酸键转移给肌酸生成磷酸肌酸,以扩大体内能量的储存。除骨骼肌收缩时所完成的机械性外功外,用于生命活动的各种形式的能量(化学能、电能、动能等)最后都要转变为热能。

(二)食物的热价、氧热价和呼吸商

1. 食物的热价　是指1 g食物在体内完全氧化或在体外燃烧所释放出的能量,根据氧化反应发生的部位分为物理热价和生物热价。糖和脂肪的物理热价和生物热价是相等的。蛋白质在体内氧化不完全,有一部分以尿素形式从尿排出,故蛋白质的生物热价小于物理热价。

2. 食物的氧热价　某种营养物质氧化时,消耗1 L氧所产生的热量称为该物质的氧热价。

3. 呼吸商　营养物质在体内氧化时,一定时间内CO_2产生量与耗氧量的比值称为呼吸商。糖、脂肪、蛋白质的呼吸商分别为1.00、0.71、0.80。

(三)能量代谢率的简便测定与衡量标准

1. 能量代谢率的简便测定方法　根据“能量守恒定律”,机体所利用食物中的化学能应等于最终转化成的热能和外功之和,在避免做外功的情况下,测定单位时间机体产热量即可得出机体的能量代谢率。简便法测算,先测出一定时间内的耗氧量,然后以混合膳食的呼吸商0.82时的氧热价20.20 kJ/L(4.83 kcal/L)为标准,与耗氧量直接相乘,即得出该时间内的产热量。

2. 能量代谢率的衡量标准　机体能量代谢率的高低与体表面积成正比,一般以单位体表面积的产热量作为能量代谢率的衡量标准。用kJ/(m·h)表示。

(四)影响能量代谢的因素

1. 肌肉活动　肌肉活动对能量代谢的影响最为显著,任何轻微的活动都可提高代谢率。

2. 精神活动　平静思考问题时,能量代谢受到的影响并不大。但精神紧张或情绪激动时,由于骨骼肌可出现无意识的肌紧张和交感－肾上腺髓质系统活动加强，刺激代谢的激素释放增多，从而使机体产热量增加。

3. 食物的特殊动力效应 是指食物引起机体产生“额外”热量的现象，在三种营养物质中，以蛋白质食物的特殊动力效应最高。

4. 环境温度 人在安静状态时的能量代谢，在20～30 ℃的环境中最为稳定。当环境温度低于20 ℃或高于30 ℃时，代谢率均会增高。

（五）基础代谢和基础代谢率

人体在基础状态下的能量代谢称为基础代谢。在单位时间内的基础代谢，称为基础代谢率（BMR）。所谓基础状态是指人体处于清醒、安静、空腹，不受肌肉活动、环境温度、食物及精神紧张等因素影响的状态。基础代谢率的单位用相对值表示。所测BMR值在临床上以不超出正常水平值的±15%为正常。甲状腺疾病对BMR的影响最为显著，甲状腺功能亢进时BMR可比正常值高25%～80%；甲状腺功能低下时，BMR可比正常值低20%～40%。

（六）体温的概念和正常值

体温是指机体深部的平均温度。临床上通常用腋窝、口腔和直肠等处的温度来代表体温。直肠温度的正常值为36.9～37.9 ℃，口腔温度为36.7～37.7 ℃，腋窝温度为36.3～37.4 ℃。

（七）产热和散热过程

机体之所以能够维持恒定的体温，乃是在体温调节中枢的控制下，机体的产热与散热两个生理过程取得动态平衡，即体热平衡的结果。

1. 产热

（1）产热器官 安静时人体主要的产热器官是内脏，运动或劳动时是骨骼肌。

（2）产热的调节反应 人在寒冷环境中主要依靠战栗来增加产热量，称为战栗产热；寒冷刺激也可加强机体褐色脂肪组织的代谢产热过程，称为非战栗产热；此外，寒冷刺激作用于机体，可以通过中枢神经系统使腺垂体的促甲状腺激素释放量增加，进而促进甲状腺激素的释放。寒冷刺激也可兴奋交感－肾上腺髓质系统，使肾上腺素和去甲肾上腺素分泌增多。以上激素均使机体产热量增加，称之为调节性产热。

2. 散热

（1）散热部位 机体的主要散热部位是皮肤，其次是呼吸道、消化器官和泌尿器官。

（2）散热方式 ① 辐射散热：辐射散热是指机体以热射线的形式将体热传给外界较冷物体的一种散热方式。② 传导散热：传导散热是指机体将热量直接传给和它接触的较冷物体的散热方式。③ 对流散热：是通过空气传导散热的一种特殊形式。④ 蒸发散热：是指体表的水分汽化时吸收热量而散发体热的一种散热方式。这是当环境温度等于或高于皮肤温度时的唯一散热方式。人体蒸发散热又分为不感蒸发和出汗两种形式。

（3）散热的调节反应 ① 皮肤血流量的调节：皮肤血流量的多少决定着皮肤温度的高低，从而影响着机体以辐射、传导和对流三种物理方式对体热的发散。炎热环境中皮肤血管舒张，血流量增大，皮肤温度增高，机体散热增加。② 出汗：炎热环境中，汗腺分泌汗液，促进蒸发散热。

（八）体温调节

人体体温的相对恒定，有赖于人体自主性和行为性两种体温调节方式。自主性体温调节是在下丘脑体温调节中枢控制下，随机体内外环境温热刺激信息的变动，通过增减皮肤血流量、出汗、战栗等生理反应，调节体热的发散和产生，使体温保持相对恒定。行为性体温调节是指机体通过一定的有意识的行为来保持体温的相对稳定。

1. 温度感受器

(1) 外周感受器　存在于皮肤、黏膜和内脏中，分为热觉感受器和冷觉感受器。

(2) 中枢性温度敏感神经元　存在于脊髓、延髓、脑干网状结构、下丘脑以及大脑皮质运动区中，分为热敏神经元和冷敏神经元两类。

2. 体温调节中枢　体温调节的基本中枢在下丘脑。下丘脑的 PO/AH 区是体温调节中枢整合机构的中心部位。

3. 调定点学说　该学说认为，人体体温的调节，类似于恒温器的调节，PO/AH 热敏神经元可能起着调定点的作用。调定点是控制体温恒定的平衡点，其数值的设定取决于温度敏感神经元的兴奋性高低。调定点对温热的感受阈值一般为 37 ℃，并以此为标准来调节产热和散热的平衡。根据调定点学说，认为发热是由于细菌等致热原作用于 PO/AH，热敏神经元兴奋性降低，使调定阈值上移所致。

(丁玉琴)

第八章 排 泄

学习目标

1. 掌握 排泄、肾小球滤过率、有效滤过压、肾糖阈、渗透性利尿的概念，尿生成的三个环节，影响尿生成的因素。

2. 熟悉 肾小管和集合管重吸收的部位、方式及葡萄糖、NaCl、水的重吸收，尿量及排尿异常，排尿反射的过程。

3. 了解 尿液的浓缩和稀释过程，尿的成分和理化性质。

排泄(excretion)是指机体将物质代谢的终产物、进入体内的异物和过剩的物质，经过血液循环运输由排泄器官排出体外的过程，是机体物质代谢过程中的最后一个环节。

人体的排泄途径有四条：① 呼吸器官，主要排出 CO_2、少量水分和挥发性物质等。② 消化道，少量的铅、汞可从唾液及口腔黏膜排出，胆色素经肝排出及无机盐经大肠黏膜排出等。粪便中的食物残渣因未进入血液循环，故不属于排泄物。③ 皮肤，排出水分(不感蒸发和汗液)，汗液中除水分外，还含有少量氯化钠和尿素等。④ 肾，通过尿生成排出代谢的终产物和过剩的物质等。尿中的排泄物种类最多、数量最大，因此，肾是最重要的排泄器官。并且肾还能随机体代谢的需要而调整尿液的成分和尿量，对机体的水和电解质平衡、酸碱平衡、渗透压平衡起调节作用，因而肾在维持内环境稳态中起重要作用。

肾除排泄功能外，还能分泌多种生物活性物质，如促红细胞生成素、肾素、1,25-二羟维生素 D_3 和前列腺素等。本章重点阐述肾的排泄功能。

第一节 肾的结构和血液循环特点

一、肾的结构特征

(一) 肾单位和集合管

肾单位(nephron)是肾的基本结构和功能单位，它与集合管共同完成泌尿功能。正常人的两肾有170万~240万个肾单位。每个肾单位包括肾小体和肾小管两部分。其组成简示如下：

- 肾单位
  - 肾小体（肾小球）
    - 血管球
    - 肾小囊
  - 肾小管
    - 近端小管
      - 近曲小管
      - 髓襻降支粗段
    - 细段
      - 降支细段
      - 升支细段
    - 远端小管
      - 髓襻升支粗段
      - 远曲小管

远曲小管最后汇入集合管。集合管虽不属于肾单位，但它在尿生成过程中，尤其是尿的浓缩和稀释过程中起重要作用。尿液在集合管内生成后汇入乳头管，最后经肾盏、肾盂、输尿管进入膀胱储存。

（二）皮质肾单位和近髓肾单位

肾单位按其所在部位不同分为皮质肾单位和近髓肾单位两类（图 8－1）。二者的区别见表 8－1。

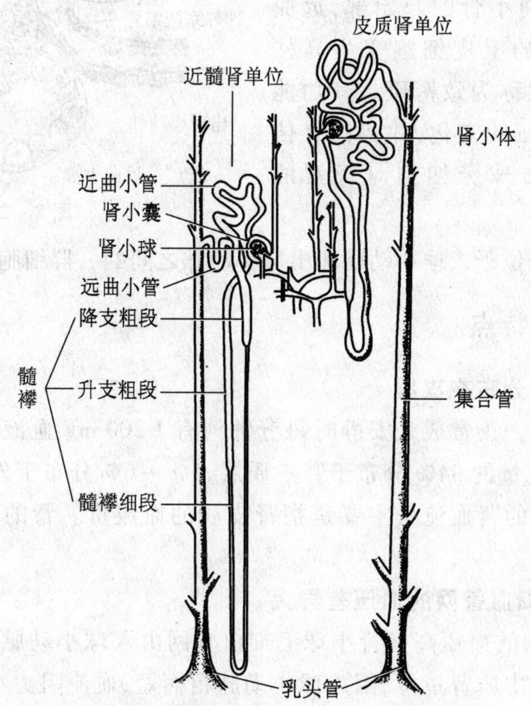

图 8－1　皮质肾单位和近髓肾单位的结构

表 8－1　皮质肾单位和近髓肾单位的区别

区别点	皮质肾单位	近髓肾单位
肾小球分布	皮质外 1/3～2/3	皮质内 1/3
肾单位数量	多（占 85%～90%）	少（占 10%～15%）
肾小球体积	小	大

续表

区别点	皮质肾单位	近髓肾单位
入、出球小动脉口径	入球小动脉 > 出球小动脉	差异甚小
出球小动脉分支	形成肾小管周围毛细血管网	形成肾小管周围毛细血管网和U形直小血管
髓襻长度	短（只达外髓层）	长（达内髓层）
球旁器	有，肾素含量多	几乎无，肾素含量少

（三）球旁器

球旁器（juxtaglomerular apparatus）又称近球小体，主要分布在皮质肾单位，由球旁细胞、致密斑和球外系膜细胞组成（图8－2）。

1. 球旁细胞　又称为近球细胞，是位于入球小动脉中膜内的肌上皮样细胞，内有分泌颗粒，分泌颗粒内含有肾素。

2. 致密斑　位于远曲小管的起始部，远曲小管内贴近入球小动脉的上皮细胞变为高柱状，核密集且染色较深，故称为致密斑。其功能是感受小管液中 NaCl 含量的变化，并将信息传递给球旁细胞，从而调节球旁细胞对肾素的分泌。

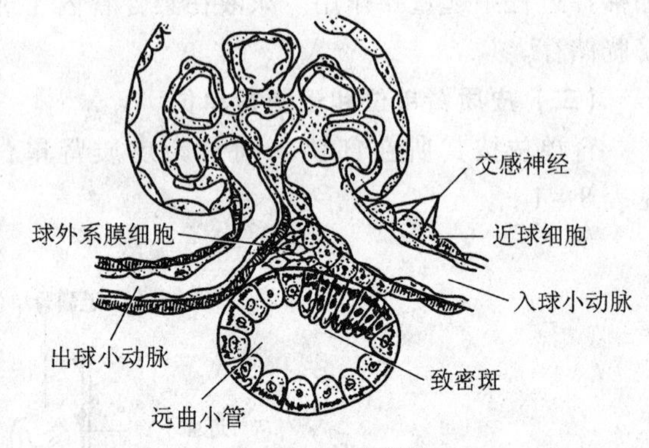

图8－2　球旁器

3. 球外系膜细胞　是位于入球小动脉和出球小动脉之间的一群细胞，具有吞噬和收缩功能。

二、肾血液循环的特点

（一）血流量大，主要分布在皮质

肾的血液供应很丰富。正常成人安静时每分钟约有 1 200 mL 血液流经两肾，相当于心排血量的20%～25%。肾血流量的94%分布于肾皮质层，5%～6%分布于外髓质层，只有不到1%分布于内髓质层。通常所说的肾血流量主要是指肾皮质的血流量。肾的血流量大，有利于完成其泌尿功能。

（二）两套串联的毛细血管网的血压差异大

1. 肾小球毛细血管网的血压高　肾小球毛细血管网由入球小动脉分支形成，介于入球小动脉和出球小动脉之间。在皮质肾单位，因入球小动脉粗而短，血流阻力小，流入血量大；出球小动脉细而长，血流阻力大，故肾小球毛细血管的血压高，这有利于肾小球的滤过。

2. 肾小管周围毛细血管网的血压低　肾小管周围毛细血管网由出球小动脉的分支形成。在血流经过入球小动脉和出球小动脉之后，因阻力消耗，故肾小管周围毛细血管网的血压降低，这有利于肾小管的重吸收。另外，近髓肾单位的出球小动脉有的构成U形的直小血管，在尿液浓缩和稀释功能中起重要作用。

（三）肾小管周围毛细血管内血液的胶体渗透压较高有利于肾小管重吸收

由于血液流经肾小球时，大量水分被滤出，因此，分布在肾小管周围毛细血管内血液的胶体渗透压较高，有利于将肾小管上皮细胞重吸收入肾间质内的物质转运入血液。

（四）直小血管的形态有利于肾髓质高渗透压的维持

肾髓质内的直小血管与肾单位的髓襻平行，其U形的形状和对水、电解质的高度通透性使之能起逆流交换作用，对于肾髓质中高渗透浓度的维持及尿液的浓缩起重要的作用。

（五）肾血流量的调节

肾血流量的调节涉及两方面的问题：一方面是肾血流量与肾的泌尿功能相适应的问题；另一方面是肾血流量与全身血液循环调节相配合的问题。前者主要靠自身调节，后者主要靠神经和体液调节。

1. 肾血流量的自身调节　离体实验证明，当动脉血压在80～180 mmHg（10.7～24.0 kPa）范围内变动时，肾血流量能维持相对稳定。这种肾血流量不依赖于神经和体液因素的作用，而在一定的动脉血压变动范围内保持相对稳定的现象，称为肾血流量的自身调节。

2. 肾血流量的神经和体液调节　肾交感神经兴奋时，肾血管收缩，使肾血流量减少。肾上腺素、去甲肾上腺素、血管紧张素Ⅱ、血管升压素、内皮素等激素都能引起肾血管收缩，使肾血流量减少；前列腺素、一氧化氮则使肾血管舒张，肾血流量增多。

总之，在通常情况下，一般在血压变动范围内，肾主要靠自身调节来保持肾血流量的相对稳定，以维持正常的泌尿功能；在紧急情况下，通过神经、体液因素的作用，使肾血流量减少，全身血液重新分配，以保证心、肺、脑的血液供应。

第二节　尿生成的过程

尿生成的过程包括三个相互联系的基本步骤（图8－3）：① 肾小球的滤过。② 肾小管和集合管的重吸收。③ 肾小管和集合管的分泌。

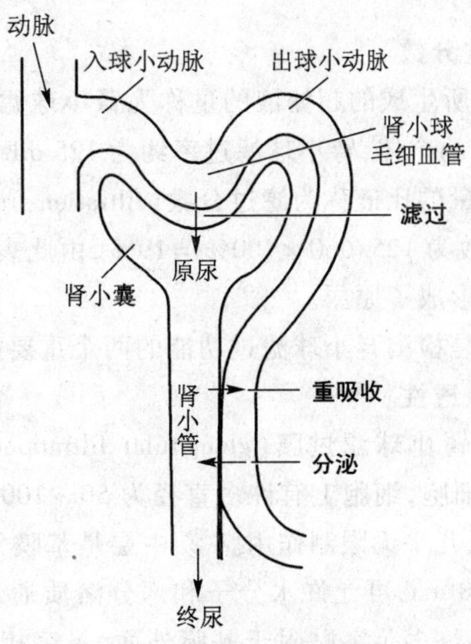

图8－3　尿液生成过程

一、肾小球的滤过功能

血液流经肾小球毛细血管时,在有效滤过压的作用下,使血浆中的水分和小分子物质经滤过膜进入肾小囊腔形成原尿的过程,称**肾小球滤过**(glomerular filtration)。用微穿刺技术进行微量化学分析表明,原尿中的成分与去蛋白的血浆相似(表 8-2)。可见,原尿就是血浆的超滤液。

表 8-2 血浆、原尿和终尿中主要物质比较

成分	血浆(g/L)	原尿(g/L)	终尿(g/L)	浓缩倍数	重吸收率(%)
Na^+	3.3	3.3	3.5	1.1	99
K^+	0.2	0.2	1.54	7.5	94
Cl^-	3.7	3.7	6.0	1.6	99
碳酸根	1.5	1.5	0.07	0.05	99
磷酸根	0.03	0.03	1.2	40.0	7
尿素	0.3	0.3	20.0	67.0	45
尿酸	0.02	0.02	0.5	25.0	79
肌酐	0.01	0.01	1.5	150.0	0
氨	0.001	0.001	0.4	400.0	0
葡萄糖	1.0	1.0	0	0	100*
蛋白质	微量	0	0	0	100*
水	900	980	960	1:1	99

*几乎为 100%

(一)肾小球滤过率和滤过分数

单位时间内(每分钟)两肾所生成的超滤液的量称为**肾小球滤过率**(glomerular filtration rate,GFR)。在体表面积为 1.73 m^2 的个体,肾小球滤过率约为 125 mL/min。

肾小球滤过率与肾血浆流量的比值称为**滤过分数**(filtration fraction,FF)。据测定,肾血浆流量约为 660 mL/min,故滤过分数为 125/660×100% =19%,由此表明,流经肾的血浆约有 1/5 在通过肾小球时滤出到肾小囊中形成了原尿。

肾小球滤过率和滤过分数是检测肾小球滤过功能的两个重要指标。

(二)滤过膜的组成及其通透性

肾小球滤过的结构基础是**肾小球滤过膜**(glomerular filtration membrane),它由三层结构组成:① 内层是毛细血管的内皮细胞,细胞上有许多直径为 50~100 nm 的小孔,称为窗孔,可阻止血细胞通过,但对血浆中的物质几乎无限制作用。② 中层是基膜,厚约 330 nm,是由水和凝胶形成的微纤维网,网孔直径为 2~8 nm,可允许水分子和部分溶质通过,但蛋白质很难通过。③ 外层是肾上囊脏层上皮细胞,伸出许多足突贴附于基膜外面,足突相互交错形成的裂隙称为裂孔,裂孔上覆盖一层薄膜,膜上有 4~14 nm 的微孔,可限制蛋白质通过。

滤过膜三层结构上的微孔组成了滤过膜的机械屏障(图 8-4)。基膜上的网孔直径最小,一般认为它决定了滤过分子的大小,是机械屏障的主要部位。除机械屏障外,在滤过膜的各层,均覆盖着一层带负电荷的物质(主要是糖蛋白),这些物质起着电学屏障的作用,带正电荷的物质易通过,带负电荷的物质不易通过。

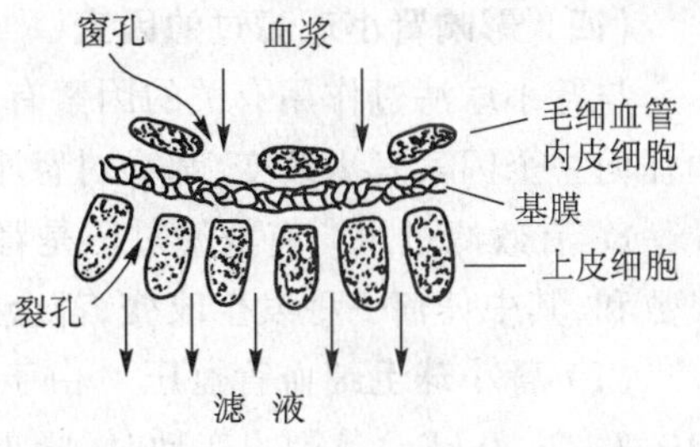

图 8-4　滤过膜结构

血浆中物质能否通过滤过膜,取决于被滤过物质的分子大小及其所带电荷。一般来说,分子有效半径小于 2.0 nm 的中性物质可自由通过滤过膜,如葡萄糖分子的有效半径为 0.36 nm,可以自由地被滤过。分子有效半径为 2.0 ~ 4.2 nm 的物质,随着有效半径的增加,它们的滤过率逐渐降低。分子有效半径大于 4.2 nm 的物质则不能滤过。这是因为滤过膜上孔道的口径较小。不同物质通过滤过膜的能力还取决于被滤过物质所带电荷的性质。血浆中的清蛋白虽然有效半径为 3.6 nm(相对分子质量为 69 000),但因为通常是带负电荷的,所以仍很难被滤过。而当相对分子质量很小时,即使带负电荷也能滤过,如 Cl^-、HCO_3^-、HPO_4^- 和 SO_4^{2-} 等,所以,原尿中除没有血细胞和大分子的血浆蛋白质外,其他成分与血浆相似。

(三) 有效滤过压

有效滤过压(effective filtration pressure, EFP)是肾小球滤过的动力,是指促进超滤的动力与对抗超滤的阻力之间的差值(图 8-5),超滤的动力包括肾小球毛细血管血压和肾小囊内超滤液的胶体渗透压。正常情况下,前者为 45 mmHg,后者接近于 0 mmHg;超滤液的阻力包括肾小球毛细血管内的血浆胶体渗透压和肾小囊内的静水压。正常情况下,肾小球毛细血管入球端胶体渗透压约为 25 mmHg,肾小球囊内压约为 10 mmHg,较为恒定。

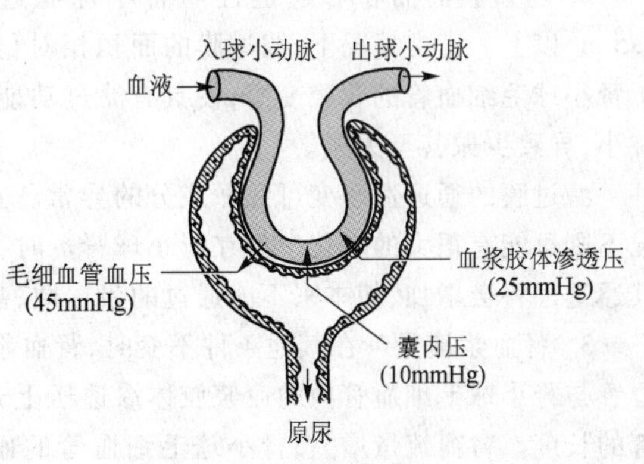

图 8-5　有效滤过压

肾小球有效滤过压 = 肾小球毛细血管血压 -(血浆胶体渗透压 + 囊内压)

将上述数据代入公式,则肾小球毛细血管始端的有效滤过压 = 45 -(25 + 10)= 10 mmHg。肾小球毛细血管内的血浆胶体渗透压不是固定不变的,当毛细血管血液从入球小动脉端流向出球小动脉端时,由于不断生成超滤液,血浆中蛋白质浓度相对增加,血浆胶体渗透压逐渐升高,因而有效滤过压的值就逐渐减小。当血浆胶体渗透压升高至 35 mmHg 时,有效滤过压降低到零,称为滤过平衡,滤过停止。

可见,尽管肾小球毛细血管全长都可发生滤过,但从入球端到出球端移行的过程中,只是在有效滤过压为零之前的一段毛细血管发生了滤过作用。发生滤过的毛细血管长度取决于有效滤过压下降的速率或血浆胶体渗透压升高的速率。当有效滤过压下降的速率减小(即血浆胶体渗透压升高的速率减小)时,则有滤过作用的毛细血管长度延长,生成的原尿量增多;反之,生成的原尿就会减少。

（四）影响肾小球滤过的因素

与肾小球滤过作用有关的因素有：有效滤过压、滤过膜的面积及其通透性和肾血浆流量，其中任何一个因素发生改变，都会对肾小球的滤过产生不同程度的影响。

1. 有效滤过压　有效滤过压是肾小球毛细血管血压、血浆胶体渗透压和囊内压三种力量的代数和，其中任何一种发生改变，都会影响有效滤过压的值，进而影响肾小球滤过率。

（1）肾小球毛细血管血压　由于肾血流量的自身调节机制，当动脉血压在 80～180 mmHg（10.7～24.0 kPa）范围内变动时，肾小球毛细血管血压可保持相对稳定，从而使肾小球滤过率基本不变。当动脉血压降低到 80 mmHg 以下时，肾小球毛细血管血压降低，有效滤过压降低，肾小球滤过率也降低，导致尿量减少，当动脉血压低于 40 mmHg（5.3 kPa）时，肾小球滤过率急剧下降，可导致无尿。在大失血时，全身血压显著降低，有效滤过压降低，可出现少尿甚至无尿。

（2）血浆胶体渗透压　生理情况下血浆胶体渗透压的变化不大。当由静脉输入大量生理盐水使血浆稀释，或某些病理情况下使血浆蛋白质的浓度明显降低，都会导致血浆胶体渗透压下降，有效滤过压和肾小球滤过率增加，使尿量增加。

（3）囊内压　正常人囊内压较稳定。只有当尿液的流出通路发生阻塞时，如肿瘤压迫、输尿管结石等情况下，囊内压才会升高，从而降低有效滤过压和肾小球滤过率。

2. 滤过膜的面积和通透性　肾小球滤过率与滤过面积有关。成人两肾总滤过面积在 1.5 m^2 以上。正常情况下，滤过膜的面积相对稳定。但在病理情况下，如急性肾小球肾炎时，由于肾小球毛细血管的管腔变窄，使具有滤过功能的肾小球减少，滤过面积减少，肾小球滤过率亦减小，导致少尿甚至无尿。

滤过膜的通透性改变可致尿成分的异常。正常情况下滤过膜的通透性较稳定，但在病理情况下则可能有很大的变化。如在肾小球肾炎时，由于滤过膜的机械屏障和电学屏障作用被破坏，其通透性将会增加，使本来不能通过的蛋白质，甚至红细胞也可漏入肾小囊，出现蛋白尿和血尿。

3. 肾血浆流量　在其他条件不变时，肾血浆流量主要影响滤过平衡的位置。而滤过平衡的位置与肾小球毛细血管内的血浆胶体渗透压上升速率密切相关，它决定了有滤过作用的毛细血管的长度。肾血流量增大，肾小球毛细血管的血浆胶体渗透压上升速率（或有效滤过压下降速率）减慢，滤过平衡靠近出球小动脉端，使具有滤过作用的毛细血管长度增加，肾小球滤过率增大，尿量增多。反之，当肾血流量减少时，滤过平衡靠近入球小动脉端，故肾小球滤过率减少。当肾交感神经强烈兴奋引起入球小动脉阻力明显增加时（如剧烈运动、失血、缺氧和中毒性休克等），肾血流量和肾血浆流量明显减少，肾小球滤过率显著降低。

二、肾小管和集合管的重吸收功能

原尿进入肾小管后称为小管液。小管液在流经肾小管和集合管时，其中大部分的水和溶质（有的几乎是全部）被管壁细胞吸收回血液的过程，称为肾小管和集合管的**重吸收**（reabsorption）。

由表 8－2 可见，终尿与原尿相比，在质和量两方面都有很大的差别，这主要是由于肾小管和集合管具有选择性重吸收的缘故。从量方面来看，人每昼夜生成的原尿量可达 180 L，但最终排出体外的尿量仅约 1.5 L，只占原尿量的 1% 左右，证明原尿中的水 99% 以上被重吸收入血。从质方面可以看出，经肾小球滤出的原尿中绝大部分对机体有用的物质都被肾小管和集合管选择性地重吸收了。比如葡萄糖和 Na^+、HCO_3^- 等，可全部或大部分被重吸收；尿素和磷酸根等可部分被重吸收；肌酐等代谢产物和进入体内的异物（如药物），则不被重吸收而全部排出体外。可见，这种选择性重吸收保留了对机体有用的物质，清除了对机体有害的物质和过剩的物质，实现了对人体内环境的净化。

（一）重吸收的部位、方式及途径

1. 重吸收的部位　各段肾小管和集合管都具有重吸收功能，但近端小管（尤其是近曲小管）重吸收的物质种类最多、数量最大，因而是重吸收的主要部位。正常情况下，小管液中的葡萄糖、氨基酸等营养物质，几乎全部在近端小管被重吸收；80%～85%的 HCO_3^-、65%～70%的水和 Na^+、K^+、Cl^- 等，也在此被重吸收。余下的水和盐类陆续在髓襻细段、远端小管和集合管被重吸收，少量随尿排出。远曲小管和集合管虽然重吸收的量较少，但可受到多种因素的影响和调节，因而在调节机体水平衡、酸碱平衡和电解质平衡中起重要作用。

2. 重吸收的方式　重吸收的方式有主动和被动两种。

(1) 主动重吸收　是指肾小管上皮细胞通过某种耗能过程，将小管液中的溶质逆浓度差和（或）电位差转运到管周组织液并入血的过程。根据主动转运过程中能量来源不同，分为原发性主动重吸收和继发性主动重吸收两种，前者所需能量由 ATP 直接提供，如 Na^+、K^+ 的重吸收；后者所需能量间接来源于钠泵，如葡萄糖、氨基酸等的重吸收。

(2) 被动重吸收　是指小管液中的水和溶质顺浓度差或电位差或渗透压差转运到管周组织液并入血的过程。

3. 重吸收的途径　重吸收的途径有跨细胞途径和细胞旁途径，以前者为主。在肾小管上皮细胞之间靠管腔侧膜有紧密连接，将细胞间隙与管腔隔开，通过该处的重吸收称为细胞旁途径。该途径在水和溶质的转运中，为跨细胞途径重吸收的补充。

（二）几种物质的重吸收

1. Na^+ 和 Cl^- 的重吸收　原尿中99%以上的 Na^+ 可被肾小管与集合管重吸收，这对维持细胞外液的总量及渗透压十分重要。Na^+ 在肾小管各段的重吸收率不同。近端小管是 Na^+ 重吸收的主要部位，此处 Na^+ 重吸收量占滤过量的65%～70%，远曲小管重吸收10%，其余 Na^+ 分别在髓襻升支和集合管被重吸收。Na^+ 主要以主动转运的方式被重吸收。各段肾小管对 Na^+ 的重吸收机制不同。

在近端小管的前半段，小管液中的 Na^+ 分别与葡萄糖或氨基酸同向转运，或与细胞内的 H^+ 逆向转运而进入细胞内。Na^+ 随即被细胞管周膜和侧膜上的 Na 泵泵至细胞间隙；进入细胞内的葡萄糖、氨基酸则通过易化扩散进入血液中。

由于细胞间隙 Na^+ 浓度升高，渗透压也升高，通过渗透作用，水也随之进入细胞间隙，使其中的静水压升高，这一压力可促使 Na^+ 和水进入邻近的毛细血管；也可能有一部分 Na^+ 和水撑开细胞间隙靠近管腔侧的紧密连接而又回至小管腔内，后一现象称为回漏，故这种重吸收模式又称为泵－漏模式（图8－6）。在近端小管前半段，因 H^+－Na^+ 交换使细胞内的 H^+ 进入小管液，HCO_3^- 则被重吸收，而 Cl^- 不被重吸收，其结果是小管液中 Cl^- 的浓度高于管周组织液的浓度。

在近端小管的后半段，NaCl 是通过细胞旁和跨细胞两条途径重吸收的，以前者为主。① 细胞旁重吸收途径：由于近端小管前半段，葡萄糖、氨基酸、HCO_3^- 及水随 Na^+ 而大量被重吸收，又因 HCO_3^- 的重吸收率大于 Cl^- 的，结果使小管液中 Cl^- 浓度比管周组织间隙液高20%～40%，因此 Cl^- 在近端小管后半段，可顺电化学梯度，通过紧密连接而进入细胞间隙，于是管腔内变为正

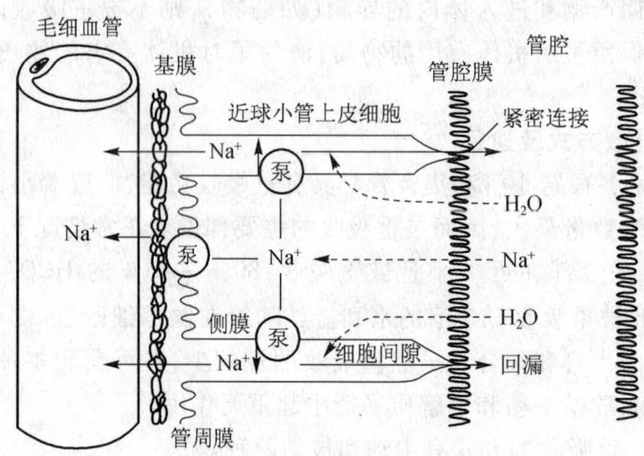

图 8-6 近端小管重吸收 NaCl

电位,这又促使 Na^+ 顺电位差通过紧密连接而进入细胞间隙。Na^+ 与 Cl^- 的这种重吸收方式都是被动的。② 跨细胞重吸收途径:小管液中的 Na^+ 通过 Na^+-H^+ 交换进入细胞,并被 Na 泵泵至细胞间隙,然后进入周围毛细血管。

髓襻各段及远曲小管对 NaCl 的重吸收见后述。

2. 水的重吸收 水主要是由于溶质重吸收后造成的渗透压差而随之被动重吸收的。正常人滤液中的水分约 99% 被重吸收,仅有 1% 排出体外。水重吸收量只要减少 1%,尿量就可增加 1 倍。

水的重吸收可分为两部分:① 必然性重吸收。在近端小管伴随溶质重吸收的水与体内是否缺水无关,总是占原尿中水的 65% ~70%,该段小管液与血浆渗透压相等,是等渗性、必然性重吸收。② 调节性重吸收。在远曲小管和集合管,其上皮细胞对水不易通透,这部分水的重吸收只有在抗利尿激素(又称血管升压素)的存在下才能进行,即受抗利尿激素的调节,占原尿中水的 20% ~30%。因此,远曲小管和集合管对水的重吸收在决定尿量的多少、尿液渗透压的高低及在调节机体的水平衡和渗透压平衡中具有重要作用。

3. HCO_3^- 的重吸收 正常由肾小球滤过的 HCO_3^- 80% ~85% 在近端小管重吸收。由于小管液中 HCO_3^- 不易透过管腔膜,它可与肾小管细胞分泌的 H^+ 结合成 H_2CO_3 再分解为 CO_2 和 H_2O,进一步以 CO_2 形式进入上皮细胞并在细胞内碳酸酐酶的催化下与 H_2O 结合生成 H_2CO_3,再解离为 HCO_3^- 和 H^+,H^+ 被分泌到小管腔,HCO_3^- 则与 Na^+ 一起重吸收入血。因此,HCO_3^- 是以 CO_2 形式重吸收的。由于 CO_2 为高度脂溶性的,可迅速通过细胞膜,这就使 HCO_3^- 的重吸收优先于 Cl^- 的重吸收。如果滤过的 HCO_3^- 量超过了 H^+ 的分泌量,则多余的 HCO_3^- 因不易透过细胞膜而随尿排出体外。

4. K^+ 的重吸收 原尿中 90% 左右的 K^+ 被重吸收回血。K^+ 重吸收的主要部位在近端小管,是逆电化学梯度主动重吸收的。终尿中的 K^+ 主要是由远曲小管和集合管分泌来的,其分泌量的多少取决于体内血 K^+ 浓度,并受醛固酮的调节。

5. 葡萄糖和氨基酸的重吸收 正常情况下,原尿中的葡萄糖全部被重吸收回血液,故终尿中不含葡萄糖。葡萄糖的重吸收是一种需要 Na^+ 参与的耗能的继发性主动转运的过程。葡萄糖的重吸收全部在近端小管中进行，其他各段肾小管都不能重吸收葡萄糖。由于葡萄糖的转运需要载体参与，而载体的数量是有限的，故肾小管重吸收葡萄糖有一定限度，当血糖浓度超过160～180 mg/100 mL时，小管液中的葡萄糖不能全部被重吸收，尿中将出现葡萄糖。通常把尿中开始出现葡萄糖时的最低血糖浓度称为**肾糖阈**(renal glucose threshold)，正常人为160～180 mg/100 mL。血糖浓度再继续升高，尿中葡萄糖含量也将随之不断增加；当血糖浓度超过约300 mg/100 mL后，全部肾小管对葡萄糖的吸收均已达到极限，此值即为**葡萄糖吸收极限量**。此后尿中葡萄糖的排出率将随血糖浓度的升高而平行的增加。

肾小管对氨基酸的重吸收机制与葡萄糖的重吸收相似，也是与Na^+经载体同向转运而继发性主动重吸收的，只是它们的载体结构可能各不相同。

三、肾小管和集合管的分泌功能

肾小管和集合管的**分泌**(secretion)是指肾小管上皮细胞将自身代谢的物质或血液中的物质排入小管液中的过程。肾小管和集合管主要分泌H^+、氨和K^+，这对保持体内电解质平衡和酸碱平衡具有重要意义。

(一) H^+的分泌

近端小管、远端小管和集合管上皮细胞都有分泌H^+的功能。但主要部位在近端小管。H^+的分泌有两种机制，Na^+-H^+交换和H^+泵主动分泌H^+，以前者为主。

由细胞代谢产生的或从小管液进入细胞内的CO_2，在碳酸酐酶的催化下，与H_2O结合生成H_2CO_3，后者解离成H^+和HCO_3^-。细胞内的H^+和小管液中的Na^+与细胞膜上的转运体结合，H^+被分泌到小管液中，而小管液中的Na^+被重吸收入细胞。H^+的分泌与Na^+的重吸收呈逆向转运，二者相互联系，称为**H^+-Na^+交换**(H^+-Na^+ exchange)。在细胞内生成的HCO_3^-扩散至管周组织液，同其中的Na^+生成$NaHCO_3$并入血。由此可见，每分泌一个H^+，可重吸收一个Na^+和一个HCO_3^-回血（图8－7）。碳酸氢钠是体内重要的碱储备。因此，肾小管和集合管分泌H^+起到了排酸保碱的作用，对维持体内的酸碱平衡具有非常重要的意义。

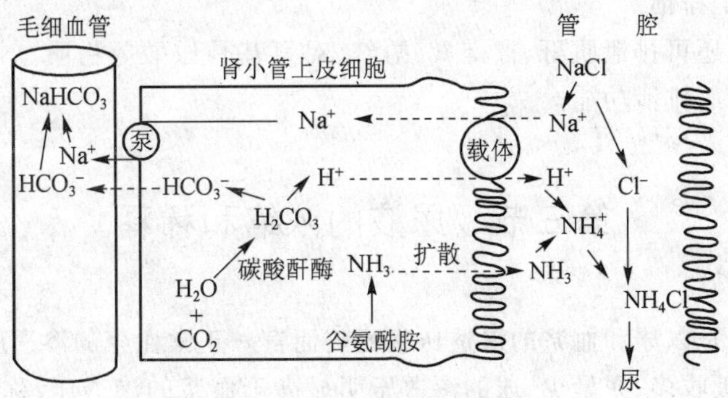

图8－7 肾小管分泌H^+和NH_3过程

(二) NH_3的分泌

正常情况下，NH_3主要由远曲小管和集合管分泌。酸中毒时，近端小管也可分泌NH_3。细胞内的NH_3主要来源于谷氨酰胺的脱氨反应，其他氨基酸也可氧化脱氨生成NH_3。NH_3是脂溶性物质,其扩散的方向朝着 pH 较低的一侧进行,故易于通过细胞膜扩散入小管液中。进入小管液中的 NH_3 与其中的 H^+ 结合成 NH_4^+。NH_4^+ 的生成减少了小管液中的 H^+,有助于 H^+ 的继续分泌。NH_4^+ 是水溶性的,不能通过细胞膜,小管液中的 NH_4^+ 则与强酸盐(如 NaCl)的负离子结合生成铵盐(NH_4Cl)随尿排出。强酸盐的正离子(如 Na^+)则与 H^+ 交换而进入肾小管细胞,然后和细胞内的 HCO_3^- 一起被转运入血。随着小管液中的 NH_3 与 H^+ 结合生成 NH_4^+,小管液中的 NH_3 降低,有利于 NH_3 的继续分泌。

由此可见,NH_3 的分泌与 H^+ 的分泌密切相关,H^+ 分泌增加可促进 NH_3 分泌增多。肾小管和集合管细胞在分泌 H^+ 和 NH_3 的同时,促进了 $NaHCO_3$ 的重吸收,从而实现了肾排酸保碱的功能。

(三) K^+ 的分泌

小管液中的 K^+ 绝大部分被肾小管各段和集合管重吸收入血,只有极少部分从尿排出。尿液中的 K^+ 主要由远曲小管和集合管分泌。远曲小管和集合管具有主动重吸收 Na^+ 的作用。Na^+ 的重吸收使管腔内成为负电位(-40 mV 至 -10 mV);Na 泵的活动则促使组织液的 K^+ 进入细胞,增加了细胞内和小管液之间的 K^+ 浓度差,以上二者均有利于 K^+ 进入小管液中。K^+ 的分泌与 Na^+ 的主动重吸收有密切的联系。在小管液中的 Na^+ 重吸收入细胞的同时,K^+ 被分泌到小管液内,这种 K^+ 的分泌与 Na^+ 重吸收相互联系,称为 **K^+-Na^+ 交换**(K^+-Na^+ exchange)。由于 K^+-Na^+ 和 H^+-Na^+ 交换都是 Na^+ 依赖性的,故二者呈竞争性抑制,即当 H^+-Na^+ 交换增强时,K^+-Na^+ 交换减弱,反之,H^+-Na^+ 交换减弱时,K^+-Na^+ 交换则增强。在酸中毒时,小管细胞内的碳酸酐酶活性增强,H^+ 生成增多,H^+-Na^+ 交换增强,以增加 $NaHCO_3$ 的重吸收,而 K^+-Na^+ 交换则变弱,K^+ 随尿排出减少,可能导致高钾血症。

体内的 K^+ 主要由肾排泄。正常情况下,机体摄入的 K^+ 和排出的 K^+ 保持动态平衡。但当膳食中缺钾或病人不能进食时,肾小管依旧排 K^+,故应适当补充钾盐,以免造成低钾血症。肾衰竭或严重酸中毒患者,肾排 K^+ 量过少,可出现高钾血症。血中 K^+ 浓度过高或过低,都会对人体的功能,尤其是对神经和心肌的兴奋性产生不利的影响。

(四) 其他物质的排泄

肾小管上皮细胞还可排泄肌酐、青霉素、酚红、对氨基马尿酸等物质。临床上酚红排泄试验主要用来检查肾小管的排泄功能。

第三节 尿液的浓缩和稀释

尿的浓缩和稀释是以尿和血浆的渗透压相比较而言。正常血浆的渗透压约为 300 mmol。当机体缺水时,水的重吸收多,尿量少,尿的渗透压明显高于血浆的渗透压,称为**高渗尿**(hypertonic urine),表示尿被浓缩。当机体液体量过多时,水的重吸收少,尿量增多,渗透压将低于血浆的渗透压,称为**低渗尿**(hypotonic urine),表示尿液被稀释。无论机体缺水或水过剩,其排出尿的渗透压总是与血浆渗透压相等或接近,则称为等渗尿,表明肾的浓缩与稀释功能严重减退。肾排出浓缩尿或稀释尿有助于维持体液的正常渗透压,维持机体水平衡。测定尿液的渗透压可了解肾浓缩或稀释的功能。

一、尿液浓缩的先决条件——肾髓质高渗梯度

尿液的浓缩是因为小管液中的水的重吸收多于溶质的重吸收，使相对较多的溶质留在小管液中而造成的。水的重吸收的动力来自髓质部组织间隙中高渗梯度的建立。肾髓质部组织液的渗透压高于血浆渗透压，而且从外髓向乳头部不断升高，称为肾髓质高渗梯度。早在 20 世纪 50 年代初就有人用冰点降低法测定了鼠肾分层切片的渗透压，观察到肾皮质部切片中组织液的渗透压与血浆渗透压相等，说明皮质组织液是等渗的；而髓质部组织液的渗透压比血浆渗透压高，从髓质外层向乳头深入，渗透压依次为血浆的 2 倍、3 倍、4 倍，说明髓质组织液是高渗的，且存在明显的高渗梯度，越向内髓深入，渗透压越高（图 8－8）。

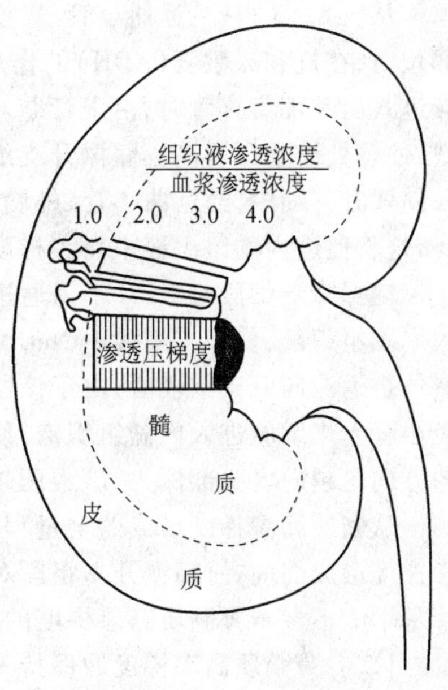

图 8－8　肾髓质高渗梯度

（一）肾髓质高渗梯度的形成

肾髓质高渗梯度的形成与肾小管各段及集合管对物质的通透性不同有关，现列表说明（表 8－3）

表 8－3　兔各段肾小管和集合管对不同物质的通透性

肾小管部分和集合管	水	Na^+	尿素
髓袢升支粗段	不易通透	Na^+ 主动重吸收 Cl^- 继发性主动重吸收	不易通透
髓袢升支细段	不易通透	易通透	中等通透
髓袢降支细段	易通透	不易通透	不易通透
远曲小管	有 ADH 时水易通透	泌 K^+，Na^+-K^+ 交换	不易通透
集合管	有 ADH 时水易通透	易通透	皮质和外髓部不易通透内髓部易通透

注：ADH 为抗利尿激素

1. 外髓部高渗梯度的形成　外髓部高渗梯度的形成，有赖于髓袢升支粗段（该段正好处于外髓部）对 NaCl 的主动重吸收。从表 8－3 得知：该段对水不易通透，所以，髓袢升支粗段小管液向皮质方向流动时，其中 NaCl 不断进入周围组织液，而水不能伴随被重吸收，因而外髓部组织液变为高渗，而且越靠近内髓部，渗透压越高（图 8－9）。

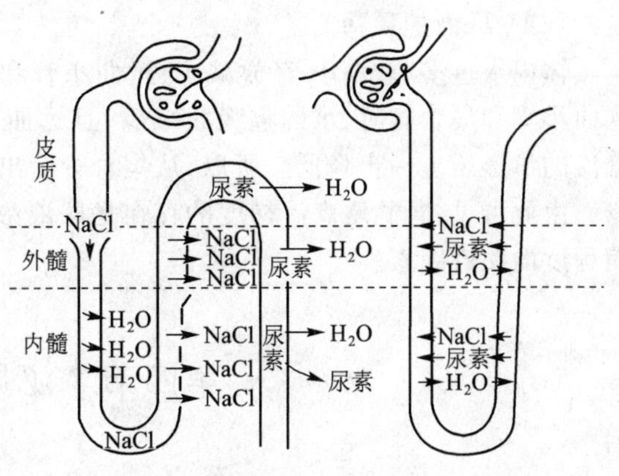

图 8－9　肾髓质高渗梯度形成与保持

2. 内髓部高渗梯度的形成　内髓部高渗梯度的形成是由内髓集合管扩散出来的尿素和由髓袢升支细段扩散出来的 NaCl 共同形成的。

从表 8-3 得知:远曲小管、皮质部和外髓部的集合管对尿素都不易通透,当小管液流经这些部位时,在抗利尿激素(ADH)的作用下,水被重吸收,使小管液中尿素的浓度不断升高,当小管液进入内髓部集合管时,由于管壁对尿素易通透,小管液中尿素就顺浓度差迅速进入内髓组织间液,使该处渗透压增高。髓袢升支细段对尿素具有中等通透性,内髓组织液中的尿素可部分扩散入髓袢升支细段,经远曲小管、外髓部集合管至内髓部集合管时再扩散入组织液,形成尿素再循环,这将促进内髓组织液中高渗梯度的形成。

髓袢降支细段对 NaCl 不易通透,但对水易通透,所以当小管液流经该段时,其中水分不断进入周围组织液,使降支细段中 NaCl 不断浓缩,至髓袢顶端时,小管液中 NaCl 浓度达最高,当其中液体折返流向升支细段时,由于该段对 NaCl 易通透,但对水的通透性低,所以,NaCl 顺着浓度差经小管上皮细胞进入内髓组织液,使内髓部渗透压进一步升高,且形成明显的渗透压梯度,梯度的方向是越向乳头部深入,渗透压越高。

从髓质高渗梯度形成的全过程来看,各部肾小管对水、NaCl 和尿素的通透性不同是髓质高渗梯度形成的前提,髓袢升支粗段对 NaCl 主动重吸收是髓质高渗梯度形成的始动因素。近端小管基本上不参与肾髓质高渗梯度的形成。

(二) 肾髓质高渗梯度的保持——直小血管的逆流交换作用

直小血管由近髓肾单位的出球小动脉延续而来,呈"U"字形,与近髓肾单位的髓袢平行,其中血流阻力较大,血流缓慢。

由于直小血管中血流缓慢,有较充分的时间进行逆流交换。所以,通过直小血管,既可保留肾髓质组织液高浓度的溶质,又可带走肾髓质重吸收的水分,从而就使肾髓质高渗梯度得以保持(图 8-9)。

二、尿液浓缩和稀释的过程

尿液浓缩和稀释过程主要在远曲小管和集合管中进行,受抗利尿激素(ADH)的调节。

(一) 尿液的浓缩

由髓袢升支粗段流入远曲小管的小管液是低渗的。机体缺水时,ADH 释放较多,使远曲小管和集合管对水的通透性增加,这种低渗小管液流经远曲小管时,其中的水分不断进入组织液被重吸收,于是小管液逐渐变为等渗,之后,在流经髓质集合管时,因髓质组织液存在高渗梯度,小管液中的水分便会进一步被重吸收。于是,从集合管流出的液体即变为高渗,尿被浓缩。

(二) 尿液的稀释

体内水过多时,ADH 释放减少,远曲小管和集合管对水的通透性降低,低渗的小管液在流经远曲小管和集合管时,水的重吸收减少,且远曲小管和集合管还能继续主动重吸收 NaCl。使小管液的渗透压进一步降低。所以,从集合管流出的小管液为低渗液,尿被稀释。

由此可见,肾髓质高渗梯度的存在是尿液浓缩的先决条件,而 ADH 的释放量是决定尿液浓缩程度的关键因素。

第四节　泌尿功能的调节

尿生成的过程包括肾小球的滤过、肾小管和集合管的重吸收和分泌。机体对泌尿功能的调节就是通过对上述作用的调节来实现的。有关肾小球滤过作用的调节已在第二节叙述,本节着重讨论影响肾小管和集合管重吸收和分泌的因素,包括神经调节、体液调节和自身调节。

一、肾内的自身调节

(一) 小管液中溶质的浓度

小管液中溶质所形成的渗透压是对抗肾小管重吸收水的力量。若小管液溶质的浓度升高,其渗透压也随之升高,水的重吸收减少,尿量将增多。这种由于小管液中溶质浓度增加,渗透压升高而引起尿量增多的现象,称为**渗透性利尿**(osmotic diuresis)。例如,糖尿病患者的多尿就是由于其胰岛素不足,葡萄糖不能被组织细胞利用,血糖浓度过高,超过了肾糖阈,肾小球滤过形成的原尿中葡萄糖含量增多,肾小管不能全部将它们重吸收回血液,使小管液中溶质的浓度增加,渗透压升高,使水的重吸收减少所致。临床上静脉注射甘露醇或山梨醇等药物利尿,正是利用它们可以经肾小球滤过,而不被肾小管和集合管重吸收,使小管液中溶质的浓度增高,小管液的渗透压升高,肾小管和集合管对水的重吸收减少,从而达到利尿消肿的目的。

(二) 球管平衡

近端小管的重吸收率与肾小球滤过率保持着动态平衡。不论肾小球滤过率增多或减少,近端小管对滤液的重吸收率始终占肾小球滤过率的65% ~70%,这种现象称为**球管平衡**(glomerulo-tubular balance)。其生理意义在于保持尿量不致因肾小球滤过率的变化而发生大幅度的变动。

球管平衡现象与近端小管对 Na^+ 的定比重吸收有关。近端小管对 Na^+ 的重吸收量总是占滤过量的65% ~70%,从而决定了对滤液的重吸收量也是占肾小球滤过率的65% ~70%。定比重吸收形成的机制主要与肾小管周围毛细血管的血浆胶体渗透压的变化有关。如果肾血流量不变而肾小球滤过率增加,则进入近端小管旁毛细血管的血量就会减少,毛细血管血压下降,而血浆胶体渗透压升高,在这种情况下,小管细胞间的液体加速进入毛细血管,其间的静水压降低,有利于肾小管增加对 Na^+ 和水的重吸收,使重吸收的量达肾小球滤过率的65% ~70%。如果肾小球滤过率减少,则发生相反的变化,但重吸量仍保持在此范围。

球管平衡在某些情况下可能被打破。如渗透性利尿时,近端小管重吸收率减少而肾小球滤过率可不受影响,使重吸收率低于65%,尿量和NaCl排出量就会明显增多。

二、神经调节

一般认为,肾主要受交感神经支配。肾交感神经兴奋时,节后纤维末梢释放去甲肾上腺素,可通过以下三个方面的作用调节泌尿活动:① 入球小动脉和出球小动脉收缩,以入球小动脉收缩更为明显,引起血流阻力增大,肾小球毛细血管血浆流量减少。② 刺激近球旁器中的球旁细胞释放肾素,激活肾素 - 血管紧张素 - 醛固酮系统的活动,增加肾小管对NaCl和水的重吸收。③ 直接增加近端小管重吸收 Na^+、Cl^- 和水。这是通过 α_1 肾上腺素能受体介导的,其作用可被 α_1 肾上腺素能受体拮抗剂所阻断。

三、体液调节

(一) 抗利尿激素

1. 抗利尿激素的来源及作用　抗利尿激素(ADH)又称血管升压素(VP),是由下丘脑视上核和室旁核的神经元合成的含9个氨基酸的肽类激素，经下丘脑－垂体束运输到神经垂体储存。当视上核神经元兴奋时，神经冲动经下丘脑－垂体传导至末梢，使ADH释放入血液。

抗利尿激素的主要作用是提高远曲小管和集合管（尤其是内髓集合管）上皮细胞对水的通透性，从而增加水的重吸收，使尿液浓缩，尿量减少，而发挥抗利尿作用。此外，抗利尿激素还能增加髓襻升支粗段对NaCl的主动重吸收和内髓集合管对尿素的通透性，提高肾髓质的高渗梯度，并能使直小血管收缩，减少髓质血流量，这些都有利于尿液的浓缩。其作用机制是通过与远曲小管后段和集合管上皮细胞管周膜上的 V_2 受体结合，激活膜内的腺苷酸环化酶，使细胞内cAMP增加，cAMP又激活细胞中的蛋白激酶，进而使管腔膜上的水通道增加，对水的通透性增大。

2. 抗利尿激素分泌的调节　引起抗利尿素释放增多的有效刺激主要是血浆晶体渗透压升高、循环血量减少和动脉血压降低（图8－10）。

(1) 血浆晶体渗透压的改变　血浆晶体渗透压的改变是调节抗利尿激素分泌的最有效的刺激因素。下丘脑视上核和室旁核及其周围区域存在渗透压感受器，这些细胞对血浆晶体渗透压，尤其是对NaCl浓度的改变非常敏感。只要血浆中晶体渗透压改变1%～2%，就能使它兴奋或抑制。在人体大量出汗或病理情况下发生严重的呕吐、腹泻后，体内水分丧失，血浆晶体渗透压升高，对渗透压感受器的刺激增强，使抗利尿激素释放增多，远曲小管和集合管对水的通透性增加，水重吸收增加，尿量减少，从而有利于保存体内水分。反之，如果在短时间内大量饮清水后，水经胃肠吸收入血，血液被稀释，血浆晶体渗透压降低，引起抗利尿激素释放减少，使渗透压感受器受刺激减弱，神经垂体释放抗利尿激素减少，远曲小管和集合管对水的通透性降低，水重吸收减少，排出大量稀释尿，使体内多余的水能及时排出体外。这种大量饮清水后，由于抗利尿激素合成和释放减少引起尿量明显增多的现象，称为**水利尿**（water diuresis）。临床上常用它来检测受试者肾稀释尿液的功能。

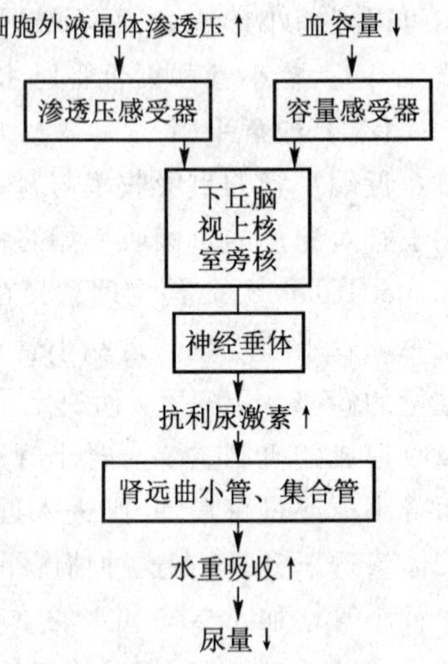

图8－10　抗利尿激素分泌调节

(2) 循环血量的改变　循环血量的变化，可作用于左心房和胸腔大静脉中的容量感受器，经迷走神经传入中枢，反射性地调节ADH的释放。当循环血量增多时，对容量感受器的刺激增强，迷走神经传入冲动增多，导致ADH释放减少，从而引起利尿，排出过多的水分，使循环血量回降。相反，循环血量减少时，容量感受器受刺激减弱，传入冲动减少，可引起口渴及抗利尿激素释放增多，水重吸收量增加，有利于循环血量保持。

可见，血浆晶体渗透压和循环血量的改变，都可通过负反馈机制，调节抗利尿激素的分泌和释放进而维持血浆晶体渗透压和循环血量的相对稳定。

(3) 其他　除上述两个因素外，动脉血压升高可通过压力感受器，反射性地抑制抗利尿激素的释放，疼痛、情绪紧张等可促进抗利尿激素的释放，恶心是引起抗利尿激素分泌和释放的有效刺激，寒冷刺激和乙醇可抑制抗利尿激素的释放，故饮酒后尿量可增加。

当下丘脑病变累及视上核和室旁核或下丘脑－垂体束时，抗利尿激素的合成和释放发生障碍，使尿量大量增加，每日可达 20 L 以上，称为尿崩症。

（二）醛固酮

1. 醛固酮的来源和作用 **醛固酮**（aldosterone）是由肾上腺皮质球状带合成和分泌的一种类固醇激素。它的主要作用是促进远曲小管和集合管上皮细胞对 Na^+ 的主动重吸收，同时促进 K^+ 的分泌，即有保 Na^+ 排 K^+ 的作用。当然，在重吸收 Na^+ 的同时，Cl^- 和水的重吸收量也增加，结果导致细胞外液量增多。

醛固酮的作用机制是进入远曲小管和集合管上皮细胞内，与胞质受体形成醛固酮－胞质受体复合物，后者通过细胞核膜进入细胞核，调节特异性的 mRNA 转录，指导核糖体合成多种醛固酮诱导蛋白而发挥作用。

2. 醛固酮分泌的调节 醛固酮的分泌主要受**肾素－血管紧张素－醛固酮系统**（renin－angiotensin－aldosterone system，RAAS）和血 K^+、血 Na^+ 浓度的调节（图 8－11）。

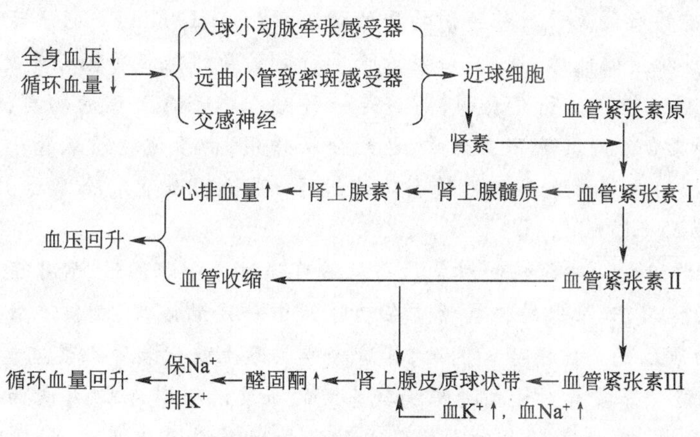

图 8－11 醛固酮分泌调节

（1）肾素－血管紧张素－醛固酮系统 肾素主要由肾的近球细胞分泌，它是一种蛋白水解酶，能将血浆中的血管紧张素原水解为血管紧张素Ⅰ（10 肽）。血管紧张素Ⅰ的主要作用是刺激肾上腺髓质释放肾上腺素。血管紧张素Ⅰ在血液和组织中的血管紧张素转换酶（肺中最丰富）的作用下，生成血管紧张素Ⅱ（8 肽）。血管紧张素Ⅱ除有较强的缩血管作用外，还可刺激肾上腺皮质球状带分泌醛固酮。血管紧张素Ⅱ在氨基肽酶的作用下进一步水解为血管紧张素Ⅲ（7 肽），后者的主要作用是刺激肾上腺皮质球状带分泌醛固酮，此作用比血管紧张素Ⅱ强。

在肾素－血管紧张素－醛固酮系统的激活过程中，肾素的分泌为限速步骤。肾素的分泌受下列因素的调节：① 入球小动脉的牵张感受器。当肾血流量减少，压力降低时，该牵张感受器兴奋。② 致密斑感受器，当远曲小管的小管液中 Na^+ 含量减少时，致密斑感受器兴奋。③ 肾交感神经，在近球细胞上有交感神经末梢分布，肾交感神经兴奋时能引起肾素分泌增加。此外，肾上腺素和去甲肾上腺素也可直接刺激近球细胞，促进肾素分泌。

（2）血 K^+ 和血 Na^+ 浓度 血 K^+ 浓度升高或血 Na^+ 浓度降低，尤其是血 K^+ 浓度升高，可直接刺激肾上腺皮质球状带，使醛固酮的分泌量增加，以促进肾保 Na^+ 排 K^+（图 8－11）。

(三) 心房钠尿肽

心房尿钠肽(ANP)是心房肌细胞合成并释放的肽类激素,由28个氨基酸残基组成,具有明显的促进肾排钠排水的作用。其作用机制可能包括:① 与集合管上皮细胞基底膜上的相应受体结合,激活鸟苷酸环化酶,使细胞内cGMP增多,后者使管腔膜上的钠通道关闭,抑制 Na^+ 重吸收。② 使出球小动脉,尤其是入球小动脉舒张,增加肾血浆流量和肾小动脉滤过率。③ 抑制肾近球细胞分泌肾素。④ 抑制肾上腺皮质球状带分泌醛固酮。⑤ 抑制ADH的分泌。

(四) 其他调节因子

肾内局部还可产生前列腺素、内皮素、一氧化氮、激肽等生物活性物质,它们也参与对肾泌尿功能的调节。

血浆清除率及其意义

血浆清除率是指肾在单位时间内将多少毫升血浆中所含的某物质完全清除出去,这个完全被清除了某物质的血浆毫升数称为该物质的清除率(C,mL/min)。它表示肾在单位时间内从血浆中清除某种物质的能力,因此,血浆清除率对衡量肾的排泄功能有重要意义。可用于:

1. 测定肾小球滤过率 研究表明,菊粉是一种对人体无毒无害的物质,可被肾小球自由滤过,但肾小管和集合管对其既不重吸收,也无分泌作用,由于该物质从肾小球滤过后全部由尿排出,因此,菊粉的血浆清除率即为肾小球滤过率,菊粉的血浆清除率为125 mL/min,所以肾小球滤过率为125 mL/min。

2. 测定肾血浆流量 碘锐特和对氨基马尿酸可通过肾小球滤过,肾小管和集合管对其无重吸收,但有分泌作用,如果保持这类物质在动脉血中一定的浓度,测得在肾静脉中的浓度几乎为零,说明该物质已完全被清除。因此,其清除率实际上就代表肾血浆流量。

3. 判断肾功能 正常肾对于葡萄糖和氨基酸的血浆清除率为零,尿素为70 mL/min,对氨基酸马尿酸为660 mL/min,表明肾对人体需要的营养物质全部重吸收,清除的只是代谢产物和外来物质等。由于血浆清除率考虑了物质的血浆浓度,用被清除了某物质的血浆毫升数来表示,所以,与单纯用尿中排出某物质的绝对量比较,血浆清除率能更好地反映肾对某物质的排泄能力,从而能更好地判断肾排泄功能。

第五节 尿液及其排放

一、尿液

尿的质和量主要反映肾本身的结构和功能状态,也可反映机体其他方面的某些变化。

(一) 尿量

正常人每昼夜尿量为1 000～2 000 mL,平均为1 500 mL。尿量的多少主要决定于机体每日摄取的水量和由其他途径所排出的水量。每昼夜的尿量长期保持在2 500 mL以上时称为**多尿**;每昼夜尿量在100～500 mL之间称为**少尿**;每昼夜尿量少于100 mL,则称为**无尿**。正常人每天约产生 35 g 固体代谢产物，其在尿中的溶解度约为 7 g/100 mL，故每日尿量不应少于 500 mL，否则不足以溶解需要排出的代谢终产物。少尿或无尿会使代谢终产物在体内积聚，导致尿毒症；多尿则可能引起机体缺水，水和电解质平衡紊乱。

（二）尿的理化性质

尿中水分占 95% ~97%，固体物质占 3% ~5%。固体物质包括有机物和无机盐两大类。有机物主要是尿素，其余为肌酐、马尿酸、尿胆素。无机盐主要是氯化钠，其余为硫酸盐、磷酸盐、钾盐、氨盐等。

正常尿液呈淡黄色。当尿量减少而浓缩时颜色变深，当尿量增加或稀释时颜色变浅。

正常人尿液一般呈酸性，pH 为 5.0 ~7.0，最大变动范围为 4.5 ~8.0。正常人尿的 pH 随食物的性质而异，荤素杂食者由于蛋白质分解产生的硫酸盐、磷酸盐随尿排出，尿呈酸性。素食者由于植物中的有机酸在体内氧化，酸性产物少，而碱排出相对较多，尿呈弱碱性。

透析疗法

肾是人体的主要排泄器官，由肾排出的代谢终产物的种类最多，数量最大。当各种原因引起肾衰竭时，可导致代谢产物在体内堆积，水、电解质和酸碱平衡失调，从而破坏机体内环境的稳定，若不及时救治常可危及生命，目前常用的一种治疗肾衰竭的方法是透析疗法。

常用的透析方法有血液透析和腹膜透析两种。

血液透析是将患者的血液引入透析器，在透析膜的一侧流动，透析液在膜的另一侧反方向流动，利用半透膜的原理以及物质的扩散是从高浓度一侧向低浓度一侧进行的特性，使患者血液中的水、尿素、电解质及酸性代谢物通过半透膜进入透析液，使血液中有害物质得到清除，一定程度上保持了内环境的稳定。

腹膜透析是将制备的透析液注入腹腔，停留一段时间，使患者血液中的代谢产物通过腹膜扩散入透析液，达到排出废物，保持内环境稳定的目的。

透析疗法只是替代肾的排泄功能，但不能代替肾的内分泌和代谢功能。治疗肾衰竭的根本方法是肾移植。

尿的相对密度（比重）为 1.015 ~1.025，最大变动范转为 1.001 ~1.035。尿的渗透压一般高于血浆的渗透压，大量饮水时也可比血浆的低，其最大变动范围为 30 ~1 400 mmol/L。尿液的比重和渗透压可以反映肾的浓缩与稀释功能。

二、排尿

尿的生成是个连续不断的过程。持续不断进入肾盂的尿液，由于压力差以及肾盂的收缩而被送入输尿管。输尿管中的尿液则通过输尿管的周期性蠕动被送入到膀胱储存，当膀胱中尿液达到一定量时，会反射性引起排尿反射，将尿液经尿道排出体外。因此，排尿是间歇性的。

（一）膀胱和尿道的神经支配

膀胱的逼尿肌和尿道内括约肌属于平滑肌，受交感神经和副交感神经支配，尿道外括约肌属于骨骼肌，受躯体神经支配。支配膀胱和尿道的神经主要有三对：

1. 盆神经 属副交感神经,起自脊髓骶段 2 ~ 4 节侧角,它兴奋时使膀胱逼尿肌收缩,尿道内括约肌舒张,有利于尿的排放。

2. 腹下神经 属于交感神经,起自脊髓胸段第 12 节和腰段 1 ~ 2 节的侧角,它兴奋时可使膀胱逼尿肌松弛,尿道内括约肌收缩,有利于尿的储存。

3. 阴部神经 属躯体神经,起自脊髓骶段 2 ~ 4 节灰质前角细胞,它兴奋时可使尿道外括约肌收缩,抑制排尿活动。

上述三种神经中都含有传入纤维,盆神经中有传导膀胱充胀感觉的传入纤维,腹下神经中有传导膀胱痛觉的传入神经,阴部神经中含有传导尿道感觉的传入纤维(图 8 - 12)。

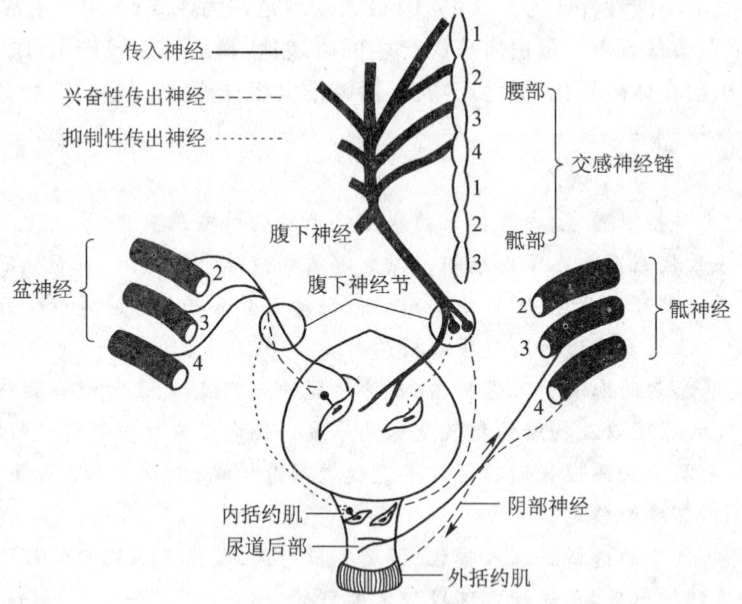

图 8 - 12 膀胱和尿道的神经支配

(二) 排尿反射

排尿是一种反射活动。当膀胱尿量达 400 ~ 500 mL 时,膀胱内压增加达 15 cmH_2O 以上,膀胱壁的牵张感受器受到刺激而兴奋,冲动沿盆神经传入到达骶髓的初级排尿中枢,同时,冲动也上传到大脑皮质的高级排尿反射中枢,产生尿意。若条件不许可,则高级中枢对骶髓初级中枢产生抑制作用,终止排尿。若条件许可,则其抑制作用解除。排尿反射进行时,骶髓初级排尿中枢发出的冲动沿着盆神经传出,引起膀胱逼尿肌收缩,内括约肌松弛,于是尿液进入后尿道。此时尿液还可以刺激后尿道中的感受器,冲动再沿盆神经传到初级排尿中枢以加强其活动,并反射性抑制阴部神经的活动,使外括约肌松弛,于是尿液排出体外,尿液流经尿道时又可刺激尿道壁上的感受器,进一步反射性地加强了排尿中枢的活动,通过这种正反馈作用,使排尿反射一再加强,直到尿液排完为止(图 8 - 13)。

在排尿过程中,腹肌和膈肌也参与收缩,产生较高的腹内压,以加速排尿过程。在排尿末期,由于尿道海绵体肌收缩,可将残留于尿道内的尿液排出体处。排尿时虽然膀胱内压急剧升高,但由于膀胱三角区强烈收缩,使输尿管口紧闭,尿液不能反流到输尿管,有利于防止逆行性感染。

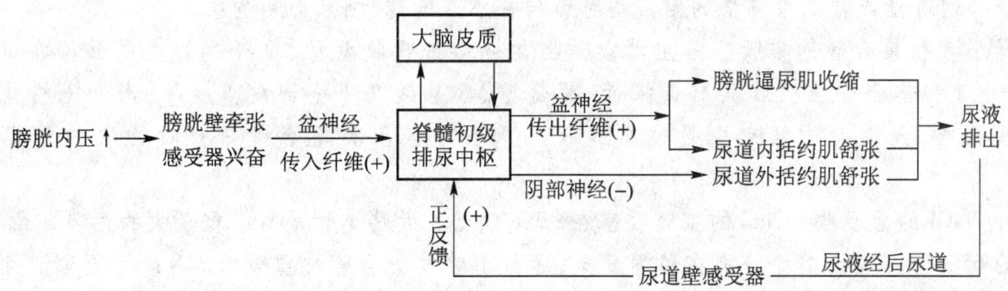

图 8-13 排尿反射过程

由上可见存在于大脑皮质的高级排尿中枢,对骶髓初级排尿中枢既有兴奋作用,又有抑制作用,但以抑制作用占优势。小儿因大脑皮质尚未发育完善,对初级排尿反射中枢的控制能力较弱,故排尿次数较多,还可能发生夜间遗尿现象。

(三) 排尿异常

排尿反射的反射弧任何一个环节受损,或骶段脊髓排尿中枢与高位中枢失去联系,都将导致排尿异常。

临床上常见的排尿异常包括尿频、尿潴留和尿失禁。尿频指的是排尿次数过多,主要由膀胱炎症及膀胱结石刺激引起。**尿潴留**(urine retention)是指膀胱中尿液充盈过多而不能排出,多因腰骶部脊髓损伤使排尿反射初级中枢的活动发生障碍所致。**尿失禁**(incontinence)是指排尿失去意识控制。多是由于脊髓损伤,以致初级中枢与大脑皮质高级中枢失去联系所致。

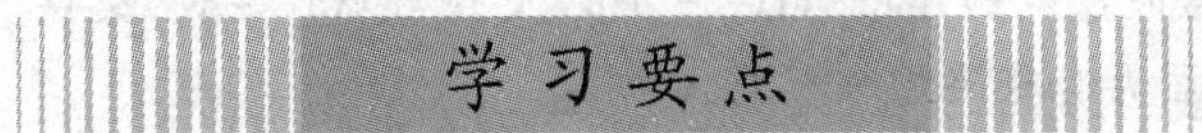

学习要点

排泄是指机体将代谢的终产物、体内过剩的物质以及进入体内的异物,经血液循环运输,通过排泄器官排出体外的过程。人体的排泄途径包括:肾、肺、皮肤、消化道及涎腺,其中肾是最重要的排泄途径。肾的主要功能是通过生成尿液实现排泄功能,从而维持内环境的相对稳定。因此,本章只介绍了肾的排泄功能。包括以下五个方面的内容。

(一) 肾的结构和血液循环的特点

肾的基本结构和功能单位是肾单位,肾生成尿的功能是由肾单位和集合管完成的。肾单位分皮质肾单位和近髓肾单位,肾球旁器由球旁细胞、致密斑和球外系膜细胞组成。球旁细胞可分泌肾素,致密斑是一种 Na^+ 感受器。

肾血流量大,且主要分布在皮质。有两套串联的毛细血管网,即肾小球毛细血管网和肾小管周围毛细血管网,前者血压较高,有利于肾小球滤过;后者压力较低、血浆胶体渗透压较高,有利于重吸收。肾血流量的调节以自身调节为主,当动脉血压在 80~180 mmHg(10.7~24.0 kPa)范围内变动时,肾血流量能维持相对稳定,以维持泌尿功能的正常。

(二) 尿生成的过程

尿生成的过程包括:肾小球的滤过,肾小管和集合管的重吸收,肾小管和集合管的分泌三个环节。

肾小球滤过的结构基础是滤过膜,滤过的动力是有效滤过压,凡是影响有效滤过压或滤过膜的面积与通透性或肾血浆流量的因素均可影响肾小球的滤过,从而影响尿量。

肾小管和集合管的重吸收分主动重吸收和被动重吸收两种,重吸收的主要部位在近端小管,肾小管和集合管重吸收具有选择性,葡萄糖、氨基酸几乎全部被重吸收,水和无机盐大部分被重吸收,代谢产物只有少量被重吸收。肾小管各段和集合管重吸收物质的种类和量不同。

1. NaCl的重吸收 Na^+的重吸收率在99%以上。近端小管是Na^+重吸收的主要部位,占滤过量的65%~70%。其余分别在髓襻升支、远曲小管和集合管被重吸收。Na^+主要通过主动方式被重吸收,在不同部位其重吸收机制不同,近球小管对Na^+的主动重吸收可用"泵-漏模式"来解释。在近端小管,Cl^-主要是借助Na^+的主动重吸收形成的电位差而被动重吸收的。在髓襻升支粗段,Cl^-的重吸收与Na^+的主动重吸收相耦联,属于继发性主动重吸收。呋塞米通过影响NaCl的重吸收而起利尿作用。

2. 水的重吸收 由肾小球滤过的水有99%被重吸收,其中近端小管的重吸收量最大,占滤过量的65%~70%,远曲小管和集合管重吸收的水占20%~25%,根据机体是否缺水由ADH控制,对维持机体水平衡有重要意义。

3. 葡萄糖的重吸收与肾糖阈 正常情况下,肾小球滤出的葡萄糖全部被重吸收。主要在近曲小管重吸收,葡萄糖的重吸收与Na^+的主动重吸收相耦联,属于继发性主动转运,肾小管上皮细胞膜对葡萄糖的重吸收有一阈值,称为肾糖阈,正常值为160~180 mg/100 mL(8.88~10.00 mmol/L)。

影响肾小管和集合管重吸收的因素有小管液中溶质的浓度和球-管平衡。肾小管和集合管泌H^+与泌NH_3,具有排酸保碱的作用。H^+-Na^+交换与Na^+-K^+交换之间存在竞争性抑制作用,在酸碱代谢平衡方面具有重要的临床意义。

(三)尿的浓缩和稀释

正常人尿液的渗透压随体内水平衡情况不同而有很大幅度的变化。尿浓缩的前提是肾髓质高渗梯度的存在,外髓部高渗梯度主要由髓襻升支粗段对NaCl的主动重吸收形成,内髓部的高渗梯度主要由内髓部集合管扩散出来的尿素和由髓襻升支细段扩散出来的NaCl共同形成,肾髓质高渗梯度的保持与直小血管的逆流交换有关,而抗利尿激素的水平是决定尿浓缩或稀释的关键因素。当机体缺水时,ADH释放增加,远曲小管和集合管对水通透性增大,水的重吸收增加,尿被浓缩,尿量减少;反之,当机体水过剩时,ADH释放减少,远曲小管和集合管对水通透性降低,水重吸收减少,尿被稀释,尿量增加。

(四)尿生成的调节

尿的生成受神经调节和体液调节,肾的血流量还有一定程度的自身调节。各种调节方式均可影响尿的质和量。肾受交感神经支配,交感神经兴奋可使尿量减少。抗利尿激素的合成与释放主要受血浆晶体渗透压和循环血量的影响,抗利尿激素对水的调节性重吸收,既可影响尿量,又明显影响尿的渗透压,故对维持机体的水平衡起重要作用。醛固酮的作用主要是促进远曲小管、集合管保Na^+排K^+、保水的作用,肾素-血管紧张素-醛固酮系统、血Na^+和血K^+浓度均可影响醛固酮的分泌。心房钠尿肽有明显的促进NaCl和水排出的作用。

(五)尿液及其排放

正常成人每昼夜尿量为1 000~2 000 mL。尿量异常包括多尿、少尿和无尿。尿的颜色、比重、渗透压以及化学成分等，可反映一个人的健康状况，故在临床上有非常重要的意义。

膀胱和尿道受盆神经、腹下神经和阴部神经三对神经的支配。排尿反射是一种正反馈，其初级中枢在脊髓骶段，高级中枢在大脑皮质，大脑皮质控制初级中枢的活动。排尿反射的反射弧任一环节受损或初级中枢与高级中枢间联系中断等，将出现排尿异常。排尿异常包括尿频、尿潴留和尿失禁。

（罗华荣）

第九章　神经系统

学习目标

1. 掌握　突触传递兴奋的基本过程和特征，外周神经主要递质和受体分布，内脏痛的特点和牵涉痛的产生机制，交感神经和副交感神经的主要功能。

2. 熟悉　神经系统的两大基本功能，神经系统调节躯体和内脏运动的功能。

3. 了解　脑的高级功能。

神经系统是人体最复杂的系统。尽管人类神经系统高级功能十分复杂，目前知之甚少，但就其基本功能而言却只有两个：感受感觉和控制运动。

神经系统可分为中枢神经系统（CNS）和周围神经系统（PNS）两大部分。CNS 包括脑和脊髓。PNS 一般分为脑神经、脊神经和内脏神经三部分。也可按神经纤维分布范围的不同，将分布于体表、骨、关节、骨骼肌的神经称为躯体神经，而将支配平滑肌、心肌和腺体的神经称为自主神经。

第一节　神经元和突触

一、神经元

神经元（neuron）即神经细胞，是神经系统结构和功能的基本单位。神经元分为胞体和突起两部分（图 9－1）。胞体位于脑、脊髓和神经节中，它是神经代谢和营养的中心，可合成蛋白质，对神经递质的形成及执行神经元的信息整合功能具有重要作用。突起分为树突和轴突。一个神经元可有一个或多个树突，其功能主要是接受刺激，将产生的局部兴奋向胞体传递。神经元的动作电位一般在轴丘和轴突的起始部位产生，而后沿轴突传递。神经元的轴突只有一个，其主要功能是传导神经冲动，其末梢可释放递质。

构成神经系统的还有另一类细胞，称为神经胶质细胞，它们的数量很多，约为神经元的 10 倍。其主要功能是：对神经元的支持与营养、神经组织的修复和再生、神经纤维传导的绝缘等起着重要的作用。

二、神经纤维

轴突离开轴丘短距离后即被髓鞘包裹，称为神经纤维（nerve fiber）。神经纤维的主要功能是传导兴奋。

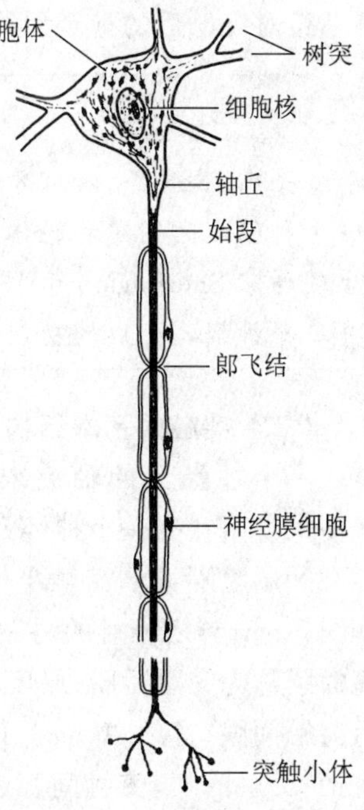

图 9－1　运动神经元

（一）神经纤维传导兴奋的特点

1. 双向传导　在实验条件下，刺激神经纤维的任何一点，产生的动作电位可同时向两端传导，称为双向传导。但在体内，兴奋只能是单向传导。

2. 绝缘性　混合神经干内包含许多条神经纤维。当神经冲动沿一条神经纤维传导时，基本上不会波及邻近的纤维，这就是神经纤维传导的绝缘性，其生理意义是保证神经调节的精确性。

3. 生理完整性　神经纤维只有在结构和功能两方面都保持完整时才能正常传导兴奋。如果神经纤维受到损伤或在麻醉、低温等情况下，可因传导功能障碍而造成传导阻滞。

4. 相对不疲劳性　神经纤维可长时间接受刺激而不疲劳，仍然保持不衰减地传导冲动的能力。

（二）神经纤维的传导速度

用电生理方法记录神经纤维的动作电位，可以精确地测定各类神经纤维的传导速度，不同种类的神经纤维具有不同的传导速度。通常，神经纤维的直径越大，其内阻就小，形成的局部电流强度和空间跨度就大，传导速度也越快。有髓纤维的传导速度与直径成正比，其大致关系为：传导速度（m/s）≈6×直径（μm）。按照纤维的传导速度和直径大小可以对神经纤维进行分类。

（三）神经纤维的轴浆运输

神经元轴突内的胞质称为轴浆。轴浆在胞体和轴突末梢之间不断地流动，使胞体和轴突之间经常进行物质运输和交换称为**轴浆运输**（axoplasmic transport）。轴浆运输是双向性，即轴浆可以从胞体向轴突末梢运输（顺向运输）；也可以从轴突末梢向胞体运输（逆向运输）。破伤风毒素、狂犬病病毒由外周向中枢神经系统转运，可能就是逆向运输的结果。

（四）神经的营养性效应

神经对其所支配的组织能发挥两方面的作用。一方面是借助于兴奋冲动传导改变所支配组织的功能活动，这一作用称为**功能性作用**（functional effect）。另一方面，神经还能通过末梢经常释放某些物质，调整被支配组织的代谢活动，持续地影响其组织结构和生理功能，这一作用与神经冲动无关，称为神经的**营养性效应**（neurotrophic effect）。小儿麻痹症（脊髓灰质炎）造成的肌肉萎缩就是一个典型的例子。

三、突触

突触（synapse）通常是指神经元之间相互接触并传递信息的部位。

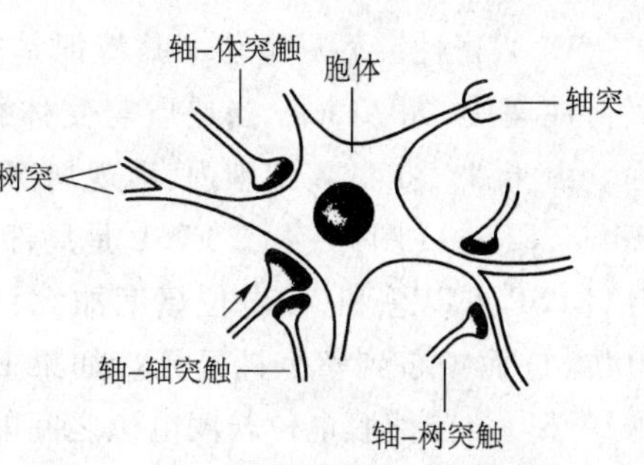

图 9－2　突触的类型

（一）突触的分类

根据神经元之间接触部位不同可将突触分为轴－体突触，轴－树突触，轴－轴突触等（图 9－2）。按对突触后神经元的作用方式不同分为化学性突触和电性突触。按对突触后的神经元的效应不同分为兴奋性突触和抑制性突触。

突触一词的来历

早在1888年,西班牙著名解剖学家Ramon Y. Cajal就指出:“一个神经元的轴突末梢与另一个神经元的树突和胞体的接触处乃是从一个神经元向另一个神经元流通信息之点。”英国生理学家Sherrington于1897年最先使用“Synapse”一词,用以表示一个神经元的轴突末梢与另一个神经元形成的功能性接触点。Synapse源于希腊文,意为紧紧地抓住。

(二) 突触的基本结构

一个神经元的轴突末梢常分成许多小支,其末端膨大成球状,称为**突触小体**(synaptic knob),贴附在另一个神经元的表面。在此接触处各有一层膜隔开。突触小体的膜称为突触前膜,厚约7 nm;与之相对的另一个神经元的胞体或突起的膜称为突触后膜,厚度亦约为7 nm;两膜之间为突触间隙,宽约20 nm。因此,突触的基本结构包括:突触前膜、突触间隙、突触后膜(图9-3)。在突触小体的轴浆内,含有大量线粒体和囊泡(又称为突触小泡),囊泡直径为20~80 nm,其内含有高浓度的递质。不同的突触内,所含小泡的形状、大小及递质种类均可能不同,这样就构成了人体内极为复杂的突触传递。

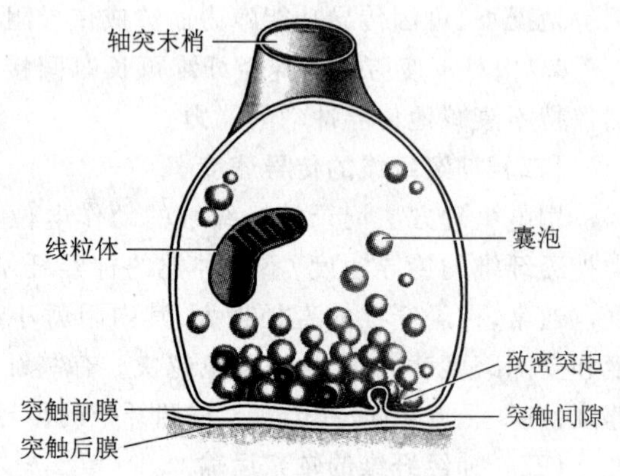

图9-3 突触的基本结构

(三) 突触传递兴奋的基本过程

突触传递(synaptic transmission)是指突触前神经元的信息,通过传递引起突触后神经元活动改变的过程。突触传递的过程基本上与第二章中介绍的神经-肌肉接头的传递过程相似。即包括了电-化学-电三个基本过程。① 轴丘处产生的神经冲动传到轴突末梢,使突触前膜除极,膜对Ca^{2+}的通透性增加,膜外Ca^{2+}进入突触小体,促使突触小泡向突触前膜移动,通过出胞作用,将递质释放到突触间隙中。② 递质迅速与突触后膜上的特异性受体结合,使突触后膜上的某些离子通道开放,改变膜对离子的通透性。③ 由于离子的流动,使突触后膜发生除极或超极化的电位变化,产生兴奋性或抑制性突触后电位。进而引起突触后神经元的兴奋或抑制。

1. 兴奋性突触后电位 其特征是突触后膜出现局部除极。它的产生是由于突触前膜释放兴奋性递质(如ACh)。当递质与受体结合后,提高了突触后膜对Na^+、K^+,特别是Na^+的通透性。由于Na^+扩散入细胞内,出现局部除极,这就是**兴奋性突触后电位**(excitatory postsynaptic potential,EPSP)(图9-4)。EPSP是局部电位,当突触前神经元活动增强或参与活动的数目增多时,EPSP可以总和,使电位幅度加大,如达到阈电位的水平时,则在轴突的起始部位产生动作电位,进而扩布到整个神经元。如果EPSP不能达到阈电位水平,虽然不能引起动作电位,但这种局部电位能使膜电位与阈电位之间的距离变近,因而使突触后神经元兴奋性升高,容易产生动作电位。

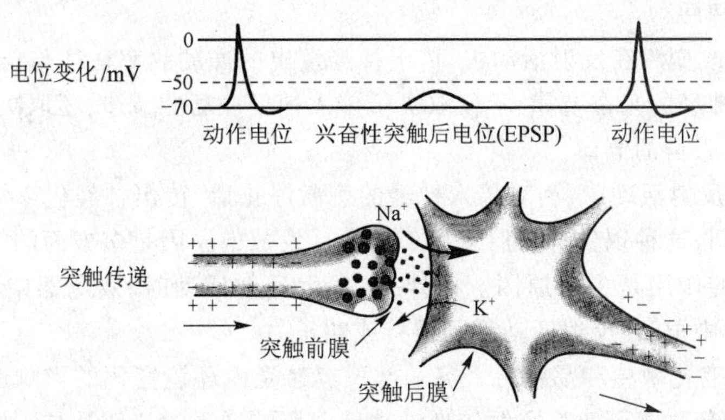

图 9-4　EPSP 产生机制

2. 抑制性突触后电位　其特征是突触后膜产生超极化。它的产生是由于突触前神经元末梢兴奋,但释放的是抑制性递质,例如,GABA(γ-氨基丁酸)。当它与受体结合后,可提高突触后膜对 Cl^- 和 K^+ 的通透性,主要是 Cl^- 的通透性。由于 Cl^- 进入膜内,出现突触后膜的超极化,这就是**抑制性突触后电位**(inhibitory postsynaptic potential, IPSP)(图 9-5)。IPSP 也可以总和,它使突触后神经元不易产生动作电位而出现抑制效应。

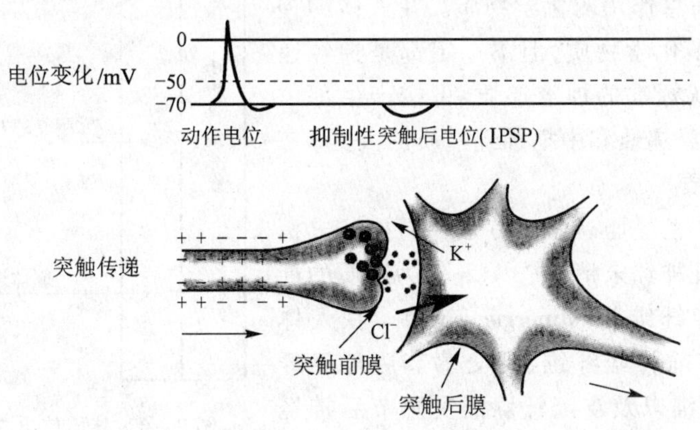

图 9-5　IPSP 产生机制

(四) 突触传递兴奋的特征

1. 单向传递　兴奋只能由突触前神经元向突触后神经元传递,而不能反方向进行,称为单向传递。单向传递是由突触性质决定的,因为递质是由突触前膜释放的。但近年来研究发现,突触后神经元也能释放一些物质,如一氧化氮等,通过逆向传递,改变突触前神经元的释放过程。因此,单向传递也不是绝对的。

2. 突触延搁　突触传递需要突触前膜释放递质,经间隙扩散与受体结合后才能产生突触后电位,耗时较长,故称为突触延搁。

3. 总和　突触前神经元的一次冲动所引起的兴奋性突触后电位不足以使突触后神经元爆发动作电位,但突触后电位是一种局部电位,可以发生总和。当总和的结果是除极,则使细胞的兴奋性提高而使细胞容易产生兴奋(称易化作用),一旦除极达到阈电位则爆发动作电位(兴奋)。而抑制性后电位的总和,只能使突触后膜的兴奋性更加降低而呈现抑制效应。总和可分为时间总和和空间总和两种。

4. 兴奋节律的改变　在反射活动中,传出神经发出的冲动频率往往与传入神经上的频率不同。这是因为传出神经的兴奋节律,不仅取决于传入神经冲动的节律,还取决于反射中枢的功能状态,中枢可以改变兴奋的节律。

5. 后发放　在反射活动中,当对传入神经的刺激停止后,传出神经仍继续发放冲动,使反射活动仍持续一段时间,这种现象称为后发放。产生后发放的原因是多方面的,神经元之间的环式联系及中间神经元的作用是主要原因。此外,在发生反射活动时,效应器中的感受器也受到刺激,可产生冲动传入中枢,使反射活动得到维持或纠正。

6. 对内外环境变化敏感和易疲劳　突触部位容易受内环境变化的影响,如缺氧、二氧化碳、酸性代谢产物、某些药物都可改变突触传递的功能或影响递质的释放及与受体的结合,从而影响突触传递。突触也是反射活动中最易疲劳的环节。

四、神经递质与受体

(一) 神经递质

顾名思义,所谓递质就是传递信息的物质,**神经递质**(neurotransmitter)就是在神经元之间或神经元与效应器细胞之间传递信息作用的化学物质。在人体的神经系统内存在着许多化学物质,但不一定都是神经递质。符合生理学确认标准的神经递质,可按产生部位的不同,分为外周神经递质和中枢神经递质两大类。

1. 外周神经递质

(1) 乙酰胆碱　乙酰胆碱(ACh)是外周神经末梢释放的重要递质。凡神经末梢释放 ACh 作为递质的神经纤维,称为**胆碱能纤维**(cholinergic fiber)。在人体内,交感和副交感节前神经纤维、副交感节后神经纤维、躯体运动神经纤维以及支配汗腺的交感节后神经纤维和支配骨骼肌的交感舒血管神经纤维末梢,都释放 ACh(图 9-6)。

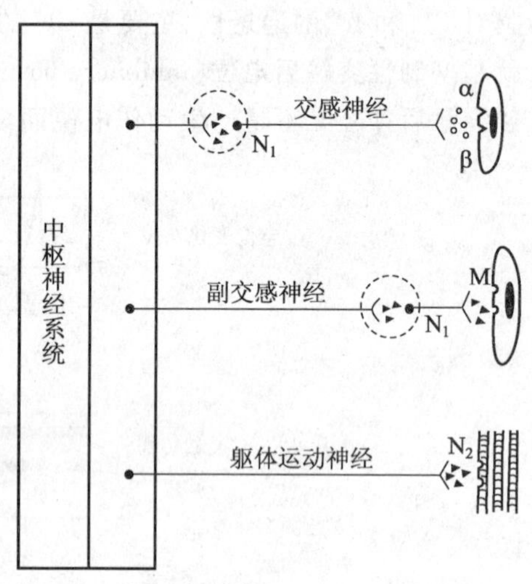

图 9-6　外周传出神经纤维的分类及释放的递质与受体的关系

神经递质的发现——双心灌流实验

关于神经递质的发现,可以追溯到 20 世纪初。当时一般认为,神经末梢向器官传递信息是由伴随神经冲动的电波传导的。但电波的性质在各处是一样的,难以解释刺激某神经可增强某一器官的功能但却降低另一器官的功能。这就使人猜疑神经末梢是否存在不同的信息传递方式。

德国科学家洛伊维(Otto Loewi)在 1920 年做了一个极为巧妙的实验。他将两个蛙心(A 和 B)分离出来,A 带有神经,B 不带有神经。刺激心脏 A 的迷走神经引起心跳抑制,随即将其心脏中的灌流液吸出转移到未被刺激的心脏 B 中,后者的心跳也慢了下来。同样地刺激心脏 A 的交感神经,将其中的灌流液吸出转移至心脏 B 中,后者的心跳也加速起来。这些实验结果第一次在历史上证明：迷走神经释放一种化学物质可抑制心脏的活动，而交感神经末梢释放另一种加速心脏的物质。

洛伊维当时并不知道这两种物质究竟是什么，直至1926年他才初步把迷走神经递质确定为ACh。英国的戴尔（H. Dale）等又于1926年发现ACh是动物体内一个正常的成分，进一步支持了洛伊维的上述观点。至于交感神经递质，由于技术上的困难，经过多年的争论直到20世纪40年代中期才由瑞典的Euler确定为NE。

（2）去甲肾上腺素　去甲肾上腺素（NE或NA）是外周神经末梢释放的另一个重要的神经递质。凡神经末梢释放NE作为递质的神经纤维，称为**肾上腺素能纤维**（adrenergic fiber）。人体内大部分交感神经节后纤维末梢都释放NE。

2. 中枢神经递质　中枢神经递质要比外周神经递质复杂得多，主要可分为四类。

（1）ACh　该递质在中枢神经系统内分布很广，是很重要的递质。

（2）单胺类　主要指多巴胺（DA）、NE、肾上腺素和5－羟色胺，它们分别组成不同的递质系统。

（3）氨基酸类　如谷氨酸（起兴奋作用），GABA、甘氨酸（起抑制作用）。

（4）肽类　某些下丘脑肽能神经元分泌的肽类神经激素，可能也是神经递质。脑内具有吗啡样活性的阿片样肽（内啡肽、脑啡肽、强啡肽），与痛觉有关。脑内还有胃肠肽等，它们与摄食活动等生理过程有关。

递质研究的进展

1. 递质的不断发现　如NO、CO可能也是一个神经递质。

2. 递质的共存　一个神经元内可以存在两种或两种以上的递质。

3. 调质的发现　是从递质中派生出来的概念，调质是指神经元产生的另一类化学物质，与递质不同，调质本身并不能直接触发所支配细胞的功能效应，只是起调制递质的作用。

（二）受体

受体（receptor）就是接受信息的物体。具体说，所谓受体就是指细胞膜或细胞其他部位存在的可与信息分子可逆性结合的一类特殊蛋白质。受体主要有以下两类。

1. 胆碱受体　是指存在于突触后膜或效应器细胞膜上能与ACh结合而发挥生理作用的特殊蛋白质。**胆碱受体**（cholinergic receptor）又可分为两种类型。

（1）毒蕈碱型受体　这类受体主要分布于副交感神经节后纤维支配的效应器细胞膜上，它容易被毒蕈碱激动，产生与ACh结合时相类似的反应，故称其为毒蕈碱型受体（M受体）。M受体有5种亚型，分别由不同的基因编码。ACh与M受体结合后，可产生一系列副交感神经末梢兴奋的效应，如心脏活动被抑制，支气管、消化道平滑肌和膀胱逼尿肌收缩，消化腺分泌增加，瞳孔缩小等，这些作用统称为M样作用。有些物质可先与受体结合，使递质不能再与受体结合，从而使递质不能发挥作用，而这些物质本身没有递质的作用，称为受体阻断剂。阿托品是M受体阻断剂中的代表，可解除胃肠道平滑肌的痉挛，也可引起心搏加快、唾液和汗液分泌减少等反应。

（2）烟碱型受体　这类受体能被烟碱激动，产生与ACh结合时相类似的反应，故称为烟碱型受体（N受体）。N受体又可分为两个亚型：位于神经节突触后膜上的为N_1受体，存在于骨骼肌运动终板膜上的为 N_2 受体。ACh、烟碱等物质与 N_1 受体结合,可引起自主神经节的节后神经元兴奋;如与 N_2 受体结合,则引起终板电位,导致骨骼肌的兴奋。美卡拉明是 N_1 受体的阻断剂;筒箭毒碱是 N_2 受体的阻断剂,可使肌肉松弛。

2. 肾上腺素受体　是指能与儿茶酚胺类物质(包括肾上腺素、NE、多巴胺等)特异性结合产生生理效应的一类特殊蛋白质。**肾上腺素受体**(adrenergic receptor)也可分为两种类型。

(1) α 受体　主要分布于小血管的平滑肌上,尤其是皮肤、肾和胃肠等内脏血管,也有的分布在子宫平滑肌、胃肠道括约肌和扩瞳肌上。NE 与 α 受体结合,产生的平滑肌效应主要是兴奋,包括血管、子宫和瞳孔的收缩等。也有少数是起抑制性效应,如 NE 与小肠平滑肌的 α 受体结合时,是使其发生舒张。α 受体的主要阻断剂是酚妥拉明。α 受体有 α_1 和 α_2 两个亚型。α_2 受体主要分布于肾上腺素能纤维末梢的突触前膜上,对突触前 NE 的合成与释放起反馈性调节作用。

(2) β 受体　这类受体分布范围较广,除骨骼肌血管和腹腔内脏血管的平滑肌外,还广泛分布于心肌、胃肠道平滑肌、支气管平滑肌、子宫平滑肌和膀胱逼尿肌等部位。β 受体有三个亚型,β_1、β_2 和 β_3。NE 与 β_2 受体结合主要产生抑制性效应,使平滑肌舒张,但 NE 与心脏上的 β_1 结合所产生的是兴奋效应,使心脏活动加强。普拉洛尔是 β_1 受体的选择性阻断剂;纳多洛尔主要阻断 β_2 受体;普萘洛尔可同时阻断 β_1 受体和 β_2 受体。β_3 主要分布于脂肪组织,与脂肪分解有关。

外周传出神经纤维释放的递质和受体的关系见图 9-6。

胆碱受体、肾上腺素受体的分布部位、主要作用及阻断剂见表 9-1。

表 9-1　胆碱受体、肾上腺素受体的分布部位、主要作用及阻断剂

受　体	分布部位及主要作用	阻断剂
胆碱受体		
M 受体	副交感神经节后纤维支配的效应器 产生副交感神经兴奋的效应	阿托品
N 受体		
N_1 受体	自主神经节神经元兴奋	美卡拉明
N_2 受体	骨骼肌终板膜兴奋	筒箭毒碱
肾上腺素受体		
α 受体	大多数内脏平滑肌、腺体兴奋	酚妥拉明
β 受体		
β_1 受体	心肌兴奋	普拉洛尔
β_2 受体	平滑肌抑制	纳多洛尔

递质-受体理论

为什么同一个递质(如 NE 或 ACh)对不同的器官或组织细胞会产生不同的效应呢?就是因为同一个递质可与不同的受体结合产生的效应不同,这就是递质-受体理论的基本内容。人体很多神经、体液的调节都是通过这种方式进行的。更重要的是:受体不仅可与体内固有的物质——递质结合,而且可与人体外的物质(包括药物)结合,产生形式不同的反应,这也是很多药物的作用机制所在。

第二节　反射活动的一般规律

神经系统调节生理活动的基本方式是反射。反射的结构基础是反射弧。有关反射和反射弧的基本概念已在绪论一章中讨论过,本节将进一步介绍中枢神经反射活动的一般规律。

一、中枢神经元的联系方式

中枢神经元的联系方式很多,主要有辐散、聚合、链锁状与环状联系几种(图9-7)。

(一)辐散

一个神经元的轴突末梢通过其分支与许多神经元建立突触联系,这种联系方式称为**辐散**(divergence)。它能使一个神经元的兴奋引起许多神经元同时兴奋或抑制。辐散在感觉传入通路上多见。

(二)聚合

许多神经元通过其轴突末梢,共同与同一个神经元建立联系,这种联系方式称为**聚合**(convergence)。聚合在传出通路上多见,它是中枢总和功能的结构基础。

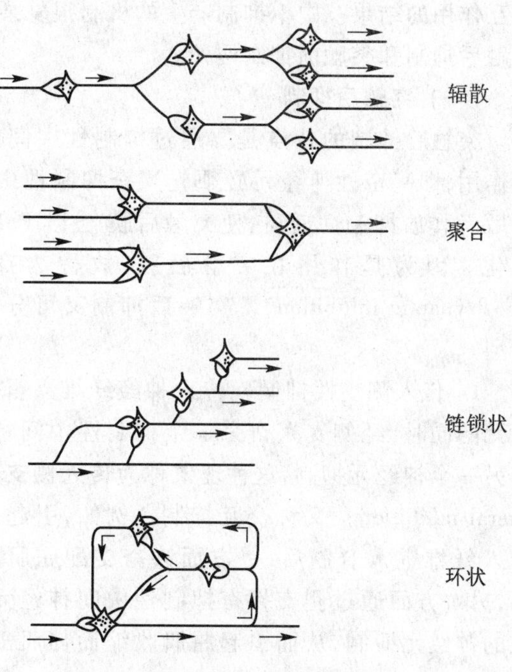

图9-7　中枢神经元之间的联系方式

(三)链锁状联系

中间神经元在扩布冲动的同时,通过其发出的侧支直接或间接地将冲动扩布到许多其他神经元,这种联系方式称为**链锁状联系**(chain circuit)。兴奋通过链锁状联系,可以在空间上加强或扩大作用范围。

(四)环状联系

一个神经元与中间神经元发生突触联系,中间神经元反过来直接或间接地再作用到该神经元,这种联系方式称为**环状联系**(recurrent circuit)。兴奋通过环状联系时,如果环路内各个神经元效应一致,则兴奋得到加强或延续,属于正反馈作用,如果环路内某些神经元是抑制性的,并与它有回返联系的神经元构成抑制性突触,将使原来神经元的活动减弱或者中止,属于负反馈作用。

二、反射和反射中枢

(一)反射

反射是指在中枢神经系统的参与下,机体对内、外环境刺激的规律性应答过程。反射是神经系统活动的基本方式。反射的结构基础是反射弧,反射弧由五个基本环节组成,即感受器、传入神经、神经中枢、传出神经和效应器。

（二）反射中枢

反射中枢(reflex center)是指中枢神经系统内对某一特定生理功能具有调节作用的神经细胞群。有些反射中枢范围较窄、位置局限，例如，膝跳反射中枢位于腰脊髓处。而调节某一复杂生命活动的中枢，其范围很广，例如，调节呼吸运动的中枢存在于延髓、脑桥、下丘脑以及大脑皮质等部位。

三、中枢抑制

中枢神经的活动既有兴奋过程，又有抑制过程。兴奋和抑制都是主动过程，具有同样的重要性。反射活动能按一定次序和强度协调地进行，就是因为中枢神经系统内兴奋活动和抑制活动相互作用的结果。中枢抑制产生的机制很复杂，根据抑制现象发生的部位，一般将中枢抑制分为突触后抑制和突触前抑制两种。

（一）突触后抑制

突触后抑制的特点是要通过抑制性中间神经元来发挥作用，即兴奋性神经元必须先兴奋抑制性中间神经元，由后者释放抑制性递质，使突触后膜产生 IPSP，即出现超极化。因为是作用在突触后膜，故称为**突触后抑制**(postsynaptic inhibition)。突触后抑制又可分为以下两种类型。

1. 传入侧支性抑制　传入神经纤维兴奋一个中枢神经元的同时，经侧支兴奋另一个抑制性中间神经元，进而使另一个神经元抑制，这种现象称为**传入侧支性抑制**(collateral inhibition)，又称交互抑制。例如，引起屈曲反射的传入纤维进入脊髓后，一方面兴奋支配屈肌的运动神经元，另一方面通过侧支兴奋抑制性中间神经元，使支配伸肌的神经元抑制，从而引起屈肌收缩而伸肌舒张，以完成屈曲反射(图 9－8)。

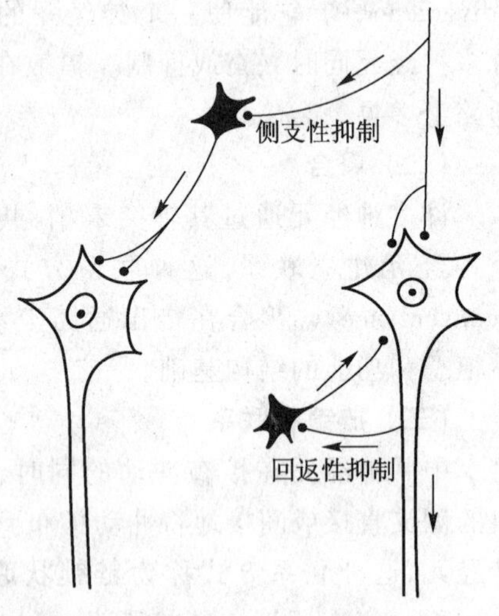

图 9－8　突触后抑制

2. 回返性抑制　它是指某一中枢神经元兴奋时，其传出冲动沿轴突外传的同时又经其轴突侧支兴奋一抑制性中间神经元。该抑制性中间神经元兴奋后回返作用于原先发动兴奋的神经元及同一中枢的其他神经元，抑制它们的活动，这种现象称为**回返性抑制**(recurrent inhibition)(图 9－8)。回返性抑制的结构基础是神经元之间的环式联系。例如，脊髓前角支配骨骼肌的 α 运动元神经兴奋时，传出冲动一方面沿轴突外传，另一方面通过其侧支兴奋中枢闰绍细胞，闰绍细胞属于抑制性神经元，其末梢释放抑制性递质，以负反馈方式作用在 α 运动神经元，使 α 运动神经元放电减慢或者停止。回返性抑制是一种负反馈控制形式，它能使神经元的活动及时终止，也促使同一中枢内许多神经元的活动步调一致。闰绍细胞轴突末梢释放的递质是甘氨酸，其作用可被士的宁和破伤风毒素所破坏，因此，在闰绍细胞功能受损后，肌肉将出现强烈的痉挛。

（二）突触前抑制

1. 概念　**突触前抑制**(presynaptic inhibition)是通过改变突触前膜的活动而使突触后神经元产生抑制的现象。其结构基础是轴－轴突触。

2. 机制　图 9－9 表示了突触前抑制的发生过程。轴突 A 与轴突 B 构成轴－轴突触，轴突 A 的末梢又与运动神经元 C 的胞体构成轴－体突触。当刺激轴突 A 时，可使神经元 C 产生 10 mV的 EPSP。假如在刺激轴突 A 之前预先刺激轴突 B，则通过 A、B 轴突之间的轴－轴突触可使神经元 C 发生的 EPSP 减小，仅有 5 mV，说明轴突 B 的活动能降低轴突 A 的兴奋作用。这种抑制是由于突触前神经元的轴突末梢除极引起的，因而，又称为**除极抑制**（depolarizatic inhibition）。由于轴突 B 末梢释放的递质使轴突 A 末梢除极，也就是使跨膜静息电位减小。在这种情况下，轴突 A 产生的动作电位变小，它与神经元 C 之间的轴－体突触处释放的递质也减少，从而使运动神经元 C 的 EPSP 减小。

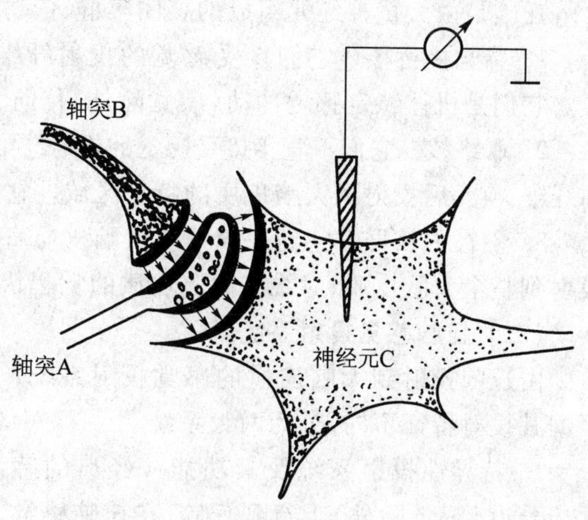

图 9－9　突触前抑制产生机制

3. 意义　突触前抑制在中枢神经系统内存在比较广泛，尤其多见于感觉神经传入途径中。它的生理意义是控制外周传入中枢的感觉信息，使感觉更加清晰和集中，故对感觉传入的调节具有重要意义。

第三节　神经系统的感觉功能

感觉是神经系统的一项重要的生理功能。来自机体内外环境的各种刺激作用于感受器，然后被转换成生物电，通过特定的传入通路到特定的中枢进行整合和分析产生感觉。中枢神经系统从脊髓到大脑皮质，对传入的感觉信息都有一定的整合作用，它们在产生感觉的过程中发挥不同的作用。

一、脊髓和脑干的感觉传导功能

躯干和四肢的感觉是经脊神经后根进入脊髓，然后循两条路径分别上传到大脑皮质的。

（一）浅感觉传导路径

传导痛觉、温觉和轻触觉的传入纤维由后根的外侧部进入脊髓，在后角换元后发出纤维在中央管前交叉到对侧，分别经脊髓丘脑侧束（痛、温觉）和脊髓丘脑前束（轻触觉）上行抵达丘脑。皮肤触觉中辨别觉的传导路径却与下述深感觉传导路径一致。

（二）深感觉传导路径

传导肌肉本体感觉和深部压觉的传入纤维由后根的内侧部进入脊髓，其上行支在同侧后索上行，抵达延髓下部薄束核和楔束核后换元，再发出纤维交叉到对侧，经内侧丘系至丘脑。

值得注意的是，浅感觉传导路径是先交叉再上行，而深感觉传导路径是先上行再交叉。

二、丘脑及其感觉投射系统

（一）丘脑的感觉功能

除嗅觉外，各种感觉性（传入性）冲动都是先到达丘脑，再由丘脑向大脑皮质投射。丘脑是感觉传导的总换元站，同时也能对感觉进行粗略的分析和综合。

丘脑是由大量神经元组成的核团集群，依功能可分为三种类型。

1. 感觉接替核 它们接受感觉的投射纤维，经换元后进一步投射到大脑皮质的特定感觉区。它们是机体特定感觉冲动（嗅觉除外）传向大脑皮质的换元站。

2. 联络核 它们不直接接受感觉的投射纤维，而是接受丘脑感觉接替核和其他皮质下中枢来的纤维，换元后投射到大脑皮质的特定区域。它们是各种感觉通向大脑皮质的联系与协调部位。

3. 髓板内核群 它们一般不与大脑皮质直接联系，而是通过多突触的接替换元，再弥散地投射到整个大脑皮质，对维持大脑皮质的觉醒状态有重要作用。

（二）丘脑感觉投射系统

由丘脑投射到大脑皮质的感觉投射系统，根据其投射特征不同，分为两大系统。

1. 特异性投射系统及其功能 经典的感觉传导道（嗅觉除外）上行到丘脑，在丘脑感觉接替核和联络核换元后，发出纤维投射到大脑皮质特定区域，称为**特异性投射系统**（specific projection system）。特异性投射系统最终投射到大脑皮质的特定区域，每一种感觉的传导投射系统都具有专一性，与皮质间具有点对点的投射关系，其投射纤维主要终止在皮质的第四层细胞。特异性投射系统的功能是引起特定的感觉，并激发大脑皮质发出神经冲动（图9－10）。

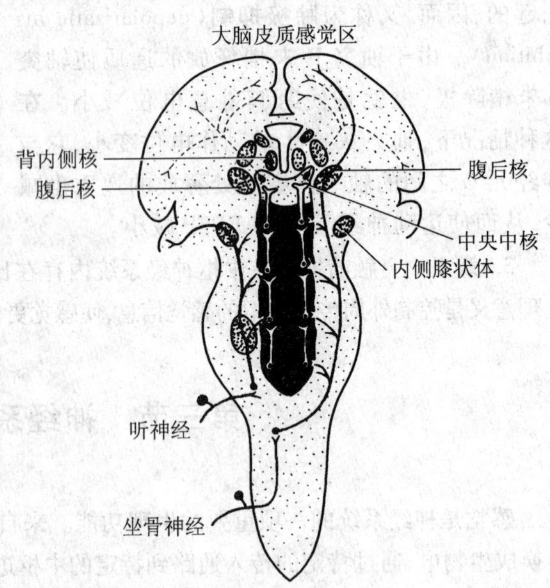

图9－10 感觉投射系统

2. 非特异性投射系统及其功能 上述经典感觉传导路的纤维经过脑干时，发出许多侧支，与脑干网状结构的神经元发生突触联系，经多次换元，抵达丘脑的髓板内核群，由此发出纤维，弥散地投射到大脑皮质的广泛区域，这一投射途径称为**非特异性投射系统**（nonspecific projection system）。非特异性投射系统是不同感觉的共同上行通路，当特异感觉纤维在脑干发出侧支进入网状结构后，即已失去原已具有的特异性感觉功能，不具有点对点的投射关系。非特异性投射系统的主要功能是维持和改变大脑皮质的兴奋状态。

脑干网状结构上行激动系统

脑干网状结构内还存在有上行起唤醒作用的功能系统，称为脑干网状结构上行激动系统。这一系统是一个多突触接替的上行系统，因此易受药物的影响而发生传导阻滞的现象。例如，巴比妥类药物可能就是由于阻断了上行激动系统的传导而产生镇静和催眠的作用。一些全身麻醉药（如乙醚）也可能是首先抑制了上行激动系统和大脑皮质的活动而发挥麻醉作用的。如这一系统受到损伤，就可能产生昏睡。现在认为，这种上行激活作用主要是通过丘脑非特异性投射系统来完成的。

三、大脑皮质的感觉分析功能

各种感觉传入冲动最后到达大脑皮质，通过对传入信息的分析与整合，可产生不同的感觉。因此，大脑皮质是产生感觉的最高级中枢。皮质的不同区域在功能上具有不同的作用，这就是大脑皮质的功能定位。不同性质的感觉在大脑皮质有不同的代表区。

（一）体表感觉区

全身体表感觉在大脑皮质的投射区，主要位于中央后回，称为**第一感觉区**(somatic sensory area Ⅰ)。其投射具有一定的规律性：① 投射纤维左右交叉，即躯体一侧传入冲动向对侧皮质投射，但头面部感觉投向双侧皮质。② 投射区域的空间排列基本上是倒置的。③ 投射区域的大小与感觉灵敏度成正比。第一感觉区产生的感觉定位明确而且清晰(图 9－11)。

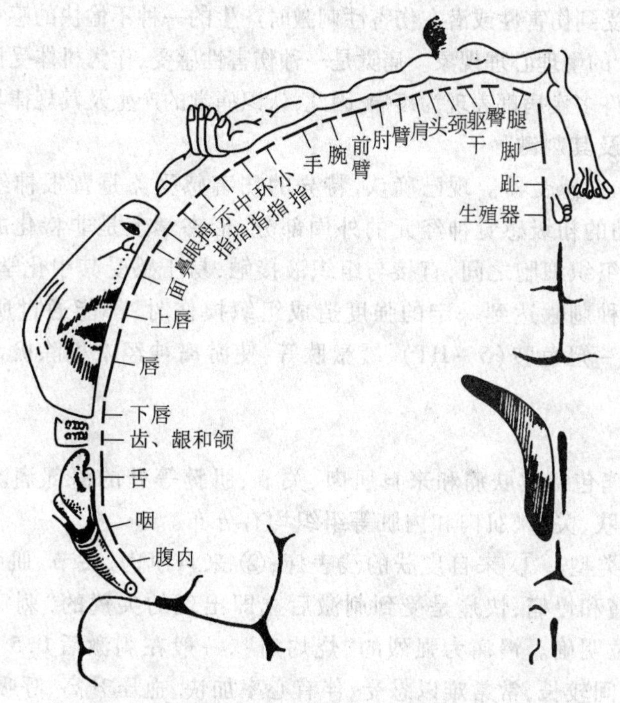

图 9－11 大脑皮质的感觉区

人脑在中央前回和岛叶之间存在第二感觉区，它能对感觉作比较粗糙的分析，还与痛觉有密切的关系。

（二）内脏感觉区

内脏感觉区与体表感觉区有某些重叠，区域比较分散。主要投射到第一、第二感觉区、运动辅助区和边缘系统等皮质部位，但投射区小，且不集中。内脏感觉通常性质模糊、定位不准确。

（三）本体感觉区

本体感觉(proprioception)是指肌肉、关节等运动觉。目前认为，中央前回既是运动区，也是本体感觉区。它们接受来自肌肉、肌腱和关节等处的感觉信息，以感知身体在空间的位置、姿势以及身体各部分在运动中的状态。

(四) 视觉区

枕叶皮质的距状裂上、下缘是视觉的投射区域。左侧枕叶皮质接受左眼颞侧和右眼鼻侧视网膜传入纤维的投射;右侧枕叶皮质接受右眼颞侧和左眼鼻侧视网膜传入纤维的投射。

(五) 听觉区

听觉的投射是双侧性的,即一侧皮质代表区接受双侧耳蜗听觉感受器传来的冲动。听觉的皮质代表区位于颞叶的颞横回和颞上回。

(六) 嗅觉区和味觉区

嗅觉的皮质投射区位于边缘叶的前底部。味觉的皮质投射区在中央后回头面部感觉区的下方。

四、痛觉

痛觉(pain)是人体受到伤害性或潜在伤害性刺激时产生的一种不愉快的感觉,通常伴有情绪变化和防卫反应,是一种复杂的生理心理现象。痛觉是一种伤害性感受,作为机体受损时的一种报警系统,痛觉具有保护性作用。许多疾病都表现为疼痛,因此,认识痛觉的产生及其规律具有重要的临床意义。

(一) 痛觉感受器及其刺激

痛觉感受器又称伤害感受器。现已确认,特异的伤害感受器是背根神经节和三叉神经节中感受和传递伤害性冲动的初级感觉神经元的外周部分,形态学上是非特化的游离神经末梢。它们分布十分广泛,位于组织细胞之间,直接与组织液接触,易于感受其中化学物质的刺激。

许多事实表明,各种刺激达到一定的强度造成组织损伤时,都能通过所产生的致痛化学物质,如 K^+、H^+、组胺、5-羟色胺(5-HT)、缓激肽等,使游离神经末梢除极,发放神经冲动,传入中枢而引起痛觉。

(二) 躯体痛

1. 躯体痛　躯体痛包括皮肤痛和来自肌肉、关节、肌腱等处的深部痛。一般认为其感受器是游离神经末梢,在皮肤、关节、肌肉和内脏等组织均有分布。

2. 躯体痛的主要类型　① 来自皮肤的浅表痛;② 来自肌肉、关节、肌腱的深部痛。来自皮肤的痛觉又可分为快痛和慢痛,快痛是受到刺激后立即出现的尖锐的"刺痛",特点是产生和消失迅速,感觉清楚,定位明确。慢痛为强烈的"烧灼痛",一般在刺激后0.5~1.0 s出现,特点是定位不太准确,持续时间较长,常常难以忍受,伴有心率加快、血压升高、呼吸改变以及情绪变化。

为什么会产生不同的躯体痛感觉?这主要是因为传导痛的纤维不同,传导速度不同所致。

3. 躯体痛的反应　痛反应一般包括局部反应、反射性反应和行为反应。局部反应仅限于受刺激部位对伤害性刺激做出的一种简单反应。反射性反应包括躯体反射性反应和心血管反应。行为反应是在脑的高级部位参与下,对伤害性刺激所做出的躲避、反抗、攻击等整体性反应。

初级和次级痛觉过敏

如果局部体表组织受伤或注射致痛物质辣椒素,此时只要轻触该创伤或注射局部体表就能产生痛觉,而在正常情况下,这样的轻触不会产生痛觉,这种现象称为初级痛觉过敏。初级痛觉过敏的原因是损伤部位组织释放某些能增强痛敏感的化学物质所致。此外,在创伤和注射药部位的周边区也发生类似情况,该区域虽未直接受损,但痛敏感性也有所增加,这种现象称为次级痛觉过敏。

（三）内脏痛和牵涉痛

1. 内脏痛　**内脏痛**(visceral pain)是内脏器官受到伤害性刺激时产生的疼痛感觉。

2. 内脏痛的特点　与躯体痛相比较，内脏痛有以下特点：① 疼痛发起缓慢、持续时间较长。② 定位不准确、不清晰。③ 对于机械性牵拉、痉挛、缺血、炎症等刺激敏感，而对于切割、烧灼等刺激不敏感。

内脏痛是临床常见症状之一，可因各种原因引起，常见的有组织缺血、损伤、炎症、肌肉痉挛等。了解疼痛的部位、性质和时间等规律，对某些疾病的诊断有重要参考价值。

3. 牵涉痛　因内脏疾病引起体表特定部位发生疼痛或痛觉过敏现象，称为**牵涉痛**(referred pain)。如心肌梗塞或心绞痛时，可出现心前区和左上臂疼痛；胆囊炎、胆结石时，可出现右肩胛部疼痛；患急性阑尾炎时，初期可出现脐周及上腹部疼痛；患胃溃疡或胰腺炎时，可出现左上腹和肩胛区的疼痛；患肾、输尿管结石时，可出现腹股沟区疼痛。了解牵涉痛的部位对诊断某些内脏疾病有重要意义。

关于牵涉痛的解释，一般有两种学说。① 会聚学说：患病内脏和皮肤区域的传入纤维末梢投射到同一脊髓神经元，由同一上行纤维上传入脑。由于平时经常感到皮肤的刺激，对于这一上行神经通路传入的冲动常常被认为是来自皮肤，因此，此时的痛觉传入虽然发源于患病内脏，但仍被误认为来自皮肤。② 易化学说：来自患病内脏的传入冲动进入脊髓后，兴奋向周围扩散，提高了邻近脊髓神经元的兴奋性，使脊髓神经元阈值降低。当有轻度的皮肤传入冲动时，就能使脊髓神经元发生更强的兴奋，由此上传的神经冲动增强，导致痛觉过敏(图 9－12)。

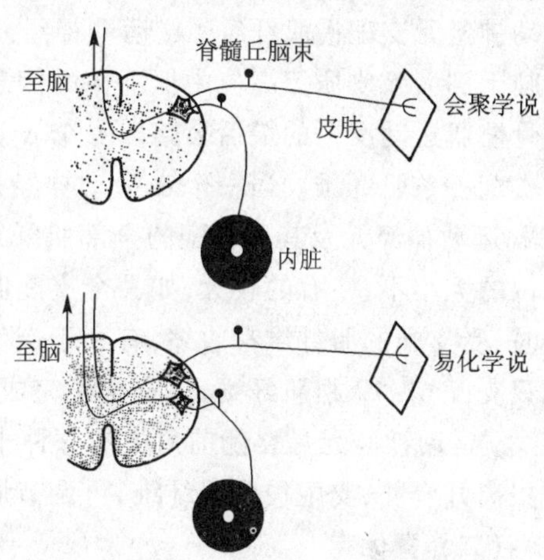

图 9－12　牵涉痛产生的可能原因

镇痛

疼痛发生后，除了治疗原发疾病以外，还应采取适宜的镇痛方法解除患者的痛苦。镇痛的主要方法有：

1. 药物镇痛　包括局麻药、镇痛药。局麻药主要通过神经阻滞，阻断感觉传导通路。镇痛药有麻醉性和非麻醉性之分。麻醉性镇痛药是通过激发内源性镇痛系统发挥作用的，这类药物大多具有一定的成瘾性。非麻醉性镇痛药属于外周镇痛，是通过抑制致痛物质前列腺素的合成发挥作用的。

2. 外科手术　即在痛觉的传导通路的不同水平切断或损毁上行的疼痛传入纤维。

3. 刺激镇痛　包括针刺穴位、周围神经刺激和脑内刺激。

第四节　神经系统对躯体运动的调节

躯体运动是以骨骼肌的收缩和舒张为基础的生命现象，也是人类生活和从事劳动的重要手段。人体的躯体运动可以是某些感受器受刺激而形成定型的反射活动,它不受意志控制;但大量的躯体运动是在大脑皮质控制下按一定目标进行的骨骼肌活动,运动的方向、力量、速度等都能达到互相协调。这是一项十分复杂的功能,是由大脑皮质、皮质下核团和脑干下行系统以及脊髓共同配合完成的。

一、脊髓对运动功能的调节

脊髓是完成躯体运动最低级的反射中枢,可完成一些比较简单的反射活动。

(一)脊髓的运动神经元和运动单位

在脊髓前角中,存在大量支配骨骼肌运动的神经元,主要分为α和γ两类。它们的轴突经前根出脊髓到达所支配的肌肉,末梢释放的递质都是ACh。

α运动神经元的胞体较大,直径可从几十到150 μm。大α运动神经元支配快肌纤维,小α运动神经元支配慢肌纤维。α运动神经元接受来自皮肤、肌肉和关节等外周传入的信息,也接受从脑干到大脑皮质等高位中枢下传的信息,产生一定的反射传出冲动。因此,α运动神经元是躯体骨骼肌运动反射的最后公路。一个α运动神经元的轴突末梢,在肌肉中分为许多小支,每一小支支配一条肌纤维。当一个α运动神经元兴奋时,可引起受支配的所有肌纤维同时收缩。由一个α运动神经元及其所支配的全部肌纤维所组成的功能单位,称为**运动单位**(motor unit)。运动单位的大小不一:有的较大,如一个支配四肢肌肉的运动神经元,可支配2 000根肌纤维,当它兴奋时,受支配的肌纤维都收缩,有利于产生较大的张力;有的较小,如一个支配眼外肌的运动神经元只支配6～12根肌纤维,这有利于完成精细的肌肉运动。

γ运动神经元是脊髓前角中的一种小运动神经元,其胞体分散在α运动神经元之间,轴突经前根离开脊髓,支配梭内肌纤维,可调节肌梭感受装置的敏感性。

(二)脊休克

当脊髓与高位中枢离断后,断面以下的脊髓暂时丧失反射活动的能力,进入无反应状态,这种现象称为**脊休克**(spinal shock),又称脊髓休克。脊休克的主要表现:在离断面以下的脊髓所支配的骨骼肌紧张性降低甚至消失,外周血管扩张,血压下降,发汗反射消失,大、小便潴留。以后各种脊髓反射可逐渐恢复。最先恢复的是比较原始和简单的反射,而后是较复杂的反射。恢复的时间还与动物种类有关,动物越高等,则休克时间越长。脊休克的产生,不是因脊髓切断损伤引起,而是由于离断面以下的脊髓突然失去高位中枢的调控。因为脊休克过后,如进行第二次脊髓切断损伤不能使休克重现。

(三)屈肌反射和对侧伸肌反射

脊椎动物的皮肤受到伤害性刺激时,受刺激的一侧肢体的屈肌收缩、伸肌舒张,肢体屈曲,称为**屈肌反射**(flexion reflex)。屈肌反射使肢体离开伤害性刺激,具有保护性意义。

如果受到的伤害性刺激较强,则在同侧肢体屈曲的同时,对侧肢体出现伸直的反射活动,称为**对侧伸肌反射**(crossed extensor reflex)。其生理意义是,对侧肢体的伸直,可以支持体重,防止歪倒,故具有维持姿势的作用。

(四)牵张反射

有神经支配的骨骼肌受到牵拉而伸长时,能反射性地引起受牵拉的同块肌肉收缩称为**牵张反射**(stretch reflex)。

1. 牵张反射的类型　根据牵拉形式和肌肉收缩反应的不同，可分为腱反射和肌紧张两种类型。

（1）**腱反射**（tendon reflex）　是指快速牵拉肌腱时发生的牵张反射，它表现为被牵拉肌肉迅速而明显的缩短。例如膝跳反射（图 9－13），当膝关节半屈曲时，叩击股四头肌肌腱，可使股四头肌因受牵拉而发生快速的反射性收缩。由于反射是由叩击肌腱引起的，所以统称为**腱反射**。腱反射是单突触反射，它的反射时间很短，约0.7 ms。它的中枢常只涉及1、2 个脊髓节段，所以反应的范围仅限于受牵拉的肌肉。正常情况下腱反射受上位脑的下行控制。

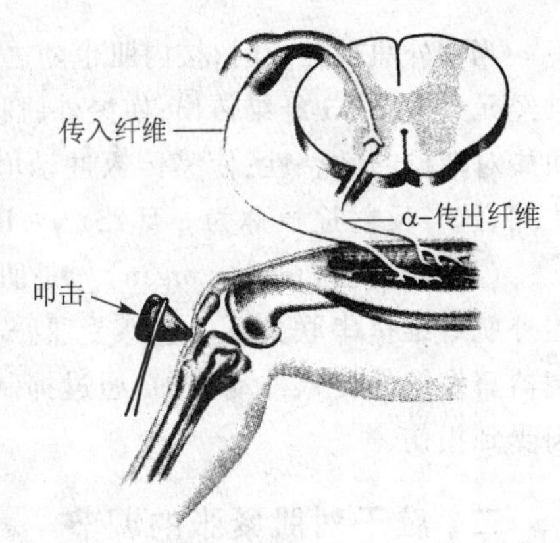

图 9－13　膝跳反射

腱反射的临床意义

临床上常采用检查腱反射的方法，来了解神经系统的某些功能状态。

1. 腱反射减弱或消失　常提示该反射弧的某个部分如传入通路、传出通路或脊髓有损伤。即所谓的下运动神经元受损。

2. 腱反射亢进　说明控制脊髓的高级中枢的作用减弱，这可能是高级中枢有病变的指征。即所谓的上运动神经元受损。

（2）**肌紧张**（muscle tonus）　又称**紧张性牵张反射**（tonic stretch reflex），是由缓慢而持续地牵拉肌腱所引起的牵张反射。它表现为骨骼肌轻度而持续的收缩，维持肌肉的紧张性收缩状态。肌紧张是由肌肉中的肌纤维轮流收缩产生的，所以不易产生疲劳，产生的收缩力量也不大，不会引起躯体明显的位移。肌紧张的反射弧与腱反射相似，但它的中枢是多突触接替，属于多突触反射。肌紧张是维持躯体姿势最基本的反射活动，是姿势反射的基础。肌紧张反射弧的任何部分被破坏，即可出现肌张力的减弱或消失，表现为肌肉松弛，不能维持身体的正常姿势。

2. 牵张反射的反射弧　牵张反射的感受器是肌梭和腱器官，中枢主要位于脊髓内，传入和传出纤维都包含在支配该肌肉的神经中，效应器就是该肌肉的肌纤维。因此，其显著特点是感受器和效应器在同一块肌肉中（图 9－14）。

（1）肌梭　是能感受牵拉刺激的梭形感受器，能感受肌肉长度的变化，是一种长度感受器。其外层为一结缔组织囊，囊内一般含有 6～12 根特殊的肌纤维，称为梭内肌纤维。梭内肌纤维的收缩成分位于纤维的两端，感受装置位于中间部，二者呈串联关系。肌梭外的一般肌纤维称为梭外肌纤维。它与梭内肌纤维平行排列呈现并联关系。梭外肌纤维和梭内肌纤维分别受 α 和 γ 传出神经支配。

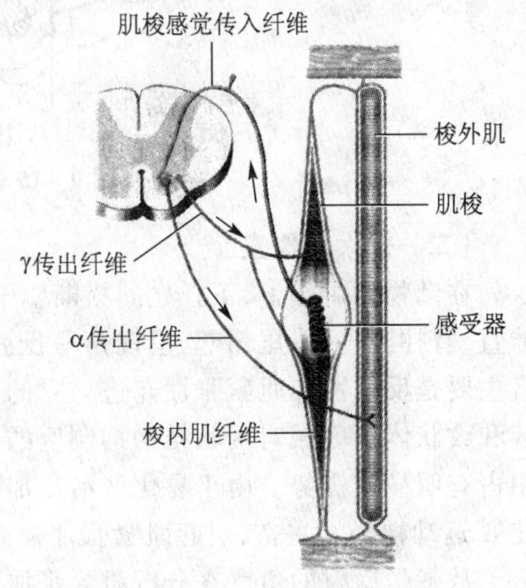

图 9－14　牵张反射的反射弧

当梭外肌被拉长时,梭内肌也随之被拉长,肌梭受到刺激,冲动经传入神经到中枢,引起 α 运动神经元兴奋,经 α 纤维传出,使梭外肌收缩。γ 传出纤维活动加强时,梭内肌纤维收缩,从而提高了肌梭对牵拉的敏感性,使其传入冲动增多,引起支配同一块肌肉的 α 运动神经元兴奋,使梭外肌收缩,这一反射途径称为 **γ 环路**(γ-loop)。因此,γ 运动神经元对调节牵张反射有重要的意义。

(2)**腱器官**(tendon organ) 是肌肉内的另一种感受装置,它分布于肌腱胶原纤维之间,与梭外肌纤维呈串联关系。它感受肌张力的变化,是一种张力感受器。当梭外肌收缩张力增大时,腱器官发放的传入冲动增加,通过抑制性中间神经元,使牵张反射受到抑制,以避免被牵拉的肌肉受到损伤。

二、脑干对肌紧张的调节

在正常情况下,脊髓的牵张反射受脑干的调节。脑干对脊髓运动神经元的调节具有两重性,既有易化作用,又有抑制作用。

(一)脑干网状结构易化区和抑制区

脑干网状结构易化区的范围较广,包括延髓网状结构的背外侧部分、脑桥被盖、中脑的中央灰质及被盖,其主要作用是加强伸肌的肌紧张和肌运动。它的活动比较强,并与延髓的前庭核、小脑前叶两侧部共同作用,以加强肌紧张。其作用途径是通过网状脊髓束向下与脊髓前角的 γ 运动神经元联系,使 γ 运动神经元传出冲动增加,梭内肌收缩,肌梭敏感性升高,从而增强肌紧张。另外,易化区对 α 运动神经元也有一定的易化作用。

脑干网状结构抑制区较小,位于延髓网状结构的腹内侧部。它通过网状脊髓束经常抑制 γ 运动神经元,使肌梭敏感性降低,从而降低肌紧张(图 9-15)。

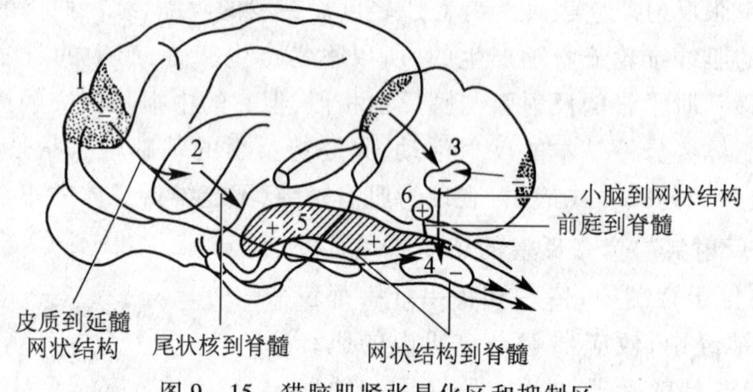

图 9-15 猫脑肌紧张易化区和抑制区

(二)去大脑僵直

在动物的中脑上、下丘之间横断脑干的去大脑动物会出现全身肌紧张明显加强,表现为四肢伸直、脊柱挺直、头尾昂起,呈现角弓反张现象,称为**去大脑僵直**(decerebrate rigidity),去大脑僵直主要是反射性伸肌紧张性亢进。它的发生是由于中脑水平切断脑干后,中断了大脑皮质运动区和纹状体等区域对网状结构抑制区的作用,使抑制活动减弱而易化区活动相对加强,使易化作用占有明显的优势。由于易化区活动加强,经网状脊髓束兴奋 γ 运动神经元,然后通过 γ 环路再使 α 运动神经元兴奋,引起肌紧张加强而出现僵直(图 9-16)。

从牵张反射的角度来分析肌紧张加强的机制有两种。一种是高位中枢的下行性作用,直接或间接通过脊髓中间神经元增强 α 运动神经元的活动,从而导致肌紧张加强而出现僵直,称为 **α**

僵直(α - rigidity)。另一种是由于网状结构易化区下行的作用使 γ 运动神经元活动增强,使肌梭敏感性提高,传入冲动增多,转而使 α 运动神经元传出冲动增加,导致肌紧张加强,称为 **γ 僵直**(γ - rigidity)。

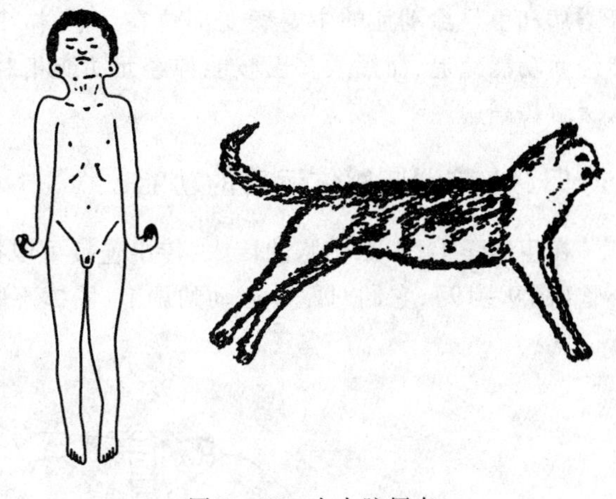

图 9－16　去大脑僵直

(三) 姿势反射

姿势反射是指在中枢神经系统的调节下,骨骼肌能保持紧张性或产生相应的运动,从而保持或改正身体在空间的姿势。牵张反射、对侧伸肌反射是最简单的姿势反射。比较复杂的姿势反射包括:状态反射、翻正反射、迷路紧张反射和颈紧张反射等。

三、基底神经节对躯体运动的调节

(一) 基底神经节的组成

基底神经节(basal ganglia)包括尾状核、壳核、苍白球、丘脑底核、黑质和红核。尾状核、壳核和苍白球统称为纹状体。其中苍白球是较古老的部分,称为旧纹状体,而尾状核和壳核则进化较新,称为新纹状体。尾状核、壳核、苍白球与丘脑底核、黑质在结构和功能上紧密联系。其中苍白球是纤维联系的中心,尾状核、壳核、丘脑底核、黑质均发出纤维投射到苍白球,而苍白球也发出纤维与丘脑底核、黑质相联系(图 9－17)。

(二) 基底神经节的作用

基底神经节与随意运动的稳定、肌紧张的控制、本体感觉传入信息的处理都有关系。基底神经节损害的主要表现可分为两大类:一类是运动过多而肌紧张降低的综合征,另一类是运动过少而肌紧张增强的综合征。前者表现为舞蹈病和手足徐动症,后者表现为帕金森病(震颤麻痹)。中脑黑质内含有多巴胺神经元,而纹状体内存在 ACh 递质系统。由黑质上行抵达纹状体的多巴胺递质系统的功能,在于抑制纹状体 ACh 递质系统的活动。震颤麻痹的主要病变在黑质。由于黑质细胞受损,多巴胺含量大大减少,无法抑制 ACh 递质系统的活动,导致后者的功能亢进,因而出现一系列症状(图 9－18)。

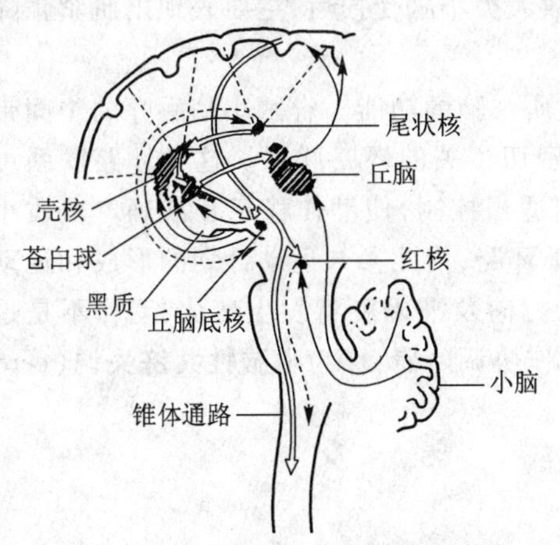

图 9－17　基底神经节及其纤维联系

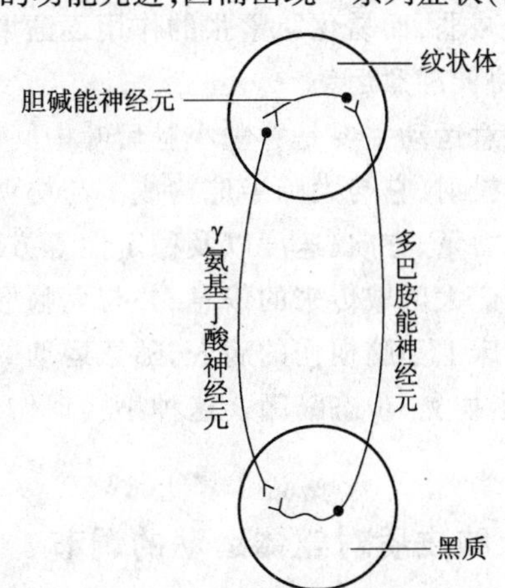

图 9－18　黑质纹状体环路及递质系统

舞蹈病和手足徐动症的主要病变部位在纹状体，其中的胆碱能神经元和 γ 氨基丁酸(GABA)能神经元功能减退，而黑质多巴胺能神经元功能相对亢进。服用利血平消耗掉大量多巴类递质，可以缓解舞蹈病患者的症状

四、小脑调节躯体运动的功能

在生理学上，根据小脑的传入、传出连接可以把小脑分成三部分：前庭小脑、脊髓小脑和皮质小脑(图 9－19)，它们对躯体运动的调节，发挥不同的作用，其主要功能如下。

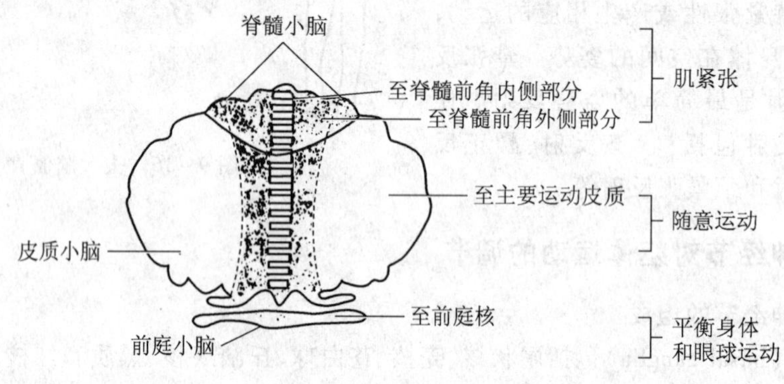

图 9－19　小脑分部及功能

(一) 维持身体平衡

维持身体平衡主要是前庭小脑的功能。前庭小脑主要由绒球小结叶构成，它与前庭器官和前庭核有密切的纤维联系。其维持身体平衡的反射途径为：前庭器官→前庭神经核→前庭小脑→前庭神经核→脊髓运动神经核→肌肉。临床观察到，第四脑室肿瘤病人由于肿瘤压迫损伤绒球小结叶，可出现平衡功能严重失调，身体倾斜，站立困难，但其他随意运动仍能协调。

(二) 调节肌紧张

调节肌紧张主要是脊髓小脑的功能。脊髓小脑包括小脑前叶和后叶的中间带区，主要接受来自脊髓的本体感觉信息，也接受视觉、听觉等传入信息。小脑参与肌紧张的调节，包括易化和抑制双重作用。其作用通过脑干网状结构易化区和抑制区来实现。动物在进化过程中，抑制肌紧张的作用逐渐减弱，而易化肌紧张的作用逐渐增强。故人类小脑受损后，主要表现出肌紧张降低。

(三) 协调随意运动

协调随意运动主要是脊髓小脑后叶中间带及皮质小脑的功能。脊髓小脑后叶的中间带接受脑桥纤维的投射，它与大脑半球构成了与协调运动密切相关的环路联系。这种环路联系可以使随意运动的力量、方向、速度以及稳定性等方面受到适当控制，使动作稳定和准确。皮质小脑接受大脑皮质广大区域传来的信息，并与大脑形成反馈环路，借此参与运动计划的形成和运动程序的编制。临床上小脑损伤的病人，随意运动的力量、方向及准确度将发生变化，动作不是过度就是不及，行走摇晃、步态蹒跚。这种小脑损伤后的动作协调障碍，称为**小脑性共济失调**(cerebeller ataxia)

五、大脑皮质对躯体运动的调节

大脑皮质是调节躯体运动的最高级中枢。在人类，如大脑皮质运动中枢损伤，随意运动将出

现严重障碍,肢体肌肉麻痹,并伴有痉挛,即所谓痉挛性瘫痪。大脑皮质对躯体运动的调节和控制,是通过锥体系和锥体外系完成的。

(一) 大脑皮质运动区

电刺激大脑皮质时,凡能引起躯体一定部位肌肉收缩的大脑皮质部位称为大脑皮质运动区。或皮质中控制某个躯体运动的区域就称为该运动的运动区。大脑皮质的运动区有中央前回、辅助运动区、第二运动区。但主要运动区在中央前回。

中央前回调节和控制运动有以下特点:① 交叉支配,但头面部肌肉的支配多数是双侧性的。② 具有精确的功能定位,运动区的分布安排呈身体的倒影,但头面部代表区的内部是正立的。③ 代表区的大小与运动的精细复杂程度成正比(图 9-20)。④ 刺激运动区,反应单纯,主要为少数个别肌肉的收缩,不发生肌群的协调性活动。

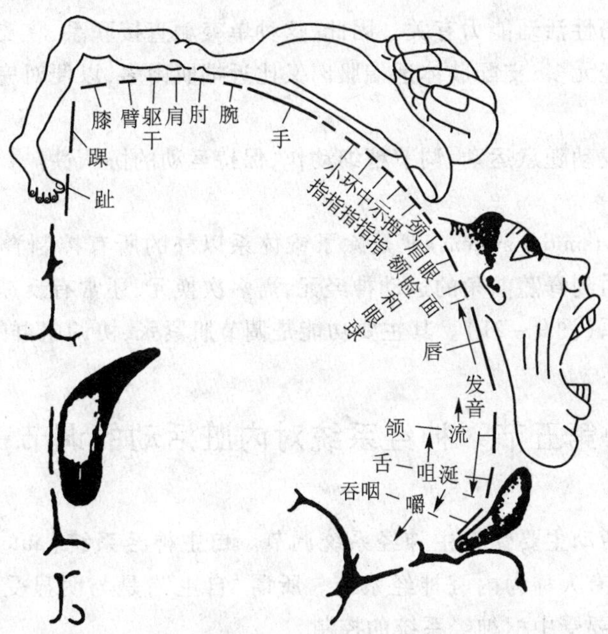

图 9-20　大脑皮质的运动区

(二) 锥体系

锥体系(pyramidal system)是皮质运动区调节控制躯体运动的重要传导通路,一般包括上、下两个运动神经元(图 9-21)。上运动神经元位于大脑皮质运动区,由它发出的纤维,一部分经内囊、延髓锥体下行到达下运动神经元即对侧脊髓前角细胞,这些纤维组成了皮质脊髓束,此纤维的大部分要通过延髓锥体,故称锥体束;另一部分下达到下运动神经元即脑干的脑运动神经核,组成了皮质核束。皮质脊髓束和皮质核束合称锥体系。下运动神经元发出的轴突,分别组成了脑神经和脊神经躯体运动纤维。

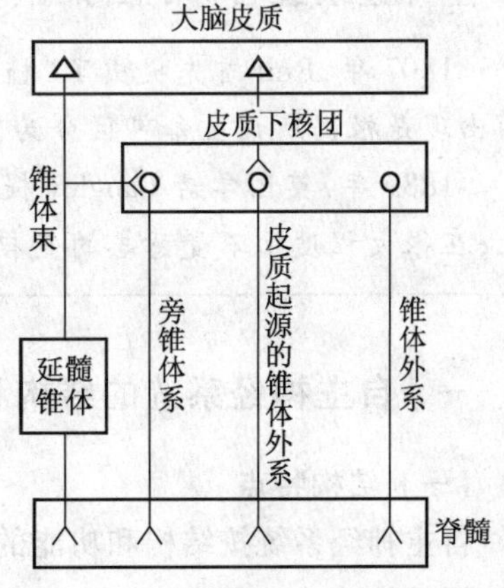

图 9-21　锥体系和锥体外系

脑卒中的“三偏”症状

“三偏”症状是指偏瘫、偏身感觉障碍、偏盲同时出现的一组症状，是内囊部位病变的主要体征，多见于出血性脑卒中。

偏瘫：是指病人半侧随意运动障碍，包括对侧面部、头部及肢体瘫。

偏身感觉障碍：是指病人半侧身体的痛觉、温度觉和本体感觉障碍。

偏盲：是指对侧视野偏盲。

“三偏”症状的出现是相应的感觉或运动传导路受损的结果。

锥体束中，只有10% ~20%的上运动神经元纤维与下运动神经元发生直接的单突触接替，而80% ~90%的纤维与下运动神经元之间还有一个以上的中间神经元接替。一般说来，单突触联系与完成精密的技巧性活动能力有关。因此，这种单突触直接联系，在支配上肢的运动神经元比支配下肢的运动神经元多；支配肢体远端肌肉又比近端肌肉多，以便对完成精细动作的肌肉进行控制。

锥体系的作用是发动随意运动，调节精细动作，保持运动的协调性。

（三）锥体外系

锥体外系（extra pyramidal system）就是除了锥体系以外的所有控制脊髓运动神经元活动的下行通路。从大脑皮质到脊髓前角的运动神经元，需多次换元，还常有反馈回路且与锥体系之间存在着复杂的纤维联系（图9-21）。其主要功能是调节肌紧张，协调肌群的运动。

第五节 神经系统对内脏活动的调节

人体的内脏器官活动主要受自主神经系统调节。**自主神经系统**（autonomic nervous system）又称植物神经系统，也有人称为内脏神经系统。所谓“自主”，是与明显受意识控制的躯体运动相对而言，实际上它也要受中枢神经系统的控制。

自主神经系统名称的由来

1807年，Reil首先提出了“植物神经”一名，把支配内脏的神经统称为植物神经，这一名词的出现是根据所谓生命可区分为“植物性”和“动物性”生命的理论。

1889年，英国学者Langley提出了“自主神经”一词，用以强调内脏器官的活动具有自主性，在很大程度上不受意志的直接控制。

一、自主神经系统的结构和功能特点

（一）结构特点

自主神经系统按结构和功能的不同，分为**交感神经系统**（sympathetic nervous system）和**副交感神经系统**（parasympathetic nervous system）两大部分。交感神经系统起源于脊髓胸腰段（胸1~

腰 3)灰质侧角,副交感神经系统起源于脑干内副交感神经核和脊髓骶段第 2 ~4 节灰质相当于侧角的部位。自主神经系统的周围部分,也有传入神经纤维。但通常所说的自主神经,是指支配心肌、平滑肌和腺体(消化腺、汗腺、部分内分泌腺等)的传出神经,它们广泛分布于全身各内脏器官(图 9 - 22)。自主神经由中枢到达效应器之前,需进入外周神经节内换元,因此,自主神经有节前纤维与节后纤维之分。交感神经的节前纤维短,节后纤维长;而副交感神经的节前纤维长,节后纤维短。一根交感节前纤维与许多个节后神经元联系,故刺激交感神经节前纤维引起的反应比较弥散;而副交感神经则不同,节前纤维与较少的节后纤维联系,因此引起的反应比较局限。

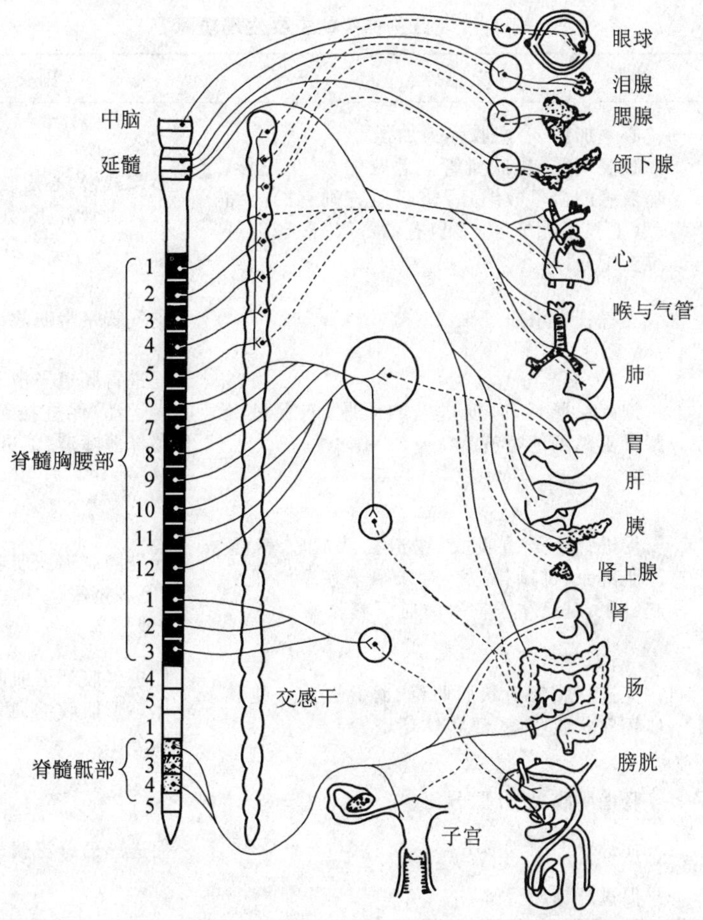

图 9 - 22　人体自主神经的分布

(二) 功能特点

自主神经的功能具有下列一些重要特征。

1. 双重神经支配　人体大多数器官都接受交感神经和副交感神经双重支配,但交感神经的分布要比副交感神经广泛得多。有些器官如肾上腺髓质、汗腺、竖毛肌、皮肤和肌肉内的血管等,只接受交感神经支配。

2. 功能互相拮抗　凡是接受双重神经支配的器官,两种神经的作用大多是对抗的。总的看来，在应急状态时交感神经－肾上腺髓质系统作为一个完整体系被发动起来，以应对内、外环境的急剧变化，保证机体和环境相适应。副交感神经系统的活动则相反，在安静状态时，其活动大多增强，主要是促进消化、排泄和合成代谢，以储备能量。

3. 具有紧张性作用　自主神经对于内脏器官发放低频冲动，使效应器经常维持一定的活动状态，即紧张性作用。各种功能调节都是在紧张性活动的基础上进行的。

二、自主神经的主要生理功能

交感神经和副交感神经系统的主要功能见表 9－2。

表 9－2　自主神经的主要生理功能

器官	交感神经	副交感神经
循环系统	心率加快、心肌收缩力加强 腹腔内脏、皮肤血管显著收缩，外生殖器、唾液腺的血管收缩，骨骼肌血管则有的收缩(肾上腺素能纤维支配)有的舒张(胆碱能纤维支配)	心率减慢、心房收缩减弱 少数血管舒张，如外生殖器血管
呼吸系统	支气管平滑肌舒张	支气管平滑肌收缩
消化系统	抑制胃肠运动，促进括约肌收缩，促进涎腺分泌黏稠的唾液	促进胃肠道平滑肌收缩及蠕动，促进胆囊运动，促进括约肌舒张，促进涎腺分泌释薄唾液，促进胃液、胰液、胆汁的分泌
泌尿生殖系统	促进肾小管重吸收，尿道括约肌收缩，逼尿肌舒张，抑制排尿。对未孕子宫平滑肌引起舒张，对已孕子宫平滑肌引起收缩	促进膀胱逼尿肌收缩，尿道括约肌舒张，促进排尿
眼	促进虹膜辐射状肌收缩，瞳孔开大。睫状体辐射状肌收缩，睫状体环增大	促进虹膜环形肌收缩，瞳孔缩小。睫状体环形肌收缩，睫状体环缩小。促进泪腺分泌
皮肤	竖毛肌收缩，汗腺分泌	
内分泌系统	促进肾上腺髓质分泌激素	促进胰岛分泌胰岛素
代谢	促进肝糖原分解	

三、自主神经系统的递质和受体

自主神经对内脏器官的调节作用也是通过神经末梢释放递质而实现的，其释放的递质属于外周神经递质，主要为 ACh 和 NE。递质要发挥生理作用，必须与相应的受体结合。一种递质对于同种组织细胞(如 NE 对于血管平滑肌细胞)有的出现收缩，有的出现舒张，就是因为被作用的血管平滑肌细胞具有不同的受体的缘故，这就是递质－受体理论的主要内容。自主神经系统的受体主要是胆碱受体和肾上腺素受体。详见第一节。

四、各级中枢对内脏活动的调节

（一）脊髓对内脏活动的调节

交感神经和部分副交感神经发源于脊髓部位。因此，脊髓内有调节内脏活动的初级中枢，如排便、排尿反射中枢，这些初级中枢受上级中枢的调节和控制。

（二）脑干对内脏活动的调节

脑干具有很多重要的内脏活动中枢，其中延髓具有特别重要的作用。因为呼吸运动、心血管活动、胃肠运动、消化腺分泌等，其基本反射中枢均在延髓，因此，有人把延髓称为**基本生命中枢**（basic vital centers）。此外，中脑还有瞳孔对光反射中枢，脑桥中存在着调节呼吸的中枢和角膜反射中枢。

（三）下丘脑对内脏活动的调节

下丘脑是调节内脏活动的较高级中枢，控制着交感神经和副交感神经系统的活动，并与边缘系统、脑干网状结构及垂体有密切的结构和功能联系，共同调节内脏活动。下丘脑把躯体运动功能、内脏功能和内分泌功能联系起来，完成对体温、摄食、水平衡、内分泌、生殖和情绪反应等许多复杂生理过程的控制和调节。

（四）大脑皮质对内脏活动的调节

大脑皮质对内脏活动的调节，目前了解得不多。与内脏活动关系密切的皮质结构是边缘系统和新皮质的某些区域。

第六节　脑的高级功能

脑除了在产生感觉、调节躯体运动和在内脏活动中发挥重要作用外，还涉及许多更为复杂的学习、记忆、思维、语言等高级功能。脑的高级功能与条件反射有着密切的联系。

一、条件反射

条件反射的研究方法是俄国著名生理学家巴甫洛夫建立的。按照巴甫洛夫的理论，反射可分为**非条件反射**（unconditioned reflex）和**条件反射**（conditioned reflex）两类。条件反射是机体在后天生活过程中、在非条件反射的基础上、于一定条件下建立起来的一类反射。

（一）条件反射的形成

条件反射形成的基本条件就是无关刺激与非条件刺激在时间上的结合，这个过程称为**强化**（reinforcement）。如给狗喂食会引起唾液分泌，这是非条件反射，食物是非条件刺激。但是，如果每次喂食前先打铃，然后再给予食物，经多次重复后，每当打铃，即使不给狗食物，狗也会分泌唾液，这就建立了条件反射。在这种情况下，铃声不再是无关刺激，而成为进食的信号，也就是变成了条件刺激。由条件刺激引起的反射称为条件反射。在日常生活中任何无关刺激，只要多次与非条件刺激结合，都可能转变成条件刺激而引起条件反射。

（二）条件反射的消退、泛化和分化

条件反射建立后，如果反复应用条件刺激而不给予非条件刺激强化，条件反射就会逐渐减

弱，最后完全不出现，这种现象称为条件反射的**消退**(vanish)。

在条件反射建立初期，给予和条件刺激相近似的刺激，同样能获得条件反射的效果，这种现象称为条件反射的**泛化**(generalization)。如果以后只对原来的条件刺激给予强化，而对与它相近似的刺激不予强化，经多次重复后，与它近似的刺激就不再引起条件反射，这种现象称为条件反射的**分化**(differentiation)。分化的形成是由于近似刺激得不到强化，使皮质产生了抑制过程，这种抑制称为分化抑制。

(三) 条件反射的生物学意义

人类是在复杂多变的环境中生活，如果只有非条件反射，就无法在多变的环境中生存。条件反射使人体对环境变化的适应既扩大了范围，又提高了预见性，它能对具有信号意义的刺激产生准确、及时的反应。在某些非条件刺激到来之前，就发生反应，增加了人体适应环境的能力，使人体具有预见性。人类还可以用语言、文字来形成条件反射，因此，人类对环境的适应能力更加广泛，并且还能够改造环境。

二、人类大脑皮质的活动特征

(一) 第一和第二信号系统

1. **第一信号系统**(first signal system)　是指对现实、具体信号(如食物的形状、气味、音响的高低、光的强弱等)发生反应的大脑皮质功能系统，这是人和高等动物所共有的。如果说具体的信号是第一信号，则相应的语言、文字是第一信号的信号，即第二信号。因此，在人类有两种完全不同的信号，第一信号是具体的信号，第二信号是抽象的信号，如语言和文字。

2. **第二信号系统**(second signal system)　是指对抽象信号发生反应的大脑皮质功能系统。第二信号系统是人类特有的，人类有两类信号系统，这是人类区别于动物的主要特征。第二信号系统是在第一信号系统活动的基础上建立的，是个体在后天发育过程中逐渐形成的。人类由于有了第二信号系统活动，就能借助语言文字表达思维、进行推理，发现和掌握事物的规律，以便更好地认识世界和改造世界。

(二) 大脑皮质的语言中枢

1. 大脑皮质语言中枢的分区　大脑皮质的语言功能定位是由布罗卡在1861年首先提出来的。他观察到一例病人能听懂别人的语言，但却不会讲话，即运动失语症。尸检发现此病人在额叶后部有一损伤区，此区以后即称为布罗卡皮质区，或称运动语言区，它位于中央前回底部前方(图9-23)。如果损伤额中回后部接近中央前回手部代表区的部位，则会出现失写症。这种病人能听懂别人的讲话和看懂文字，也会说话，手的功能也正常，但却丧失了书写的功能。如果颞

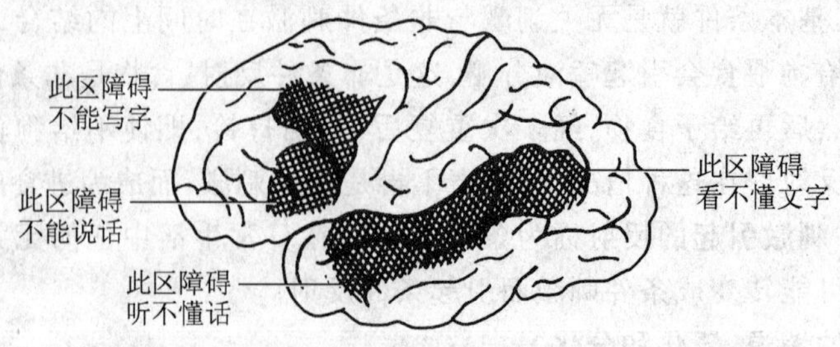

图9-23　大脑皮质与语言功能有关的主要区域

上回后部损伤，则会产生感觉失语症。病人能讲话、书写、看懂文字，也能听见别人的发音，但听不懂别人讲话的内容含义。如果角回损伤则引起失读症，病人视觉正常，但看不懂文字的含义。可见大脑皮质的语言功能具有一定的分区，各区管理语言功能的内涵不同，但各区的活动又是紧密联系的。正常情况下它们共同活动，以完成复杂的语言功能。

2. 大脑皮质语言功能的一侧优势　语言活动的中枢主要集中在一侧大脑半球，此称为语言中枢的**优势半球**（dominant hemisphere）。习惯用右手的人，其优势半球在左侧，因此，左侧颞叶受损可发生感觉失语症，而右侧颞叶受损不会发生此病。这种一侧优势的现象仅为人类特有，它的出现虽与一定的遗传因素有关，但主要是后天生活实践中逐渐形成的，与人类习惯用右手进行劳动有密切关系。

一侧优势的现象充分说明人类两侧大脑半球的功能是不对称的。左侧半球在语言活动功能上占优势，而右侧半球则在非语词性认识功能上占优势，例如，对空间的辨认，对深度知觉和触觉的认识以及音乐的欣赏等。但是这种优势也是相对的，左侧半球有一定的非语词性认识功能，右侧半球也有一定的简单的语词活动功能。

三、学习与记忆

学习与记忆是两个互相联系的神经系统高级功能活动。**学习**（learning）是指人或动物依据经验来改变自身行为以适应环境的神经活动过程。**记忆**（memory）则是人或动物对以往经验的存储和回忆，是学习到的信息内存和“读出”的神经活动过程。学习是记忆的基础，记忆是学习行为发展的结果。

（一）学习与记忆的形式

学习可分为非联合型学习和联合型学习两种。**非联合型学习**（nonassociative learning）属于简单的学习行为，是在刺激与反应之间形成某种明确的联系，故又称简单学习。习惯化和敏感化属于这种类型的学习。习惯化是指当一个不产生伤害性效应的刺激重复作用时，机体对该刺激的反射反应逐渐减弱的过程，例如，人们对有规律而重复出现的强噪音逐渐不再对它产生反应。敏感化是指反射反应加强的过程，例如一个弱伤害性刺激本身仅引起弱反应，但在强伤害性刺激作用后弱刺激的反应明显加强。在这里强刺激与弱刺激之间并不需要建立什么联系。无论人还是动物都具有习惯化和敏感化的行为。**联合型学习**（associative learning）是两个事件在时间上非常接近地重复发生，最后在脑内逐渐形成联系，经典的条件反射和操作式条件反射都属于联合型学习。

记忆根据其储存和回忆方式可分为陈述性记忆和非陈述性记忆。**陈述性记忆**（declarative memory）与知觉和意识有关，依赖于记忆在海马等脑区内滞留的时间。对一个具体事物或一个场景的记忆称为情境式记忆，对文字、法律和语言的记忆称为语义式记忆。**非陈述性记忆**（non-declarative memory）也称含糊记忆，它与知觉和意识无关，也不涉及在海马的滞留，主要如习惯性行为、技巧性动作等。

根据记忆保留时间的长短，记忆又可分为**短时程记忆**（short - term memory）、**中时程记忆**（intermediate memory）和**长时程记忆**（long - term memory）。短时程记忆保留时间只有数秒钟到数分钟，中时程记忆可由数分钟到数天，是短时程记忆向长时程记忆的中间环节，长时程记忆保留时间则自数天到数年，甚至终身保留。短时程记忆能否转化为长时程记忆受多种因素的影响。

(二) 学习与记忆的机制

学习和记忆的机制目前尚未完全明了,但大量研究表明可能与神经元活动的后作用、神经元之间的联系、突触传递和递质的释放、脑内有关蛋白质的合成及新的突触联系的建立等有一定的关系。是否可能与电脑中的程序编码类似值得探讨和研究。

转基因“聪明鼠”与学习和记忆能力的研究

“聪明鼠”是通过移植 *NR2B* 基因,于 1999 年培育出来的世界上首批学习和记忆明显高于普通老鼠并富有表达力的转基因鼠。

“聪明鼠”的意义在于第一次发现了学习和记忆的开关——*NR2B*。由于哺乳类动物的脑细胞很相似,在决定智商的 *NR2B* 基因上,人类与老鼠的相似性达 98%,因此,将来有可能通过三条途径来提高人类的智商:第一是将 *NR2B* 基因片段植入脑细胞中;第二是把 *NR2B* 基因表达的蛋白质注射到大脑中;第三是利用转基因技术,把 *NR2B* 基因植入胚胎中。

四、大脑皮质的电活动

大脑皮质神经元的生物电活动有两种主要的形式:一种是在无特殊外来刺激的情况下,大脑皮质自身具有持续的、节律性的电位变化,称为**脑自发电位**(spontaneous potential)。另一种是在外加刺激引起的感觉传入冲动激发下,大脑皮质的某一区域产生较为局限的电位变化,称为**皮质诱发电位**(cortical evoked potential)。将引导电极放置在头皮上,通过脑电图机所记录的皮质自发电位变化的图形称为**脑电图**(electroencepalogram, EEG)。在动物实验中将颅骨打开或在病人进行脑外科手术时,直接在皮质表面记录到的自发电活动称为**皮质电图**(electrocorticogram)。

(一) EEG 的基本波形

正常脑电图的波形不规则,一般依据频率的不同,分为四种基本波形(图 9-24)

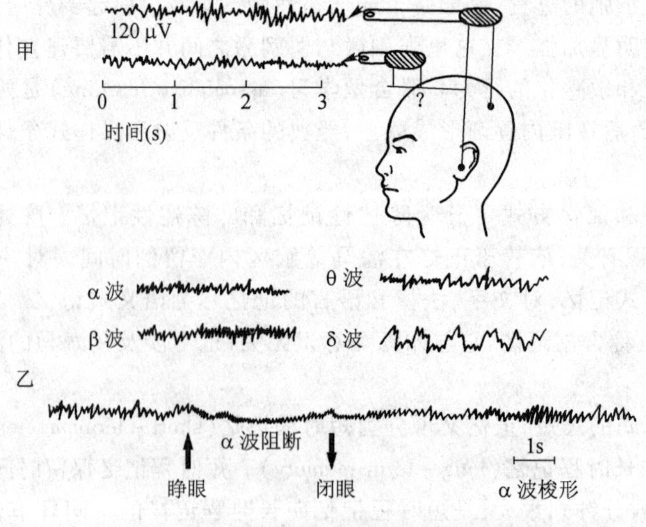

图 9-24 正常 EEG 的描记和基本波形

1. α 波　频率为每秒 8 ~ 13 次，波幅为 20 ~ 100 μV。人类 α 波在清醒、安静、闭目时出现。睁眼或接受其他刺激时，α 波消失转而出现 β 波，这一现象称 α 波阻断。

2. β 波　频率为每秒 14 ~ 30 次，波幅为 5 ~ 20 μV。当受试者睁眼视物或接受其他刺激时出现。一般认为它是新皮质在紧张活动状态下的主要脑电活动表现。

3. θ 波　频率为 4 ~ 7 次/s，波幅为 100 ~ 150 μV。一般在人困倦时出现。

4. δ 波　频率为 0.5 ~ 3 次/s，波幅为 20 ~ 200 μV。成人在清醒时见不到 δ 波，但在睡眠时可出现。婴儿常可见到 δ 波。

（二）皮质诱发电位

皮质诱发电位主要有两种成分，分别称为主反应和后发放。主反应为先正后负的电位变化，波幅较大。一般认为，它是大锥体细胞的综合电位。后发放在主反应之后出现，它是一系列正相的周期性电位，波幅较小。它是皮质与丘脑接替核之间环路电活动的表现。

五、觉醒与睡眠

昼夜交替进行的觉醒与睡眠是人体正常生活中必不可少的两个生理过程。觉醒时机体能迅速适应环境的变化，从事各种体力和脑力劳动。睡眠时机体的意识暂时丧失，失去对环境的精确适应能力，表现为感觉功能减退，骨骼肌反射和肌紧张减弱，并伴有一系列自主神经功能的改变，如心率减慢、血压下降、呼吸减慢、瞳孔缩小、尿量减少、代谢降低、体温下降、发汗功能增强等。睡眠的主要功能是促进精力和体力的恢复。

（一）觉醒状态的维持

人体的觉醒状态主要依靠脑干网状结构上行激动系统的活动来维持。觉醒状态可以包括脑电觉醒状态与行为觉醒状态两种。脑电觉醒状态指脑电波形由睡眠时的同步化慢波变为觉醒时的去同步化快波，而行为上不一定呈觉醒状态；行为觉醒状态指觉醒时的各种行为表现。

（二）睡眠的时相

通过对睡眠过程的观察，发现睡眠是由交替出现的两种时相组成，分别称为正相睡眠和异相睡眠。

1. 正相睡眠　**正相睡眠**（orthodox sleep）时人体表现为一般熟知的睡眠状态，其 EEG 特征为同步化慢波，故又称为**慢波睡眠**（slow wave sleep, SWS）。正相睡眠期间，腺垂体的生长素分泌明显增多，有利于促进生长和体力的恢复。

2. 异相睡眠　**异相睡眠**（paradoxical sleep）期间人体表现为各种感觉功能的进一步减退，以致唤醒阈升高。骨骼肌反射运动及肌紧张进一步减弱，肌肉几乎完全松弛，睡眠更深。EEG 特征为去同步化快波，因此也称为**快波睡眠**（fast wave sleep, FWS）。此外，在异相睡眠期间还可能有间断的阵发性表现，如肢体抽动、血压升高、心率加快、呼吸快而不规则，特别是出现眼球的快速运动，所以又称为**快动眼睡眠**（rapid eye movement sleep, REMS）。异相睡眠期间出现的一些阵发性表现可能与某些疾病在夜间突然发作有关。例如心绞痛患者，常在 REMS 睡眠期间先做梦，梦中情绪激动，伴有呼吸和心搏加快，血压升高，继而引起心绞痛发作而觉醒。其他如哮喘、阻塞性肺气肿的缺氧发作等也常在 REMS 期间突然产生。

在整个睡眠过程中，正相睡眠和异相睡眠相互交替出现。

(三) 睡眠的机制

关于睡眠的产生机制，有多种学说。有人认为，睡眠是一个主动过程，脑干尾端存在着睡眠中枢。由这一中枢发出的冲动，向上传导，可作用于大脑皮质，与上行激动系统引起的觉醒作用相对抗。在它们的共同作用下，调节着睡眠和觉醒的相互转化。也有人认为，睡眠的发生与不同的中枢递质系统功能活动有关。

总之，睡眠产生的机制很复杂，目前尚未完全清楚，有待进一步的研究和认识。

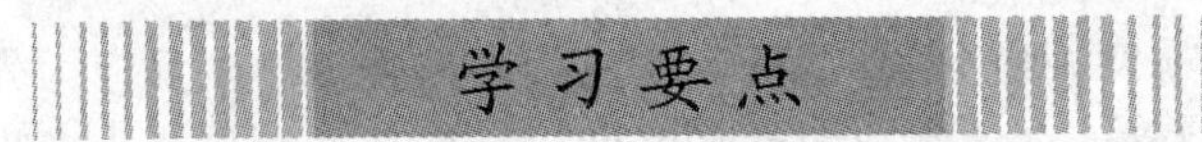

(一) 神经元

1. 神经元的概念及组成　神经元即神经细胞，是神经系统结构与功能的基本单位。

- 神经元
  - 胞体
  - 突起
    - 树突
    - 轴突(神经纤维)

2. 神经纤维　神经纤维的分类按结构分为有髓神经纤维和无髓神经纤维两种，按其传导兴奋的方向分为传入纤维和传出纤维。

沿神经纤维传导的兴奋称为神经冲动，神经纤维的基本功能是传导神经冲动，其传导特征有：① 生理完整性。② 绝缘性。③ 双向传导性。④ 相对不疲劳性。

(二) 突触

一个神经元与另一个神经元相接触并传递信息的部位，称为突触。

1. 突触的结构

- 突触结构
  - 突触前膜(突触小体内有神经递质)
  - 突触间隙
  - 突触后膜(突触后膜上有受体)

2. 突触的分类　根据突触所在部位、形成和功能特征的不同分类如下。

- (1) 根据突触发生部位
  - 轴突－胞体突触
  - 轴突－树突突触
  - 轴突－轴突突触
- (2) 根据对后继神经元的影响
  - 兴奋性突触
  - 抑制性突触
- (3) 根据突触信息传递的形式
  - 化学性突触
  - 电突触(缝隙连接)

3. 突触传导过程与特征

(1) 突触传递过程　电突触为电－电传递；化学性突触传递过程为电－化学－电传递，具体过程如下。

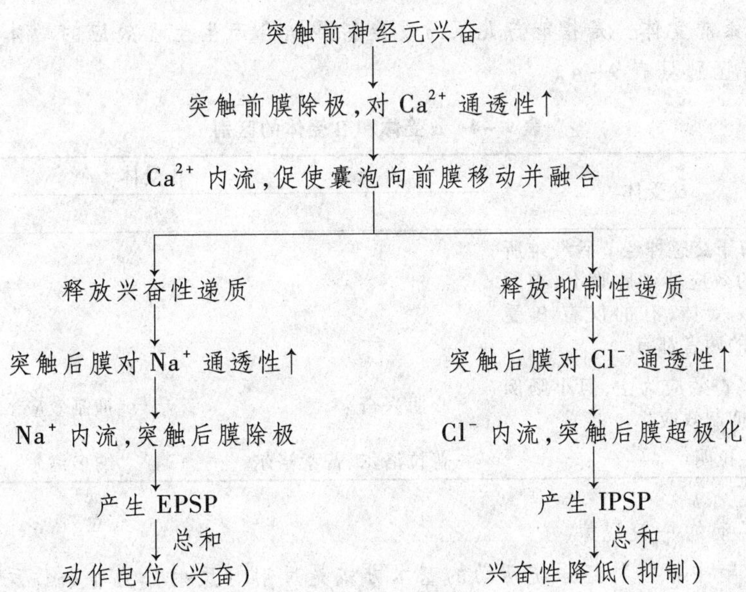

(2) 突触传递特征　化学性突触由于其结构和传递方式的特点决定了它传递兴奋有以下特征：① 单向传递，因为只有突触前膜能释放递质。② 中枢延搁。③ 总和现象，包括时间总和和空间总和，其结构基础是聚合式联系。④ 兴奋节律的改变。⑤ 后放现象，其结构基础是环状联系。⑥ 对内环境变化敏感及相对易疲劳性。

(三) 神经递质与受体

1. 神经递质　参与突触传递的化学物质称为神经递质，分为外周神经递质和中枢神经递质。

(1) 外周神经递质　主要包括 ACh、NE、嘌呤或肽类。凡末梢释放乙酰胆碱作为神经递质的神经纤维称为胆碱能纤维，包括交感、副交感神经的节前纤维、副交感节后纤维、少数交感节后纤维及躯体运动神经。凡末梢释放去甲肾上腺素作为神经递质的神经纤维称为肾上腺素能纤维。大部分交感节后纤维属于肾上腺素能纤维。

(2) 中枢神经递质　中枢神经递质主要有 ACh、单胺类(多巴胺、NE 和 5－羟色胺)、氨基酸类(谷氨酸、GABA、甘氨酸)及肽类(P 物质、脑啡肽等)。

2. 受体　受体是指突触后膜或效应器细胞膜上的某些特殊结构，神经递质必须与受体结合才能发挥生理效应。

(1) 胆碱能受体　是指能与 ACh 发生特异结合而产生效应的受体，分为 M 受体和 N 受体两种，两者的区别如表 9－3。

表 9－3　M 受体和 N 受体的区别

区别点	M 受体	N 受体	
		N_1	N_2
分布	存在副交感神经节后纤维支配的效应器细胞膜上	自主神经节神经元的突触后膜上	神经－肌接头的终板膜上
作用	产生副交感神经兴奋的效应	节后神经元兴奋	骨骼肌兴奋、收缩
阻断剂	阿托品	美卡拉明	筒箭毒碱

(2) 肾上腺素能受体 是指能与儿茶酚发生特异结合产生生理效应的受体,分为α受体和β受体两种,两者区别见表9-4。

表9-4 α受体和β受体的区别

区别点	α受体	β受体	
		β_1	β_2
分布	分布于交感神经节后纤维所支配的效应器细胞膜上,有的仅有α受体,有的仅有β受体,有的两者都有		
作用	以兴奋效应为主,但小肠例外,为抑制效应	心肌兴奋	抑制效应
阻断剂	酚妥拉明	普拉洛尔、普萘洛尔	纳多洛尔、普萘洛尔

(四) 反射活动的一般规律

1. 反射与反射中枢 神经系统活动的基本方式是反射。反射分为非条件反射和条件反射。前者是指先天就具有的反射,后者是指机体在后天生活过程中,在非条件反射的基础上经过训练而建立起来的反射。在中枢神经系统内对某一特定功能具有调节作用的神经细胞群称为反射中枢。

2. 中枢神经元之间的联系方式 中枢神经系统内存在大量神经元,这些神经元之间相互联系复杂,常见的联系方式有以下几种:① 辐散式,一个神经元通过其轴突末梢的分支与多个神经元建立突触联系,可使信息扩布。② 聚合式,许多神经元通过其轴突末梢,共同与同一个神经元建立突触联系,是总和功能的结构基础。③ 链锁状联系,中间神经元在扩布冲动的同时,通过其发出的侧支直接或间接地将冲动扩布到许多其他神经元。④ 环状联系,一个神经元与中间神经元发生突触联系,中间神经元反过来直接或间接地再作用到该神经元,它是反馈调节和后发放的结构基础。

3. 中枢抑制 中枢神经系统的活动除兴奋过程外,还有抑制过程。兴奋和抑制的协调活动是神经系统完成整合功能的基础。中枢抑制根据产生机制的不同,分为两种。

(1) 突触后抑制 突触后抑制是在抑制性中间神经元参与下实现的。当抑制性中间神经元兴奋时,其末梢释放抑制性递质,使其后继神经元的突触后膜产生IPSP,出现超极化(抑制),故称超极化抑制。突触后抑制根据神经元之间联系方式的不同分为传入侧支性抑制和回返性抑制两种。

(2) 突触前抑制 突触前抑制是通过两个神经元的轴突-轴突突触的活动而发生的。当传入神经受到与它构成轴-轴突触的另一末梢作用发生除极时,传入神经兴奋,在此基础上发生的动作电位幅值减小,所释放的神经递质也较少,从而使后继神经元产生的EPSP减小(抑制),故又称为除极抑制。突触前抑制在调节感觉传入活动中有重要作用。

(五) 神经系统的感觉功能

1. 丘脑的感觉分析功能 在大脑皮质不发达的动物,丘脑是感觉的最高中枢。在人类,丘脑是感觉传导的换元接替站,可对感觉进行粗糙的分析与综合。根据丘脑各部向大脑皮质投射特征的不同,可将丘脑的投射系统分为:

(1) 特异性投射系统　经典的感觉传导路(嗅觉除外)上行到丘脑,在丘脑的感觉接替核和联络核换元后,再投射到大脑皮质的特定区域,称为特异性投射系统。每一种感觉的传导投射系统都有专一性,与皮质间有点对点的投射关系,其纤维主要终止于皮质的第四层。特异性投射系统的功能是引起特定感觉,并激发大脑皮质发出传出冲动。

(2) 非特异性投射系统　经典的感觉传导路上行经过脑干时发出侧支,与脑干网状结构的神经元多次换元,到丘脑髓板内核群换元后,再弥散投射到大脑皮质的广泛区域,称丘脑的非特异性投射系统。它是不同感觉的共同上行途径,失去了专一性,不能产生特定感觉。其主要功能是维持或改变大脑皮层的兴奋性,使机体保持觉醒状态。脑干网状结构上行激动系统是通过丘脑的非特异性投射系统而发挥作用的。

2. 大脑皮质的感觉分析功能　在人类,大脑皮质是机体感觉的最高中枢。不同感觉在大脑皮质的代表区不同。

全身体表感觉的代表区在中央后回(第一体表感觉区)。中央后回的感觉投射具有以下规律:① 交叉性投射,但头面部感觉的投射是双侧性的;② 投射区的空间定位呈倒置安排,但头面部内部的安排是正立的;③ 投射区的大小与感觉灵敏度有关。

本体感觉代表区位于中央前回,边缘系统的皮质是内脏感觉的投射区;视觉区位于枕叶距状裂上、下缘;听觉区位于颞叶;嗅觉和味觉代表区分别位于边缘叶的前底部和中央后回头面部感觉区的下方。

(六) 痛觉

痛觉是指机体受到伤害性刺激时,所产生的一种复杂感觉,常伴有情绪活动和防御性反射。痛觉产生的机制被认为是伤害刺激引起组织损伤,释放致痛物质,致痛物质作用于游离神经末梢导致兴奋,传至大脑皮质产生痛觉。

痛觉分为皮肤痛和内脏痛,内脏痛与皮肤痛比较具有以下特点:① 缓慢、持久、定位不清,对刺激分辨力差。② 对切割、烧灼等刺激不敏感,而对炎症、痉挛、缺血、机械牵拉等刺激敏感。③ 常伴有牵涉痛。

牵涉痛是指内脏疾病引起相应的体表部位发生疼痛或痛觉过敏的现象。牵涉痛在临床上有一定的诊断价值。

(七) 脊髓对躯体运动的调节

脊髓是躯体运动最基本的反射中枢,能完成牵张反射、屈肌反射、对侧伸肌反射等一些简单的反射运动。

1. 脊髓的运动神经元　在脊髓前角内存在大量的运动神经元。α 运动神经元支配骨骼肌梭外肌纤维,由一个 α 运动神经元及其所支配的全部肌纤维组成的功能单位,称为运动单位;γ 运动神经元支配骨骼肌的梭内肌纤维,可调节肌梭的敏感性。

2. 脊休克　脊髓与高位中枢离断后,断面以下的脊髓暂时丧失反射活动的能力,进入无反应状态的现象称为脊休克。脊休克的主要表现:离断面以下脊髓所支配的骨骼肌紧张性减弱甚至消失;外周血管扩张,血压下降;出汗反射消失;大、小便潴留。

3. 牵张反射　有神经支配的骨骼肌受外力牵拉而伸长时,反射性地引起受牵拉的同一块肌肉收缩,称为牵张反射。牵张反射的反射弧的显著特点是感受器和效应器在同一块肌肉中。根据牵拉的形式和肌肉收缩反应的不同,牵张反射分为肌紧张和腱反射两种类型。

（1）肌紧张　是指缓慢持久牵拉肌肉时发生的牵张反射。表现为受牵拉的肌肉发生紧张性收缩阻止被拉长。肌紧张是维持姿势最基本的反射活动，是姿势反射的基础。γ 运动神经元通过 γ－环路对调节肌紧张具有重要作用。

（2）腱反射　指快速牵拉肌腱时发生的牵张反射。如膝跳反射、跟腱反射等。临床上常通过检查腱反射来了解神经系统的功能。

（八）脑干、基底神经节、小脑对躯体运动的调节

1. 脑干　脑干网状结构对脊髓运动神经元的调节具有双重性，既有易化作用，又有抑制作用，这是通过脑干网状结构易化区和抑制区的活动实现的。正常情况下，抑制区和易化区的活动在一定水平上保持相对平衡，维持正常的肌紧张。若平衡失调，则出现肌紧张亢进或减弱。在动物中脑上、下丘之间横断脑干，出现去大脑僵直。

2. 基底神经节　基底神经节属皮质下起源的锥体外系，它与随意运动的稳定、肌紧张的控制、本体感觉传入信息的处理有关，对躯体运动有重要调节作用。基底神经节病变在临床上可表现为运动过少、肌紧张亢进（由于黑质多巴胺能神经元功能破坏），如震颤麻痹；或表现为运动过多，并伴有过多的附加动作和肌紧张降低（由于纹状体中胆碱能和 γ－氨基丁酸能神经元功能减退），如舞蹈病。

3. 小脑　小脑对躯体运动的调节作用主要表现在三个方面：① 维持身体平衡（前庭小脑）。② 调节肌紧张（脊髓小脑）。③ 协调随意运动（皮层小脑）。

（九）大脑皮质对躯体运动的调节作用

1. 大脑皮质的运动区　大脑皮质控制躯体运动的区域称为皮质运动区，位于中央前回的 4 区和 6 区。运动区有以下特点：① 交叉支配，但对头面部肌肉的支配是双侧性的。② 功能定位精确，呈倒置安排，但头面部代表区内部的安排是正立的。③ 代表区的大小与肌肉活动的精细程度有关。④ 刺激运动区一般只会引起个别肌肉收缩，不发生肌群的协同收缩。

2. 锥体系与锥体外系　大脑皮质运动区对躯体运动的调节是通过锥体系和锥体外系实现的。锥体系包括皮质脊髓束和皮质脑干束，其主要功能是发动随意运动，完成精细活动；锥体外系是指除锥体系外调节躯体运动的下行传导纤维，其主要功能是调节肌紧张和肌群的协调性运动。

（十）神经系统对内脏功能的调节

1. 自主神经系统　是指支配内脏器官的传出神经，包括交感神经和副交感神经。它们从中枢发出后先在外周神经节换元，再发出节后纤维支配效应器。体内大多数器官都接受交感神经和副交感神经的双重支配，一般来说交感神经和副交感神经的活动是对立的，而对外周作用方面表现协调一致。

交感神经和副交感神经的作用各具有不同的生理意义。一般来说，交感神经系统的活动比较广泛，当它作为一个完整系统活动时，其主要作用是促使机体迅速适应环境的急剧变化。当人体遭遇紧急情况时，将引起交感神经广泛兴奋，表现出一系列交感－肾上腺髓质系统亢进现象，称之为应急反应。与应急有关器官活动增强，分解代谢增强，有利于动员机体各器官的储备力、应付环境的急剧变化；副交感神经的活动范围较小，它常伴有胰岛素分泌，故称迷走－胰岛素系统，这个系统活动的主要作用是促进机体的调整恢复和消化吸收，积蓄能量以及加强排泄和生殖功能等，保证机体平静时生命活动的进行。

2. 各级中枢对内脏活动的调节　脊髓是某些内脏活动的初级中枢。脑干的延髓由于存在呼吸、心血管的基本中枢被称为生命中枢。下丘脑不仅是调节内脏活动的较高级中枢,而且能把内脏活动与机体的其他生理过程联系起来,与躯体运动及情绪反应有密切的关系。大脑皮质的边缘系统和新皮质的某些区域与内脏活动调节有关。

(十一) 条件反射

反射是中枢神经系统的基本活动方式,反射可分为非条件反射与条件反射两种。非条件反射是先天遗传,无需训练就有的,是机体适应环境的基础。条件反射是机体在后天生活过程中,在非条件反射的基础上通过训练而建立的。条件反射提高了机体的适应能力和适应范围,使机体具有预见性。

1. 条件反射的形成　形成条件反射的基本条件是无关刺激与非条件刺激在时间上的结合,这个过程称为强化。条件反射可以建立,也可以消退、重建。

2. 第一信息系统和第二信号系统　对具体信号起反应的大脑皮质功能系统称为第一信号系统。它是人类与高等动物共有的。对语言、文字等抽象信号起反应的大脑皮质功能系统,称为第二信号系统。第二信号系统为人类特有,也是人与动物的主要区别。

3. 学习与记忆　学习是指通过神经系统不断接受环境的变化而获得新的行为习惯的过程。记忆是指通过神经系统将获得的新行为习惯或经验储存一定时期的能力。外界环境大量的信息可通过感受器不断传入大脑,但只有约1%的信息被长期保存。记忆过程可分为短时程记忆、中时程记忆和长时程记忆。

(十二) 脑电图

1. 正常脑电图　人在安静时,在无特殊外来刺激的情况下,大脑皮质自身具有持续的、节律性的电位变化,称为自发脑电活动,用脑电图机可将电位变化的波形记录下来,称为脑电图。脑电图的波形按频率可分为α、β、δ和θ四种基本类型。α波在正常成人安静、清醒、闭目时出现;β波在皮层兴奋时出现;δ波在睡眠中可出现;θ波在成人困倦及在幼儿可见到,成人清醒时出现常意味皮质有器质性病变。

2. 睡眠　觉醒与睡眠是人体正常生活中必不可少的两个生理过程。觉醒时机体才能从事体力和脑力劳动;睡眠能促进体力和精力的恢复。睡眠时相可根据脑电波的不同,分为慢波睡眠和快波睡眠,在整个睡眠过程中两者交替出现。慢波睡眠体内生长激素分泌增加,有利于促进生长和体力恢复;快波睡眠时脑内蛋白质合成增加,有利于脑内新突触的建立和促进精力恢复。

(陆建林)

第十章 感觉器官

学习目标

1. 掌握 眼的折光系统组成与成像原理，眼的晶状体结构与调节功能，视锥细胞和视杆细胞的感光功能，声波的传导途径和耳蜗的功能。

2. 熟悉 眼折光异常的基本特点，视力和视野的概念，前庭和半规管的功能。

3. 了解 感受器和感觉器官的概念，视紫红质的光化学反应原理。

感觉是客观事物在人脑中的主观反映。感觉的产生过程，首先是感受器或感觉器官接受各种刺激，并将其转变为相应的神经冲动，然后沿一定途径传入大脑皮质的特定区域，再经过脑的分析处理而产生主观意识上的感觉。因此，感觉的产生是由感受器或感觉器官、神经传导通路和大脑皮质共同活动的结果。

第一节 概 述

一、感受器与感觉器官的定义和分类

（一）感受器

感受器（receptor）是指分布在体表或组织内部专门感受机体内、外环境变化的结构或装置。感受器的结构是多种多样的，有的感受器是感受神经末梢，如与痛觉感受有关的游离神经末梢，有的感受器则是在裸露的神经末梢周围包绕一些特殊结缔组织被膜样结构，如环层小体，还有一些是在结构和功能上高度分化了的感受细胞，如视网膜中视锥细胞和视杆细胞、耳蜗中的毛细胞等。感受器的种类很多，根据感受器分布部位不同分为内感受器和外感受器。内感受器分布在身体内部器官或组织中，感受机体内部环境变化，如颈动脉窦压力感受器等。外感受器分布在体表，感受外界环境的变化，如光、声、味、触、压觉等感受器。根据感受器所接受的刺激性质，又可分为机械感受器、化学感受器和光感受器等。

（二）感觉器官

感觉器官（corgana sensuum）是由感受器连同附属结构共同构成。主要的感觉器官有视觉器官、听觉器官、前庭器官、味觉器官和嗅觉器官等。

二、感受器的一般生理特征

(一) 感受器的适宜刺激

每一种感受器只对一种特定形式的刺激敏感,这种刺激称为该感受器的**适宜刺激**(adequate stimulus)。例如,一定波长的光波是视网膜感光细胞的适宜刺激,一定频率的声波是耳蜗毛细胞的适宜刺激。这种现象是由于动物在长期进化过程中逐步形成的。对于一种感受器来说,并不只是对适宜刺激才有反应,对非适宜刺激也可引起反应,但需较大的刺激强度。

(二) 感受器的换能作用

各种感受器在功能上有一个共同点,就是把作用于它们的各种形式的刺激能量转换为传入神经的动作电位,这种作用称为换能作用。因此,每一种感受器都可以看作是一个特殊的生物转换器。当刺激作用于感受器时,一般在把刺激能量转变为传入神经动作电位之前,先在感受器细胞内或感觉神经末梢引起相应的电位变化,前者称为**感受器电位**(receptor potential),后者称为**发生器电位**(generator potential)。感受器电位属于局部电位,可以总和,当其达到一定程度时,可触发动作电位。

(三) 感受器的编码作用

感受器在受到刺激时,经换能作用转变为神经动作电位后,不仅仅是发生了能量形式的转换,而且把刺激所包含的各种相关信息也转移到动作电位的序列之中,这一作用称为感受器的编码作用。在同一感觉系统范围内,不同强度的刺激可引起程度不同的感觉。实验资料表明,不同强度刺激作用于感受器时是通过单一传入纤维动作电位的频率改变和参加这个信息传输的神经纤维数目多少来编码的。不同感受器受到刺激后产生不同的感觉或反应取决于传入冲动最终所到达的高级中枢部位。

(四) 感受器的适应现象

当以恒定强度的刺激连续作用于感受器时,传入神经纤维动作电位频率逐渐下降,主观感觉也随之减弱,这一现象称为**适应**(adaptayion)现象。感受器适应的程度差别较大,有的感受器适应过程较慢,称慢适应感受器,如颈动脉窦压力感受器、痛觉等。慢适应现象有利于机体对某些功能状态进行经常性的监测,并根据其变化随时调节机体正常生理功能。有的感受器适应过程较快,称快适应感受器,如皮肤触觉和嗅觉感受器。

第二节 视觉器官

视觉是指通过视觉器官的视觉感受器,接受外界一定波长的电磁波刺激,经视觉系统的编码、加工和分析后获得的主观感觉。视觉功能是通过视觉器官、视神经和视觉中枢的共同活动来完成的。视觉器官是眼,视觉感受器存在于视网膜上。它们的适宜刺激是波长为 380 ~ 760 nm 的电磁波(可见光)。人眼产生视觉功能的过程包括眼的折光功能和眼的感光功能两个部分。人脑从外界获得的所有信息中,绝大部分是通过视觉功能获得的。

一、眼的折光功能

外界物体发出的光线进入眼内,通过眼折光系统时发生折射,最后于视网膜上形成一清晰的物像,这就是眼的折光功能。

(一) 眼的折光成像与简化眼

眼折光系统是一个复杂的光学系统,它是由四种折射率不同的光学介质(角膜、房水、晶状体和玻璃体)和曲率半径不同的四个折射面(角膜和晶状体的前后表面)组成。眼折光能力与折射面的曲率半径有关。曲率半径越大,其折光能力越小;曲率半径越小,折光能力越大。由于晶状体的折光率最大,并且其曲率半径(凸度)大小随着视物的远近可以调节,所以晶状体在眼的折光系统中起着重要的作用。

视网膜成像与物理学上凸透镜成像原理基本相似,但眼的折光系统不是一个简单的凸透镜,而是由一系列折射面和折射率不同的折光系统构成。要用一般几何光学的计算原理来精确描出光线在眼内的走行途径和折射成像情况是非常复杂的。为了便于分析和应用,通常用简化眼模型来描述折光系统的功能。简化眼是一种假想的人工模型,其光学参数与正常人眼折光系统总光学参数相等,故可用来分析成像的情况和进行其他方面的计算。**简化眼**(reduced eye)设定眼球前后径为 20 mm,内容物为均匀的折光体,折光率为 1.33,节点 n 到眼前表面的距离为 5 mm,后主焦点在节点后方 15 mm 处,正好相当于视网膜的位置。这个模型和正常人眼安静时一样,正好能使平行光线聚焦在视网膜上,产生一个清晰的物像(图 10-1)。

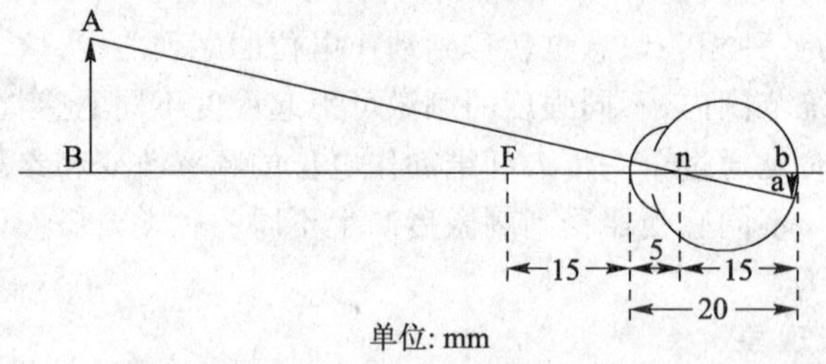

图 10-1 简化眼及成像

利用简化眼可以方便地计算出不同远近的物体在视网膜上成像的大小,如图 10-1b 所示,AnB 和 anb 是具有对顶角的两个相似三角形,因此,可用下式表示:

$$\frac{\text{AB(物体大小)}}{\text{Bn(物体至节点的距离)}}=\frac{\text{ab(物像的大小)}}{\text{nb(节点至视网膜的距离)}}$$

式中 nb 固定不变,相当于 15 mm,那么,根据物体的大小和它与眼睛的距离,就可算出视网膜物像的大小。

(二) 眼的调节

眼可以根据所视物体的距离和明暗情况不同而进行调节。当眼看远处 6 m 以外物体时,由于远处物体发出的所有进入眼内的光线近似于平行光线,眼不需任何调节就能成像在视网膜上。随着物体的移近,物体发出的光线呈不同程度的辐散,由于眼的调节作用,使近处辐散光线仍可在视网膜上形成清晰的像。眼视近物的调节包括三个方面:晶状体变凸、瞳孔缩小和眼球会聚。

1. 晶状体的调节　晶状体是一个透明、呈双凸透镜形、且富有弹性的半固体物,通过睫状小带附着于睫状体上。眼在安静状况下,睫状肌松弛,睫状小带被拉紧,使晶状体被牵引,其形状相对扁平。当眼看远物时(6 m 以外),射入眼内的光线近似于平行光线,正常眼经折射后在视网膜上形成清晰的物像；此时，眼处于静息状态，不需要调节就能看清远处的物体。当眼看近物时（6 m以内），由于近物发出的光线呈辐射状，通过折光系统成像于视网膜之后，形成模糊的物像，模糊的视觉图像经神经传到视觉中枢后，其下行冲动将通过中脑动眼神经副交感核，经睫状神经传至睫状肌，使环行肌收缩，睫状小带松弛。晶状体由于其自身的弹性而变凸，使晶状体前面的曲率半径增加，折光能力增大，从而使物像前移，成像在视网膜上（图 10－2）。

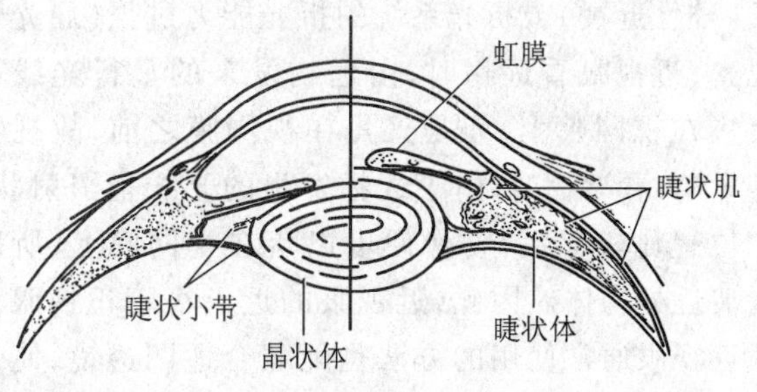

图 10－2　眼调节前后晶状体位置和形态的改变

晶状体的调节能力是有限度的，这主要取决于晶状体的弹性，其弹性越强，凸起的能力就越强，所能看清物体的距离就越近。晶状体的调节能力可用近点表示。所谓**近点**（near point），是指眼在尽最大能力调节时所能看清物体的最近距离。近点越近，表示晶状体的弹性越好，其调节能力越强。晶状体的弹性与年龄有关，年龄越大，弹性越差，因此调节能力也就越弱。如 8 岁左右儿童的近点平均为 8.6 cm，20 岁左右时平均为 10.4 cm，45 岁以后调节能力显著减退，表现为近点远移，60 岁时近点可增大到 83.3 cm。由于年龄的原因造成晶状体的弹性明显下降，视远物时正常，视近物时不清晰，这种现象称为**老视**（preesbyopia），即通常所说的老花眼，看近物时需配戴适当的凸透镜进行纠正。

2. 瞳孔的调节　正常人眼瞳孔的直径可变动于 1.5～8.0 mm。在生理状态下，瞳孔的大小可随视物距离和光线强弱而改变。瞳孔的调节包括瞳孔近反射和瞳孔对光反射。

（1）瞳孔近反射　看近物时，可反射性地引起双侧瞳孔缩小，这种现象称**瞳孔近反射**（pupillary near reflex）或瞳孔调节反射。瞳孔近反射的生理意义是减少进入眼内的光线量和减少由折光系统造成的球面像差和色球差。

（2）瞳孔对光反射　瞳孔的大小可随光线的强弱而改变。弱光下瞳孔散大，强光下瞳孔缩小，称为**瞳孔对光反射**（pupillary light reflex）。瞳孔对光反射的生理意义在于随着所视物体的明亮程度不同，改变瞳孔的大小，调节进入眼内的光线，使视网膜上的物像保持适宜的亮度，可以在光线弱时能看清物体，而在光线强时使视网膜不至受到损伤。瞳孔对光反射的效应是双侧性的，光照一侧眼时，两侧瞳孔同时缩小，这种现象称互感性对光反射。瞳孔对光反射的中枢在中脑，因此，临床上常把它作为判断中枢神经系统病变部位、麻醉的深度和病情危重程度的重要指标。

3. 双眼会聚　当双眼注视近物时发生两眼球内收及视轴向鼻侧靠拢的现象，称为眼球会聚，也称为辐辏反射。眼球会聚是由于两眼球内直肌反射性收缩所致。这种反射可使双眼看近物时物体成像于两眼视网膜的对称点上，产生单一的清晰视觉，避免复视。

（三）眼的折光异常

正常眼的折光系统无需进行调节就可使平行光线聚焦于视网膜上，因而可以看清远处物体；看近物时，经过眼的调节，只要物体离眼的距离不小于近点，也能在视网膜上形成清晰的像，称为正视眼（图 10－3a）。若眼的折光能力异常，或眼球的形态异常，使平行光线不能在眼的视网膜上成像，则称为非正视眼，包括近视、远视和散光眼。

1. 近视 **近视**(myopia)是由于眼球的前后径过长(轴性近视)或折光系统的折光能力过强(屈光性近视)。近视眼看远物时,由远物发来的平行光线不能聚焦在视网膜上,而是聚焦在视网膜之前,故视物模糊不清;看近物时,由于近物发出的光线呈辐射状,成像位置比较靠后,物像便可以落在视网膜上,所以能看清近处物体。因此,近视眼的近点小于正视眼。矫正近视眼通常使用的方法是配戴合适凹透镜,使光线适度辐射后再进入眼内(图 10-3b)。

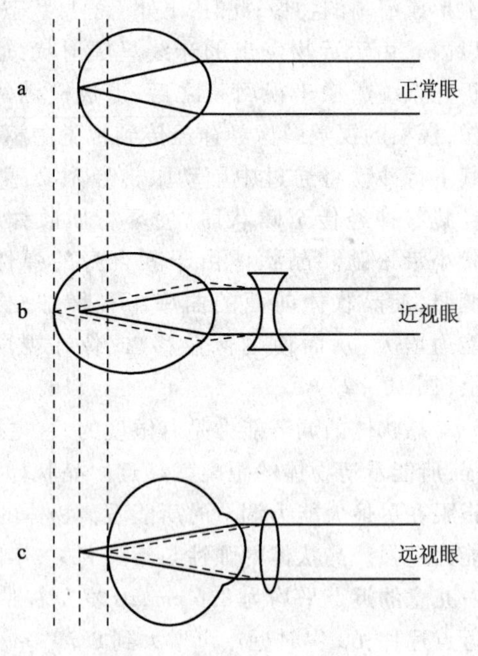

图 10-3 眼的折光异常及矫正

2. 远视 **远视**(hyperopia)是由于眼球的前后径过短(轴性远视)或折光系统的折光能力过弱(屈光性远视),因此来自远物的平行光线聚焦在视网膜的后方(图 10-3c)。远视眼在看远物时需经过眼的调节才能使入眼光线聚焦在视网膜上。远视眼看近物时,需作更大程度的调节方能看清物体。由于晶状体的调节是有限度的,故远视眼的近点距离比正常人大,可见远视眼不论看近物还是看远物都需要调节,故易疲劳。矫正远视的方法是配戴合适的凸透镜。

3. 散光 正视眼的折光系统的各折光面都是正球面。**散光**(astigmatism)是指眼的角膜表面不呈正球面,即角膜表面不同方位的曲率半径不相等,平行光线进入眼内不能在视网膜上形成焦点,导致视物不清或物像变形。矫正散光的方法是配戴柱面镜,使角膜某一方位的曲率异常情况得到纠正。

二、眼的感光功能

来自外界物体的光线通过眼的折光系统在视网膜上形成清晰的物像,这是一种物理现象。它只有被感光细胞所感受,并转变成生物电信号传入中枢,经视觉中枢分析处理后才能形成主观意识上的感觉。

(一) 视网膜的结构特点

视网膜是一层透明的神经组织膜,仅 0.1~0.5 mm 厚。由四层细胞组成,从外向内依次为色素上皮细胞层、感光细胞层、双极细胞层和神经节细胞层(图 10-4)。人类视网膜上含有两种感光细胞:即**视锥细胞**(cones)和**视杆细胞**(rods)。视锥细胞主要分布在视网膜的中央部位,尤其是中央凹;视杆细胞分布在视网膜的周边部位,它们与双极细胞构成突触联系。双极细胞又与神经节细胞构成突触联系。在视神经乳头处无感光细胞,因而落于该处的光线将不能被感知,称为**生理盲点**(blind spot)。

(二) 视网膜的感光系统

在人类的视网膜中存在着两种感光换能系统。一种由视锥细胞和与它们相联系的双极细胞及神经节细胞等组成,它们对光的敏感性较差,只有在强光条件下才能被激活,但视物时可以辨别颜色,且对物体的细节及轮廓都能看清,有很高的分辨能力。这一系统称为视锥系统或昼光觉

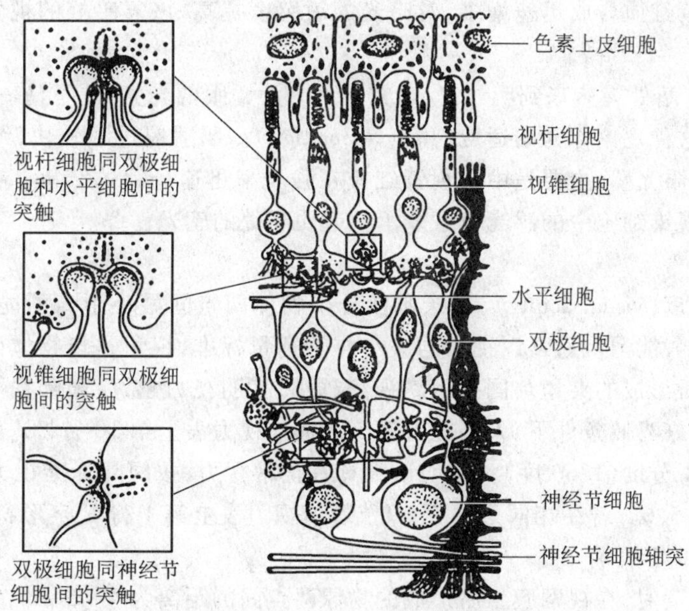

图 10-4 视网膜的主要细胞层

系统。另一种由视杆细胞和与它们相联系的双极细胞以及神经节细胞等组成，它们对光的敏感较高，能在昏暗的环境中感受弱光刺激而引起视觉，但不能分辨颜色而只能辨别明暗。该系统产生的视觉只有较粗略的轮廓，分辨力低，称为视杆系统或暗光觉系统。

（三）视网膜的光化学反应及信息传递

在视网膜的感光过程中，在光线刺激下，感光细胞内的感光物质发生了一系列光化学反应。视锥细胞与视杆细胞是如何将光能转变成为生物电信号的，目前尚未完全清楚，迄今研究得比较多的是视杆细胞。视杆细胞中视紫红质是由视蛋白和视黄醛组成，而视黄醛是由维生素 A 转变而来的。生理情况下，视紫红质既有分解过程，又有合成过程，两者处于动态平衡。视紫红质在光照时迅速分解为视蛋白和视黄醛，这是一个较为复杂的阶段反应过程。首先是在光照下视黄醛发生分子的构象变化，这种变化引起视蛋白也发生构象变化，结果视蛋白与视黄醛分离。经过较复杂的信息传递系统的活动，诱发视杆细胞产生感受器电位，之后将光刺激的信息传递给双极细胞，最终在神经节细胞产生动作电位。在视紫红质的分解与合成过程中，有一部分视黄醛被消耗，需要血液中的维生素 A 补充。维生素 A 与视黄醛的化学结构相似，经代谢可转变成视黄醛，因此，血液中维生素 A 不足时，影响视紫红质的再生和光化学反应的正常进行，出现暗光下视物障碍，称为**夜盲症**（yctalopia）。

三、与视觉有关的其他生理现象

（一）暗适应与明适应

1. 暗适应　当人从亮处进入暗处时，最初任何物体都看不清楚，经过一定时间后，才能逐渐看清暗处物体，这种现象称为**暗适应**（dark adaptation）。暗适应主要决定于视网膜中视杆细胞的视紫红质在暗处合成的速度。在亮处时，由于受到强光照射，视杆细胞中的视紫红质大量分解，剩余量较少，已达不到兴奋的程度，在暗处对光的敏感度下降，所以刚进入暗处时不能视物。经过一定时间后，视紫红质合成迅速增多，对暗光的敏感度提高，恢复暗处的视觉。整个暗适应过程大约经历 30 min。

2. 明适应 从暗处突然来到明处时，最初感到一片耀眼的光亮，看不清物体，经过一段时间后才能恢复视觉，这种现象称为**明适应**（light adaptation）。明适应过程较快，约 1 min 即可完成。初到强光下时的耀眼光感，主要是由于视紫红质在强光下迅速分解的结果。在对光敏感的视紫红质大量分解后，视锥细胞中的感光色素才承担起明亮处的感光任务。

（二）视力

视力又称**视敏度**（visual acuity），是指眼能分辨物体两点间最小距离的能力，也就是眼分辨物体微细结构的最大能力。通常以视角的大小作为衡量标准，视角是指物体两点光线投射入眼时，通过节点交叉所形成的夹角。同一距离视角越小，表明视力越好，国际视力表就是根据这一原理设计的。在良好光照条件下，人眼能看清 5 m 远处视力表上第 10 行"E"字形符号的缺口方向时，此时视角为 1 分度（1/60 度）。说明该眼具有正常视力，按国际标准视力表表示为 1.0，按对数视力表表示为 5.0。若在相同条件下，只能看清视力表上第 1 行 E 字形符号时，其视力仅为正常眼的 1/10，以 0.1 表示。

当视角为 1 分度时，在视网膜上所形成的物像两点间的距离为 4 ~ 5 μm，大致相当于视网膜中一个视锥细胞的平均直径，这样两条光线分别刺激两个视锥细胞，冲动传入中枢后可形成清晰的视觉。

（三）视野

单眼固定注视正前方一点不动时，所能看到的空间范围称为**视野**（visual field）。利用视野计可绘出视野图。在同一光照条件下，用不同颜色的光测得的视野不同，白色视野最大，黄色、蓝色次之，绿色视野最小（图 10 - 5）。此外，由于受面部结构的影响，颞侧视野大、鼻侧视野小，下方视野大、上方视野小。临床上检查视野，有助于诊断视网膜或视觉传导通路的病变。

（四）双眼视觉和立体视觉

两眼同时看一物体时，所产生的感觉称为双眼视觉。双眼视物时，物体发出的光线成像在两侧视网膜的对称点上引起的传入冲动到达大脑皮质后融合在一起，而产生单一视觉。双眼视觉可以弥补单眼视觉中的生理盲点，扩大视野，感知物体的一些"厚度"，形成立体视觉。

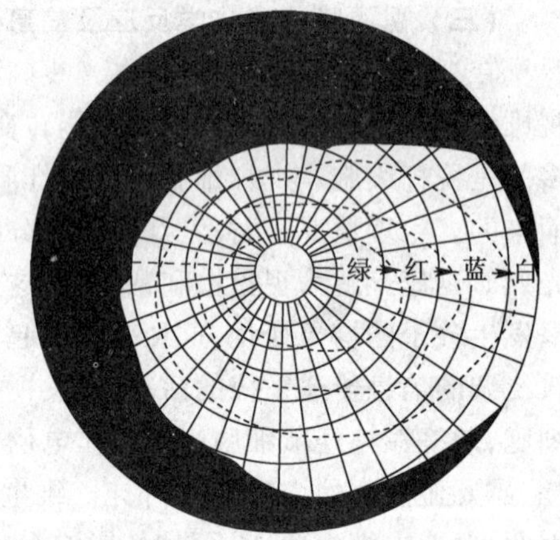

图 10 - 5 人右眼视野图

> **立体视觉**
>
> 一般情况下，单眼视物时，仅能看到物体的平面；而双眼视物时，由于同一物体在双侧视网膜上形成的物像并不完全相同，左眼视网膜对物体左侧面的信息感受的多一些，右眼视网膜对物体右侧面的信息感受的多一些，来自双眼视网膜的图像信息经过视觉中枢的分析处理后，产生一个有立体感的物像。

（五）色觉

辨别颜色是视锥细胞的重要功能。色觉是由于不同波长的光线作用于视网膜后在人脑引起的主观感觉，人眼可区分波长在380～760 nm的约150种颜色，但主要是光谱上的红、橙、黄、绿、青、蓝、紫7种颜色。关于色觉产生的原理，一般采用三原色学说来解释。三原色学说认为视网膜中有三种不同的视锥细胞，分别含有对红、绿、蓝三种颜色光线敏感的感光色素，它们对不同波长光线的敏感度不同。当某一种波长（颜色）的光线作用于视网膜上时，会使三种视锥细胞以一定的比例兴奋，这样的信息传到中枢，就会产生某一种颜色的感觉。当三种视锥细胞同等受刺激时，产生白色视觉。

色盲是人失去辨别颜色能力的色觉障碍。色盲大多数是由遗传因素决定的，其原因是视网膜中缺乏某种视锥细胞所致。临床上红色盲和绿色盲较常见，统称为红绿色盲。

第三节 位听器官

耳是听觉器官，也是位置觉和平衡觉器官。耳分为外耳、中耳和内耳三部分。听觉是声源振动时发出的声波，经过外耳和中耳的传音系统传导到内耳，被内耳耳蜗中的毛细胞感受，经过换能作用将声波的机械能转化为神经冲动，由蜗神经传入听觉中枢，最后经大脑皮质分析处理产生主观上的感觉。听觉对人和许多动物适应环境有着重要的意义，在人类，有声语言更是互通信息、交流思想的重要工具。内耳的前庭和半规管是头部空间位置和运动感受器，是人体维持平衡的位觉器官之一。

一、外耳和中耳的功能

（一）外耳的功能

外耳由耳郭和外耳道组成。耳郭形似漏斗，有利于声波的收集。在某些动物对声波方向的判断亦有一定作用。外耳道是声波传入的通路，一端开口于耳郭，另一端终止于鼓膜。外耳道长约2.5 cm，由于声波在外耳道内可以发生共振现象，所以声波由外耳道传导到鼓膜时，其强度可以放大。

（二）中耳的功能

中耳主要包括鼓膜、鼓室、听小骨等结构，它们在传音和扩音过程中起着重要的作用。

1. 鼓膜　鼓膜为一漏斗形薄膜，面积为50～90 mm^2，厚度约0.1 mm。鼓膜位于外耳道与鼓室之间，其顶点朝向中耳，内侧与锤骨柄相连。由于鼓膜的形态和结构特点，因而具有较好的频率响应和较小的失真度，它的振动可与声波振动同步，有利于将声波振动如实地传递给听小骨，而且与声波振动同始终，很少有残余振动。

2. 听小骨　听小骨包括锤骨、砧骨及镫骨，它们依次连接成听骨链。锤骨柄附着于鼓膜，镫骨底与卵圆窝相连。听骨链构成一个有固定角度的杠杆系统。锤骨柄为长臂，砧骨长突为短臂，两臂长度之比为1.3∶1，杠杆的支点刚好在听骨链的重心上，因此在能量传递过程中惰性最小，效率最高。

声波由鼓膜经听骨链到达卵圆窝时，其振动幅度减小而振动的压强增大，这样不仅可提高传音效率,还可避免对内耳造成损伤。

3. 咽鼓管 是连接鼓室和鼻咽部之间的通道,因此鼓室内的空气与大气相通。在通常情况下,鼻咽部的开口处于闭合状态,在吞咽、打呵欠时,由于鼻咽部某些肌肉的收缩,可使管口开放。咽鼓管的主要功能是调节鼓室内空气压力,使之与外界大气压保持平衡。这对于维持鼓膜的正常位置、形状和振动性能有重要意义。咽鼓管因炎症阻塞后,鼓室内空气被吸收,可造成鼓膜内陷并产生耳鸣、影响听力。

(三) 声波传入内耳的途径

声波传入内耳的途径有两条:即气传导和骨传导。正常情况下,以气传导为主。

1. 气传导 声波经外耳道引起鼓膜振动,再经听骨链和卵圆窝传入耳蜗,推动淋巴液使基底膜发生振动,这条声波传导的途径称为气传导(图 10-6)。气传导是声波传入内耳的主要途径。当正常气传导途径的结构损坏时(如鼓膜大穿孔、听骨链严重病变等),声波也可通过外耳道和鼓室内的空气传至蜗窗,经蜗窗传至耳蜗,使听觉功能得到部分代偿。

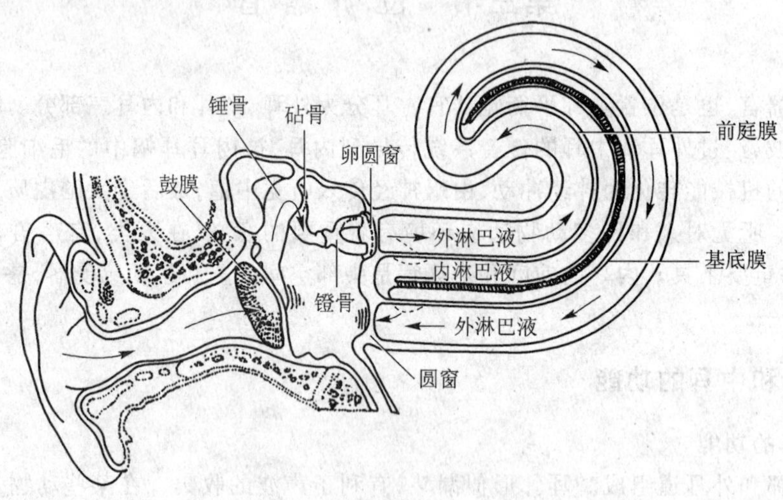

图 10-6 听小骨排列及传导声波

2. 骨传导 声波直接引起颅骨振动,从而使内耳淋巴振动,这种传导途径称为骨传导。在正常情况下,骨传导的效率比气传导的效率低得多,所以,人们几乎感觉不到它的存在。只有较强的声波,或者是自已的说话声,才能引起颅骨较明显的振动。当鼓膜和中耳病变引起传音性聋时,气传导明显受损,而骨传导则不受影响,甚至相对增强;当耳蜗病变引起感音神经性聋时,气导和骨导将同样受损。因此,临床上常通过检查患者气传导和骨传导受损情况来判断听觉异常产生的部位和原因。

二、内耳耳蜗的功能

内耳又称迷路,由耳蜗和前庭器官组成,耳蜗与听觉有关,前庭器官与平衡感觉有关。

(一) 耳蜗的结构

耳蜗是由一条骨质管道围绕一个锥形骨轴(耳蜗轴)盘旋而成,内腔被斜行的前庭膜和横行的基底膜分隔为三个腔,即前庭阶、鼓阶和蜗管。前庭阶内和鼓阶内充满外淋巴液,在耳蜗顶部通过蜗孔相通,在耳蜗底部,前庭阶和鼓阶分别与卵圆窗膜和圆窗膜相连。蜗管是一个盲管,其中充满内淋巴液。基底膜长约30 mm，声音感受器位于基底膜上，称为螺旋器或**柯蒂器**（Corti's organ），由内、外毛细胞及支持细胞等构成。毛细胞的顶端表面都有上百条排列整齐的听毛，其中一些听毛与盖膜相接触，另一些较长的听毛则埋植在盖膜的胶状质中，盖膜的内侧与耳蜗相连，外侧游离在内淋巴液中（图10－7）。

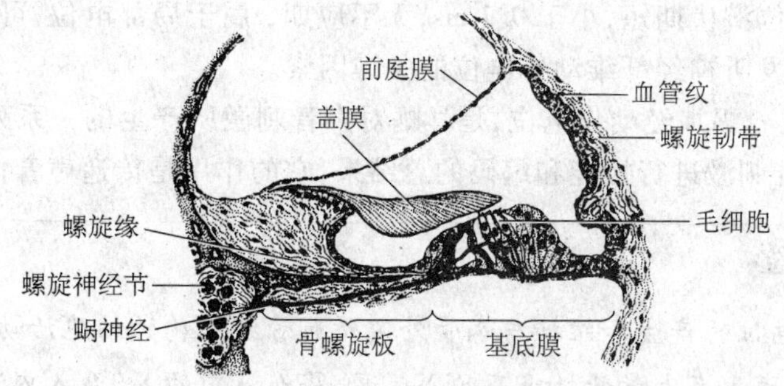

图10－7　耳蜗横切面

（二）基底膜的振动与行波学说

内耳的感音功能是将机械能转换为生物电能。当声波振动通过听骨链到达前庭窗时，可引起前庭阶内的外淋巴和前庭膜以及蜗管内的内淋巴振动，进而引起基底膜的振动，基底膜与盖膜之间的相对位置也会随之发生相应的变化，毛细胞的听毛发生弯曲变形，使毛细胞受到刺激而引起生物电变化，继而触发耳蜗神经产生动作电位，冲动传到听觉中枢，产生听觉。

关于基底膜是如何将声波传播的，目前采用行波学说来解释。该学说认为，基底膜的振动是以行波方式进行的。

行波学说

当声波传入内耳时引起淋巴液振动，首先在靠近前庭窗处引起耳蜗底部基底膜振动，然后以行波的方式沿基底膜向耳蜗的顶部方向传播。由于声波频率不同，故行波传播的远近和最大行波振幅的出现部位也不同。高频声波引起的行波传播近，最大振幅部位靠近耳蜗底部；低频声波引起的行波传播远，最大振幅部位靠近耳蜗顶部。既然每一种振动频率在基底膜上都有一个特定的行波传播范围和最大振幅区，那么该区域有关的毛细胞和听神经就会受到最大的刺激。这样，来自基底膜不同区域的听神经纤维的冲动传到听觉中枢的不同部位，就可引起不同音调的感觉。这就是耳蜗对声音频率初步分析的基础。动物实验和临床观察证实，耳蜗底部受损，则感受高音能力丧失；耳蜗顶部受损，则感受低音能力丧失。

（三）耳蜗的生物电现象

基底膜的振动引起螺旋器上毛细胞顶部听毛弯曲变形，这种机械变化会引起耳蜗及与之相连的神经产生一系列变化，从耳蜗内可记录到三种电位，即静息电位、微音器电位和神经动作电位。

1. 静息电位　在耳蜗未受到声波刺激时，从内耳不同部位可引导出电位差。实验观察到，把一个参考电极置于鼓阶外淋巴内并接地，使其保持零电位，用另一个测量电极插入蜗管内淋巴，测得电位为＋80 mV，称为内淋巴电位。若将测量电极插入毛细胞内，则测得电位为－80～－70 mV，称为毛细胞静息电位。由于毛细胞顶部端的浸浴液为内淋巴，这样，毛细胞顶部膜内外电位差为150～160 mV。

2. 微音器电位　当耳蜗受到声音刺激时，在耳蜗及其附近可记录到一种交流性质的电变化，这种电变化的频率和幅度与作用于耳蜗的声波振动完全一致，称为**微音器电位**（microphonic potential）。微音器电位潜伏期短，小于 0.1 ms，无不应期，属于局部电位，可以总和。目前认为，耳蜗微音器电位是引发听神经纤维动作电位的关键因素。

3. 神经动作电位　蜗神经动作电位，是耳蜗对声音刺激所产生的一系列反应中最后出现的电变化，是耳蜗对声音刺激进行换能和编码的总结果，它的作用是传递声音信息。

蜗管内淋巴正电位

蜗管内淋巴正电位的产生和维持与蜗管外侧壁血管纹结构的细胞活动有直接关系。有人发现，血管纹细胞的膜上有大量活性很高的 Na^+ 泵，将血液中的 K^+ 泵入内淋巴，将内淋巴中的 Na^+ 泵入血浆，但转运的 K^+ 量超过 Na^+ 量，使淋巴中有大量的 K^+ 蓄积，保持了较高的正电位。据认为，内淋巴中的高 K^+ 对维持毛细胞机械性感受的敏感性有关，耳蜗内电位对缺氧或哇巴因（Na^+-K^+-ATP 酶阻断剂）非常敏感，缺氧可使 ATP 生成及 Na^+ 泵的活动受阻，因而使内淋巴的正电位不能维持，可导致听力障碍。

（四）听阈和听力

声波振动的频率在一定范围内，并且达到一定的强度才能被听觉感受器耳蜗所感受，引起听觉。人耳能感受到的振动频率为 16～20 000 Hz，在上述范围内，对于每种频率的声波，都有一个产生听觉所必需的最低振动强度，称为**听阈**（hearing threshold）。正常人在声音频率为 1 000～3 000 Hz 时听阈最低，也就是听觉最敏感。通常用听力来表达听觉的灵敏度。在听觉生理中，常以分贝（dB）作为声音强度的相对单位。一般讲话的声音，其强度为 30～70 dB，人体长期处于高分贝环境中，对听觉是一种缓慢的损害，可以导致听觉的敏感度逐渐下降及听力减退。

三、前庭器官

前庭器官（vestibular organ）由内耳中的椭圆囊、球囊和三个半规管组成。它们是感受人体旋转运动和直线变速运动及头部空间位置变化的感觉器官。在维持人体的正常姿势和身体的平衡方面起着重要作用。

（一）椭圆囊和球囊的功能

椭圆囊和球囊是膜质的小囊，内部充满内淋巴，囊内各有一个特殊分化的结构，分别称为椭圆囊斑和球囊斑，两种囊斑的结构相似。毛细胞存在于囊斑之中，其纤毛埋植在一种称为耳石膜的结构内。耳石膜是一种均质性蛋白样胶质膜，内含微小的结晶体，称为耳石，耳石是碳酸钙结晶、黏多糖和蛋白质组成的混合物，其比重大于内淋巴。

椭圆囊和球囊的功能是感受机体头部位置在空间的改变和直线变速运动。因为在这两种囊斑中，每个毛细胞顶部的静毛和动毛相对位置都不相同，因此，能够感受各个方向上的变化。当头部的空间位置发生改变时，由于重力的作用，耳石膜与毛细胞的相对位置会发生改变；或者躯体作直线变速运动时，由于惯性的作用，耳石膜与毛细胞的相对位置也会发生改变。以上两种情况均可使纤毛发生弯曲，倒向某一方向，从而使相应的传入神经纤维发放的冲动发生变化，这种信息传入中枢后，可产生头部空间位置的感觉或直线变速运动的感觉，同时反射性地引起肌张力改变，以调整身体的姿势和维持身体的平衡。

（二）半规管的功能

人体两侧内耳中各有三条形状相似的半规管，三条半规管相互垂直，分别代表空间的三个空间平面。半规管内充满内淋巴，与椭圆囊相连处相对膨大，称为壶腹。两耳的水平半规管在同一平面上，当人在直立、头向前倾30°时，水平半规管的平面与地平面平行，其余的两个半规管分别与地平面垂直。壶腹内有一隆起的特殊结构，称为壶腹嵴，它的位置与半规管的长轴垂直。在壶腹嵴中有一排毛细胞，面对管腔，毛细胞顶部的纤毛较长，互相黏集成束，包埋在一种胶质性的圆顶形状的终帽结构之内，前庭神经末梢分布于嵴的底部。当毛细胞受到刺激时，静毛向动毛一侧变化引起兴奋，而动毛向静毛一侧弯曲则引起抑制。

壶腹嵴的适宜刺激是躯体旋转时的速度变化，即正负角加速度。当身体围绕不同方向的轴作旋转运动时，相应半规管壶腹中的毛细胞因管腔中内淋巴的惯性运动而受到冲击，顶部纤毛向某一方向弯曲；当旋转停止时，又由于管腔中内淋巴的惯性作用，使顶部纤毛向相反方向弯曲。这些都可以引起该壶腹向中枢发放大量的神经冲动，反射性地引起眼震颤和躯体、四肢骨骼肌紧张性的改变，以调整姿势和保持平衡；同时冲动上传到大脑皮质，引起旋转的感觉。

（三）前庭反应

来自前庭器官的传入冲动，除与运动觉和位置觉有关外，还可引起各种姿势调节反射和自主性神经功能的改变。例如，当人乘电梯突然上升时，会出现肢体的伸肌抑制而腿屈曲；当电梯突然下降时伸肌收缩而肢体伸直。当汽车突然加速时，会有颈背肌紧张性增强而出现后仰的姿势，车突然停止时又出现相反的情况。这都是直线变速运动引起前庭器官的姿势反射，其意义在于维持机体一定的姿势和保持身体平衡。

另外，如果前庭器官受到过强或过长的刺激，或刺激未过量而前庭功能过于敏感时，常会引起恶心、呕吐、眩晕、皮肤苍白等现象，称为前庭自主神经反应，严重时可导致晕船、晕车和航空病。

躯体作旋转运动时，眼球可出现一种特殊的往返运动，这种现象称为眼震颤。眼震颤主要是由半规管受刺激引起的。在生理情况下，两侧水平半规管受刺激时，引起水平方向的眼震颤，上、后半规管受刺激时，引起垂直方向的眼震颤。人类在水平面上的活动较多，如转身、回头等，所以，水平方向的眼震颤最为常见。临床上，常用检查眼震颤的方法，来判断前庭器官的功能是否正常。

第四节　嗅觉与味觉

一、嗅觉器官

鼻是人体嗅觉器官，嗅觉的感受器是嗅细胞，位于上鼻道及鼻中隔上部的嗅上皮中。嗅上皮由嗅细胞、支持细胞和基底细胞组成。嗅细胞是双极神经细胞，呈杆状，其顶部有6～8条短而细的纤毛，底部的突起组成嗅丝，属无髓纤维，穿过筛板进入嗅球，进而传入最高级的嗅觉中枢。嗅觉感受器的适宜刺激是有气味、挥发性的水溶性有机化学物质，通过呼吸，这些分子被黏液吸收并扩散到嗅纤毛，与嗅纤毛表面膜上的受体相结合，引起生物电变化，产生的神经冲动经嗅球传到嗅觉中枢引起嗅觉。

人类的嗅觉感受器较容易适应。感冒时由于鼻腔黏膜肿胀，嗅觉的敏感度大为降低。人随着年龄的增大，嗅觉的灵敏度也会逐渐降低。

二、味觉器官

人的味觉器官是舌。味蕾是味觉感受器，主要分布在舌背和舌缘的黏膜内。每一味蕾由味细胞、支持细胞和基底细胞组成。味细胞的顶端有纤毛，称为味毛。味觉感受器的适宜刺激是一些水溶性的化学物质。人类能够感受和分辨多种味道，一般认为，味觉是由酸、甜、苦、咸这四种基本味觉组合而成的。舌尖部的味蕾主要感受甜味，舌两侧的味蕾主要感受酸味，舌两侧前部对咸味比较敏感，而舌根部则对苦味较敏感。味觉的灵敏度随年龄的增长而逐渐降低，故老年人嗜偏咸味食物。味觉的灵敏度还受刺激物本身温度的影响，在 20～30 ℃之间，味觉的敏感性最高。当舌表面的水溶性化学物质刺激味毛后，使味细胞兴奋，以不同的换能机制转换成神经冲动，传向味觉中枢，形成不同的味觉感受。

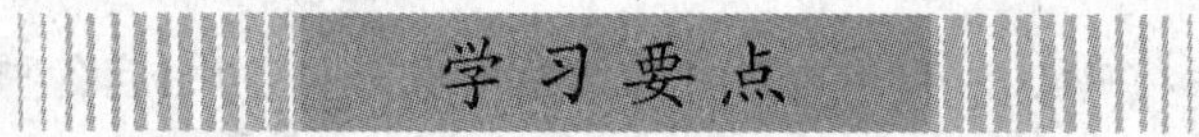

（一）感受器的一般生理特性

感受器是指分布于机体的体表或各种组织内部的能够接收机体内外环境变化刺激的特殊结构或装置。感受器的生理特性主要有：

1. 适宜刺激　每种感受器只对一种特定形式的刺激敏感，即刺激阈值较低。这种刺激就是该感受器的适宜刺激。

2. 换能作用　感受器接受刺激后可以将各种刺激能量转变为相应传入神经冲动或特殊的感受细胞的电位变化。

3. 编码作用　感受器在感受刺激的过程中，除发生换能作用外，还将刺激所包含的环境变化信息转移到动作电位的序列之中。

4. 适应现象　当刺激持续作用于感受器时，传入神经纤维上的动作电位频率会逐渐下降，主观感觉也随之减弱，这种现象称为感受器的适应。

（二）眼的折光系统

眼的折光系统由角膜、房水、晶状体和玻璃体组成，这四种组织的折光率不同。光线在角膜处的折射最强。光线入眼要通过角膜的前、后表面，晶状体的前、后表面。这四个折射面的曲率半径不同，曲率半径越大，其折光率越小，反之亦然。晶状体的曲率半径可以受神经反射性调节，所以在眼的折光系统中起重要作用。

（三）眼的调节

正常眼在看 6 m 以内物体时，随着物体的移近，物体发出的光线是辐散的，经过眼的折光系统后，物像不能落在视网膜上，但经过眼的神经反射性调节，使折光力增大，光线仍可在视网膜上形成清晰的像。眼的这一反射性活动过程即为眼的调节。包括以下三个方面。

1. 晶状体的调节　看近物时,眼的调节主要是通过晶状体变凸使折光力增大来进行的,其调节过程为:看近物时,由于物体发出的光线呈辐射状,所以通过折光系统成像于视网膜之后,形成模糊的物像。模糊的视觉形象经神经传到视觉中枢后,其下行冲动将使环行肌反射性收缩,悬韧带松弛,晶状体依其自身的弹性而变凸,使折光力增大,物像就前移而落于视网膜上。通常将眼作充分调节后所能看清物体的最近距离,称为近点。近点越近,表示眼的调节能力越强、晶状体的弹性越好。

2. 瞳孔的调节　瞳孔的大小可随视物距离和光线强弱而改变,受神经调节,包括两种反射。

(1) 瞳孔近反射　是指看近物时,可反射性地引起双侧瞳孔缩小。其生理作用是减少进入眼内的光线量和减少由折光系统造成的球面像差和色相差,增加视觉清晰度。

(2) 瞳孔对光反射　是指眼在强光照射下,双侧瞳孔反射性缩小,在弱光下瞳孔散大。其意义在于调节进入眼的光量,使视网膜不致因为光亮过强而受到损害;弱光下瞳孔扩大可增加进入眼的光量,以产生清晰的视觉。临床上常把瞳孔对光反射作为判断中枢神经系统病变部位、麻醉的深度和病情危重程度的重要指标。

3. 眼球会聚　当看近物时出现两眼球内收及视轴向鼻侧靠拢的现象,称为眼球会聚。其意义在于看近物时物体能成像于两眼视网膜的对称点上,避免了复视。

(四) 眼的折光异常

1. 近视　近视的发生是由于眼球的前后径过长或角膜、晶状体曲率过大,折光能力过强所致。近视眼在看远物时不清楚,是由于物像落在视网膜之前;看近物时,近视眼无需调节就能看清楚。矫正近视的常用方法是配戴合适的凹透镜。

2. 远视　远视主要是由于眼球的前后径过短,多为遗传。远视眼在看远物时需经过眼的调节才能看清楚。远视眼看近物时,需作更大程度的调节放能看清物体,故远视眼不论看近物还是远物都需要调节,易发生疲劳。矫正远视的方法是配戴合适的凸透镜。

3. 散光　散光是由于眼的角膜表面不同方位的曲率半径不相等,平行光线进入眼内不能聚焦视网膜上,导致视物不清或变形。矫正方法可用柱面镜。

(五) 视网膜的感光功能

1. 视网膜的两种感光细胞　视网膜的两种感光细胞是视锥细胞和视杆细胞。视锥细胞对光的敏感性较差,只有在强光条件下才能被刺激,在视网膜的中心部位分布较多,在中央凹处高度密集。视锥细胞对物体的细小结构及颜色有很高的分辨能力。这一系统称为视锥系统或昼光觉系统。视杆细胞主要分布在视网膜周边部分,其光敏性高,能在昏暗的环境中感受弱光刺激而引起视觉,但只能看到物体的粗略轮廓,无色觉功能。

2. 视网膜的光化学反应　感光色素是存在于视网膜的感光细胞中的结合蛋白质,视杆细胞的感光色素是视紫红质,视紫红质由视蛋白和视黄醛组成。视紫红质在光照下迅速分解,在暗处又重新合成。视紫红质在分解和合成过程中,部分视黄醛消耗,必须由血液中的维生素 A 来补充。当机体维生素 A 缺乏时,可发生夜盲症。

(六) 暗适应和明适应

从亮处进入暗室,最初对暗室中任何物体都看不见,经过一段时间后,才能逐渐看见暗室内的物体。这种在暗环境中,眼对光的敏感度逐渐增高的现象称为暗适应。

从暗处突然进入明处，尤其在强光下最初感到一片耀眼的光亮，看不清物体，稍等片刻后才恢复视觉，这种现象称为明适应。

（七）视力

视力是指眼能分辨物体两点间最小距离的能力，也就是眼分辨物体微细结构的最大能力。通常以视角的大小作为视力的指标，视角越小，表明分辨两点之间的距离越小，即视力越好。正常人眼的视角为1分角（1/60°）。

（八）视野

视野是指单眼固定注视正前方一点不动时，所能看到的空间范围。正常人颞侧和下侧视野较大，鼻侧和上侧较小。看不同颜色物体时，视野的范围不同，白色视野最大，黄色、蓝色次之，绿色视野最小。

（九）声波传入内耳的途径

声波传入内耳的途径有以下两条。

1. 气传导　声波经外耳道引起鼓膜振动，再经听骨链和卵圆窝传入内耳，引起内淋巴液振动，基底膜也随着振动，使毛细胞受到刺激而兴奋，冲动经听神经传到皮质颞叶，产生听觉。这是正常情况下声波传入内耳的主要途径。

2. 骨传导　声波直接引起颅骨振动，从而使内耳淋巴振动，这种传导途径称为骨传导。在正常情况下这种传导途径作用不大。

（十）耳蜗及听神经的生物电现象

1. 静息电位　和一般细胞不同，毛细胞顶端膜内、外的电位差为150～160 mV。

2. 微音器电位　是指耳蜗受声音刺激时，于内耳窗附近引出的一种频率和幅度与声波振动完全一致的特殊电位波动，它是多个毛细胞在接受声音刺激时产生的感受器电位的复合表现。

3. 神经动作电位　神经动作电位是耳蜗对声音刺激所产生的一系列反应中最后出现的电变化，是耳蜗对声音刺激进行换能和编码的总结果。

（十一）前庭器官的主要功能

前庭器官包括椭圆囊、球囊和三对半规管，是感受头部位置和运动状态的感受器官。椭圆囊和球囊的适宜刺激是头部位置改变和直线加速运动，而半规管的适宜刺激是旋转加速运动。前庭器官的感受细胞是毛细胞。当人体头部位置改变或做直线、旋转变速运动时，由于惯性作用，引起毛细胞的兴奋性，形成传入神经冲动到达有关中枢，可引起机体的运动觉和位置觉，并同时反射性地引起各种不同骨骼肌的肌张力改变，以维持机体一定的姿势和平衡。

（李文忠）

第十一章　内　分　泌

学习目标

1. 掌握　激素的概念及激素的分类,生长素、甲状腺激素、肾上腺皮质及髓质激素、胰岛素等主要激素的作用及其分泌调节。

2. 熟悉　激素的一般生理特性及其作用机制,下丘脑与垂体的关系,胰高血糖素的作用和分泌调节机制,体内调节钙磷代谢的主要激素及其作用。

3. 了解　下丘脑激素及其作用。

第一节　概　　述

内分泌(endocrine)是相对于**外分泌**(exocrine)而言的,是指细胞分泌的物质直接进入血液或其他体液的过程。进行内分泌的腺体和散在分布的内分泌细胞组成内分泌系统。它与神经系统密切联系,相互配合,共同调节机体的各种功能活动,维持内环境相对稳定。

一、内分泌系统和激素

内分泌系统是由内分泌腺和分散存在于某些器官组织中的内分泌细胞所组成的一个信息传递系统。人体主要的内分泌腺有:垂体、甲状腺、甲状旁腺、肾上腺、胰岛、性腺、松果体和胸腺等。散在于组织器官中的内分泌细胞分布极广,如胃肠道黏膜、下丘脑、心血管、肺、肾、胎盘、皮肤等。此外,在中枢神经系统内,特别是下丘脑存在着兼有内分泌功能的神经细胞。由内分泌腺或散在的内分泌细胞所分泌的高效能生物活性物质,由体液传递,作为"化学信使"对组织细胞发挥调节作用从而影响机体的生理功能,此种化学物质称为**激素**(hormone)。

激素的种类繁多,来源复杂,通常按其来源、作用与化学性质分为两大类:含氮类激素和类固醇(甾体)激素。

(一) 含氮类激素

含氮类激素分子结构中含有氮元素,包括:① 蛋白质激素。如胰岛素、甲状旁腺激素和腺垂体分泌的多种激素。② 肽类激素。如下丘脑调节性多肽、神经垂体释放的激素、降钙素和胃肠道激素等。③ 胺类激素。如去甲肾上腺素、肾上腺素、甲状腺激素等。

含氮类激素易被胃肠道消化液分解而破坏,一般宜用注射,不宜口服。

（二）类固醇（甾体）激素

类固醇激素常以固醇类为原料合成，化学结构与固醇类相似。体内由肾上腺皮质和性腺分泌的激素，如皮质醇、醛固酮、雌激素、孕激素以及雄激素等属于此类激素。这类激素可以口服。

此外，1,25－二羟维生素 D_3 属于固醇类激素，前列腺素则属于脂肪酸衍生物。

竞技场中的激素类兴奋剂

兴奋剂可以增强或辅助增强自身体能或控制能力，达到提高比赛成绩和战胜对手的目的。国际奥委会规定禁用的激素类兴奋剂包括合成类固醇，如睾酮、羟甲烯龙、美雄酮等；肽类激素，如人生长激素、促红细胞生成素、促性腺激素等。

二、激素作用的一般特性

激素种类很多，其化学结构也各不相同，作用复杂，但它们在对靶组织发挥调节的作用过程中具有某些共同特征。

（一）激素的信息传递作用

激素在细胞与细胞之间进行信息传递，它作用于靶细胞，既不能引起新的功能活动，也不能提供热量，它仅仅起着“信使”的作用，将生物信息传递给效应细胞，调节其固有的生理生化反应，使其增强或减弱。在信息传递后，激素即被分解失活。

（二）相对特异性

激素释放进入血液后，被运送到全身各个部位，虽然它们与各处的组织细胞发生广泛的接触，但只是有选择地作用于某些器官、组织和细胞，这种特性称为激素作用的特异性。被激素作用的细胞、组织和器官分别称为靶细胞、靶组织和靶器官。有些激素专一作用于某一内分泌腺，此腺体称为激素的靶腺。靶细胞能识别特异激素信号，是因为靶细胞表面、胞质或胞核内存在着与该激素发生特异性结合的受体。人体内各种激素作用的特异性强弱不同，因此，激素作用的范围有很大的差别，有的激素作用范围很大，甚至广泛作用于全身大多数组织细胞，如性激素、生长素、甲状腺激素等，这主要取决于激素受体在体内分布的范围。但这些激素的作用也是通过相应受体而发挥的，因此仍具有一定的选择性。

（三）高效能生物放大作用

各种激素在血液中的含量均极微，一般在 nmol/L，甚至在 pmol/L 数量级。但微量激素却具有显著作用，因为激素作用于受体后，在细胞内发生一系列酶促放大作用，逐级放大，形成一个高效的生物放大系统。例如，0.1 μg 促肾上腺皮质激素释放激素可引起腺垂体释放 1 μg 促肾上腺皮质激素，后者再引起肾上腺皮质分泌 40 μg 糖皮质激素，作用放大了 400 倍。

（四）激素间的相互作用

内分泌系统可看作是一个整合系统，多种激素参与同样的生理活动调节时，其互相之间可发生竞争作用、协同作用、拮抗作用和允许作用等，这对维持其功能活动的相对稳定具有重要作用。

1. 竞争作用　化学结构相似的激素可竞争同一受体位点，激素竞争能力的大小取决于该激素与受体的亲和性和激素的浓度。如孕酮与醛固酮受体亲和性很小，但当孕酮浓度升高时则可与醛固酮竞争同一受体而减弱醛固酮的生理作用。

2. 协同作用　如生长素、肾上腺素等，虽然作用于代谢的不同环节，但都可升高血糖。

3. 拮抗作用　胰高血糖素和胰岛素通过各自作用的酶系以相反方向影响糖代谢，前者促进糖原分解，使血糖升高，后者促进糖原合成，使血糖降低，表现了不同程度的拮抗作用。

4. 允许作用　某些激素本身并不能直接对某些组织细胞产生生理效应，但它的存在可为另一种激素的效应起支持作用，这种现象称为激素的**允许作用**（permissive action）。如皮质醇本身并没有缩血管效应，但缺乏时，去甲肾上腺素就难以发挥其缩血管效应。

三、激素作用的机制

近年来随着分子生物学的发展，关于激素作用机制的研究获得了迅速进展，现就含氮激素与类固醇（甾体）激素的作用机制加以讨论。

（一）含氮激素的作用机制——第二信使学说

体内大多数蛋白质和肽类激素通过第二信使系统实现跨膜信号传递。跨膜信号转导途径从膜受体与激素结合开始，通过受体变构，激活 G 蛋白，后者再激活 G－蛋白效应器酶（AC、PLC 等），第二信使的生成量改变，进而使相应的蛋白激酶活性改变，产生一系列的生理效应（图 11－1）。

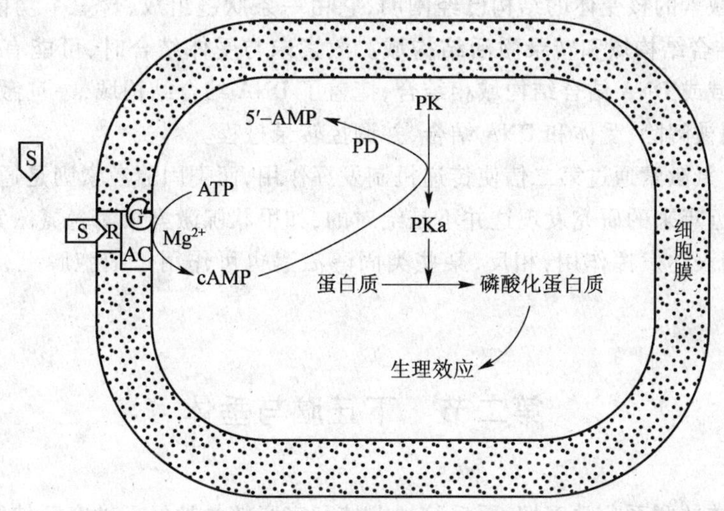

图 11－1　含氮激素作用机制

作为含氮类激素发挥作用的第二信使除了 cAMP 之外，还有 cGMP、三磷酸肌醇、二酰甘油、Ca^{2+}和前列腺素等。

（二）类固醇（甾体）激素作用机制——基因表达学说

类固醇激素分子较小，且具脂溶性，因此，可通过扩散进入靶细胞。在细胞内通过影响基因表达发挥作用。

激素分子进入细胞后，先与胞质受体结合成复合物，此复合物在 Ca^{2+} 参与下，可发生变构，能穿过核膜进入细胞核内，再与核受体形成复合物。此激素－核受体复合物结合在染色质的非组蛋白的特异位点上，从而启动或抑制该部位的 DNA 的转录，进而促进或抑制 mRNA 的形成，诱导或减少某种蛋白质（主要是酶）合成，从而实现其生理效应（图 11-2）。

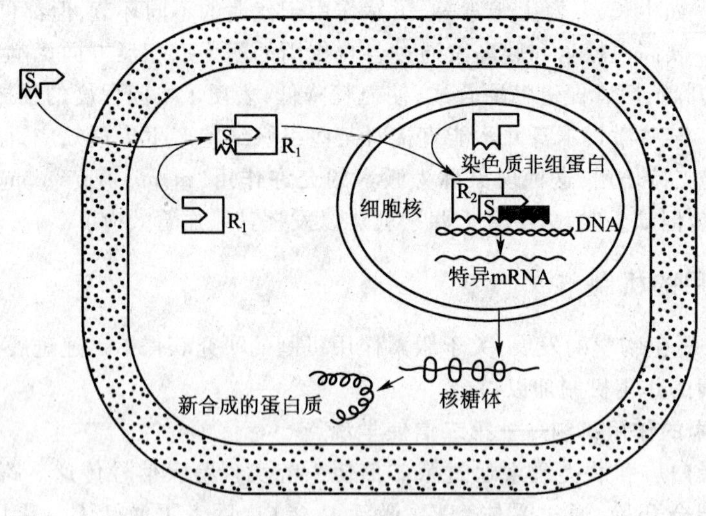

图 11-2 类固醇激素的作用机制

S：激素信号 R_1：胞质受体 R_2：核受体

不少类固醇激素的核受体的结构已经阐明，它由一条肽链组成，含三个功能结构域：激素结合结构域、DNA 结合结构域和转录激活结构域。激素未与受体结合时，可能有某种蛋白与激素的激素结合结构域或 DNA 结合结构域相结合，掩盖了 DNA 结合结构域，一旦激素和受体发生结合，则此掩盖作用被解除，受体和 DNA 结合，并调控转录过程。

综上所述，含氮激素通过第二信使传递机制发挥作用，而类固醇激素则是通过调控基因表达发挥作用的。但近年来的研究发现这并不是绝对的，如甲状腺激素虽属含氮激素，却可进入细胞内，通过影响基因表达发挥作用；相反，某些类固醇激素也可作用于细胞膜上，引起一些非基因效应。

第二节 下丘脑与垂体

下丘脑与垂体的联系非常密切，下丘脑视上核和室旁核的神经元轴突延伸终止于神经垂体，形成下丘脑-神经垂体束。而下丘脑与腺垂体之间通过垂体门脉系统发生功能联系。下丘脑的一些神经元既能分泌激素（这类激素称为神经激素，具有内分泌细胞的作用），又能保持典型神经细胞的功能。它们可将从大脑或中枢神经系统其他部位传来的神经信息转变为激素的信息，起着换能神经元的作用，从而以下丘脑为“枢纽”，把神经调节与体液调节紧密联系起来。所以，下丘脑与垂体通常被看做一个功能单位。

一、下丘脑的内分泌功能

凡是能分泌神经肽或肽类激素的神经分泌细胞称为肽能神经元。下丘脑的肽能神经元主要存在于视上核、室旁核与"促垂体区"核团内。

下丘脑视上核、室旁核的神经元主要产生血管升压素(即抗利尿激素)和催产素。"促垂体区"主要分布于下丘脑的内侧基底部,包括正中隆起、弓状核、视交叉上核、室周核和腹内侧核等核团。这些核团的神经元能合成和分泌至少九种具有活性的多肽,这些肽类激素主要作用是调节腺垂体的活动,因此称为下丘脑调节肽。

对腺垂体具有兴奋作用、且其化学结构已确定的下丘脑调节肽,称为释放激素,化学结构尚未确定的则称为释放因子。对腺垂体分泌具有抑制作用的下丘脑调节肽称为释放抑制激素,或释放抑制因子。现将下丘脑调节肽的化学性质和主要作用列于表 11－1。

表 11－1　下丘脑调节肽的化学性质与主要作用

种　类	化学本质	主要作用
促甲状腺激素释放激素(TRH)	3 肽	促进促甲状腺激素的分泌
促性腺激素释放激素(GnRH)	10 肽	促进促性激素的分泌
生长素释放激素(GHRH)	44 肽	促进生长素的分泌
生长抑素(GIH)	14 肽	抑制生长素的分泌
促肾上腺皮质激素释放激素(CRH)	41 肽	促进促肾上腺皮质激素的分泌
催乳素释放因子(PRF)	未定	促进催乳素的分泌
催乳素释放抑制因子(PIF)	未定	抑制催乳素的分泌
促黑激素释放因子(MRF)	未定	促进促黑激素的分泌
促黑激素释放抑制因子(MIF)	未定	抑制促黑激素的分泌

二、下丘脑与垂体的功能联系

下丘脑与垂体不仅在形态,而且在功能上的联系非常密切,可将它们看作一个功能单位。这个功能单位包括下丘脑－腺垂体系统和下丘脑－神经垂体系统(图 11－3)。

(一) 下丘脑－腺垂体系统

下丘脑"促垂体区"核团的神经元合成和分泌的下丘脑调节肽,由神经元轴突投射到正中隆起,末梢与垂体门脉系统的第一级毛细血管网接触,这些多肽物质进入垂体门脉系统,进而转运至腺垂体,刺激或抑制腺垂体激素的分泌。由于"促垂体区"的神经元可接受来自中脑、边缘系统及大脑皮质等处的神经纤维,并能将来自大脑皮质等处的神经信息转变为激素信息,因此,下丘脑调节肽具有重要生理意义。

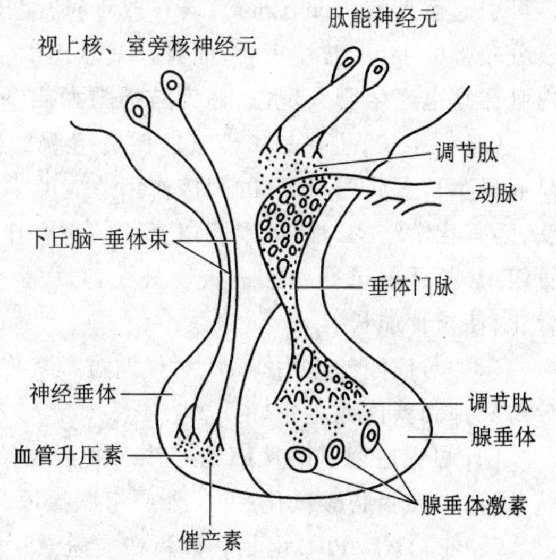

图 11－3　下丘脑与垂体功能联系

(二) 下丘脑－神经垂体系统

下丘脑前部的一组肽能神经元轴突延伸终

止于神经垂体,形成了下丘脑-垂体束,构成下丘脑-神经垂体系统。这一系统所产生、释放的激素称为神经垂体激素,包括催产素和血管升压素。但是,神经垂体本身并无合成神经垂体激素的能力,催产素和血管升压素是由下丘脑视上核和室旁核合成分泌的,合成后沿下丘脑-垂体束的轴浆流动运送并储存于神经垂体的神经末梢处,在适宜的刺激作用下,由神经垂体释放进入血液循环。

三、腺垂体

腺垂体是体内最重要的内分泌腺,主要的内分泌细胞有5种,能分泌7种不同的激素:生长素(GH)、促甲状腺激素(TSH)、促肾上腺皮质激素(ACTH)、促卵泡激素(FSH)、黄体生成素(LH)、催乳素(PRL)和促黑激素(MSH)。

其中TSH、ACTH、FSH和LH均有各自的靶腺,通过靶腺发挥作用,形成下丘脑-垂体-甲状腺轴、下丘脑-垂体-肾上腺皮质轴和下丘脑-垂体-性腺轴。腺垂体的这些激素是通过促进靶腺分泌激素而发挥作用,所以也将这些激素统称为“促激素”。GH、RPL和MSH不通过靶腺,分别调节个体生长、乳腺发育与黑色素细胞的活动。

(一)腺垂体激素的生理作用

1. 生长素 GH是腺垂体含量较多的激素,人生长素(hGH)是由191个氨基酸组成的蛋白质激素。在腺垂体GH的含量无明显的年龄差别,但其分泌呈脉冲式节律,每1~4 h出现一次脉高峰。人在睡眠时,GH分泌的量明显增加。GH有显著的种属差异。近年来利用DNA重组技术可以大量生产hGH,供临床应用。

GH的生理作用是促进物质代谢与生长发育,对机体各个器官和各种组织均有影响,对骨骼、肌肉及内脏器官的作用尤为显著。

(1)促进个体生长发育 机体生长发育受多种激素的影响,GH是起关键作用的激素。幼年动物切除垂体后,生长立即停滞,如及时补充GH,可使其恢复生长发育。人幼年期若GH分泌不足,将出现生长停滞,身材矮小,称为**侏儒症**(dwarfism),但患者智力正常。若幼年期GH分泌过多可引起**巨人症**(giantism)。若在成年时,生长激素分泌过多,此时由于骨骺已闭合,只能使软骨成分较多的手足、肢端短骨、面骨及其软组织生长异常,以致形成手足粗大,鼻大唇厚,下颌突出,内脏器官也产生肥大现象,称为**肢端肥大症**(acromegaly)。

GH促生长,主要是由于它能促进组织的生长,特别是骨骼和肌肉的生长。GH对骨的作用是通过生长素介质(SM)的间接作用造成的。GH能刺激肝、肾及肌肉组织产生SM,它是一种多肽,因其化学结构与胰岛素相似,SM的主要作用是促进软骨生长。它除了可促进硫酸盐进入软骨组织外,还促进氨基酸进入软骨细胞,增强DNA、RNA和蛋白质的合成,促进软骨组织增殖与骨化,使长骨加长。

(2)对代谢的作用 GH对代谢过程有广泛影响,总的来说是促进蛋白质的合成,促进脂肪分解和抑制糖代谢。

GH可促进氨基酸从细胞外转入细胞内,加速DNA和RNA的合成,促进蛋白质合成;促进脂肪分解,增强脂肪酸氧化;抑制外周组织摄取与利用葡萄糖,减少葡萄糖的消耗,提高血糖水平。

2. 催乳素 PRL也是一种蛋白质激素,其作用极为广泛。

(1)对乳腺与泌乳的作用 PRL促进乳腺发育,引起并维持泌乳。女性青春期乳腺的发育主要受雌激素的刺激,糖皮质激素、生长素、孕激素及甲状腺激素也起一定协同作用。在妊娠期,PRL、雌激素和孕激素使乳腺进一步发育并具备泌乳能力,但不泌乳。分娩后,血中雌、孕激素明显降低后,PRL才能与乳腺细胞受体结合,发挥始动和维持泌乳作用。

（2）对性腺的作用　PRL对卵巢黄体功能与性甾体激素合成有一定作用。小剂量PRL能促进排卵和黄体生长,并刺激雌激素、孕激素分泌。在男性,PRL可促进前列腺和精囊腺的生长,促进睾酮合成。

（3）在应激反应中的作用　在应激状态下,血中PRL浓度升高,与ACTH和GH的浓度增加一同出现,是应激反应中腺垂体分泌的激素之一。

3. 促黑激素　MSH作用的靶细胞为黑素细胞。人体黑素细胞主要分布于皮肤、毛发、眼虹膜、视网膜的色素层及软脑膜。MSH的主要作用是促进黑素细胞中的酪氨酸酶的合成和激活,从而促进酪氨酸转变为黑色素,使皮肤与毛发等的颜色加深。

4. 促激素　促激素有四种,即:TSH、ACTH、LH、FSH,它们分别作用于各自的靶腺,主要功能是刺激靶腺组织增生、发育,并促进其激素的合成分泌,其主要作用见有关章节。

（二）腺垂体功能活动的调节

腺垂体的功能直接受下丘脑控制,同时也受外周靶腺激素的反馈调节。

1. 下丘脑对腺垂体的调节　如前所述,下丘脑神经元能分泌多种活性肽,通过垂体门脉作用于腺垂体细胞,调节其分泌功能。

2. 外周靶腺激素对下丘脑－腺垂体系统的反馈调节　腺垂体的四种促激素(TSH、ACTH、FSH、LH)都有各自的靶腺(甲状腺、肾上腺皮质、性腺),外周靶腺的激素(甲状腺激素、糖皮质激素、性激素)可通过反馈联系分别对腺垂体、下丘脑起调节作用。因此,下丘脑、腺垂体与外周靶腺之间联成三个功能轴:下丘脑－腺垂体－甲状腺轴,下丘脑－腺垂体－肾上腺(皮质)轴,下丘脑－腺垂体－性腺轴。它们之间存在依次调节及反馈调节关系,从而使血液中的有关激素浓度相对稳定在一定水平上,详见相关章节。

3. 反射性调节　机体内、外环境变化,可反射性地通过高级中枢影响下丘脑的活动,从而影响腺垂体的分泌功能。例如,吸吮乳头可反射性地促进下丘脑PRF和腺垂体PRL的分泌增加;应激刺激(麻醉、手术、创伤、大出血、剧烈运动等)可引起ACTH分泌增加;低血糖可使GHRH和GH分泌增加等。

四、神经垂体

血管升压素(VP)和催产素由下丘脑视上核和室旁核合成分泌的,但视上核以合成分泌血管升压素为主,室旁核以产生催产素为主。二者均为9肽,仅在第3位与第8位氨基酸残基有所不同。催产素与血管升压素分子结构相似,因而生理作用也有交叉。

（一）血管升压素的生理作用及分泌调节

生理剂量的血管升压素并没有升压作用,只有抗利尿作用,因此,血管升压素称为抗利尿激素(ADH)较为恰当,在大失血的情况下,血中血管升压素浓度明显升高时,才表现出缩血管作用,对维持血压有一定的意义。血管升压素的生理作用及分泌调节已在第八章讨论。

（二）催产素的生理作用及分泌调节

1. 生理作用　催产素具有促进乳汁排出和刺激子宫收缩的作用,以前者为主。

(1) 对乳腺的作用　催产素可使乳腺周围肌上皮细胞收缩,使具有泌乳功能的乳腺排乳。此外,还有维持哺乳期乳腺不致萎缩的作用。

(2) 对子宫的作用　对非孕子宫作用较弱。对妊娠子宫作用较强,可使之强烈收缩。雌激素可增加子宫对催产素的敏感性,而孕激素的作用则相反。

2. 分泌调节

(1) 吸吮乳头反射性引起下丘脑-神经垂体系统催产素的分泌与释放,导致乳汁排出,称射乳反射。射乳反射可建立条件反射,母亲看到婴儿可引起排乳,而焦虑、烦恼、恐惧、不安都可抑制乳母排乳。

(2) 在临产或分娩时,子宫和阴道受到压迫和牵拉可反射性引起催产素的分泌与释放。催产素在临床上的应用,主要是诱导分娩(催产),及防止或制止产后出血。

第三节 甲状腺

甲状腺是人体内最大的内分泌腺,其重量为 20~25 g。甲状腺的主要结构是腺泡(也称滤泡),腺泡上皮细胞是甲状腺激素合成与释放的部位。腺泡腔是激素的储存库。在甲状腺组织中,还有滤泡旁细胞,可分泌降钙素。本节主要讨论甲状腺激素的功能及其分泌的调节。

甲状腺激素主要有两种,一种是甲状腺素,又称四碘甲腺原氨酸(T_4),另一种是三碘甲腺原氨酸(T_3)。在腺体或血液中 T_4 含量较 T_3 多,约占总量的90%,但 T_3 的生物学活性较 T_4 强约5倍,是甲状腺激素发挥生理作用的主要形式。临床上可通过测定血液中 T_3、T_4 的含量了解甲状腺的功能。甲状腺激素合成的主要原料是碘和酪氨酸。碘主要来源于食物,人每天从食物中摄取的无机碘 100~200 μg,其中1/3被甲状腺摄取。因此,甲状腺与碘的代谢关系极为密切。

一、甲状腺激素的生理功能

T_3 和 T_4 都具有生理作用,它们的作用广泛,几乎对各组织细胞均有影响,其主要作用是促进人体代谢和生长发育的过程。甲状腺激素的作用机制十分复杂,除了与核受体结合,影响转录过程外,在核糖体、线粒体以及细胞膜上也发现了它的结合位点,对转录后的过程、线粒体的生物氧化作用以及膜的转运功能均有影响。

(一) 对代谢的影响

1. 产热效应　甲状腺激素能增加体内绝大多数组织细胞的耗氧量,增加产热,尤以心、肝、骨骼肌和肾等组织最为显著。研究表明,T_4、T_3 和靶细胞的核受体结合可刺激 mRNA 的形成,从而诱导 Na^+-K^+-ATP 酶活性,促进 Na^+、K^+ 主动转运消耗 ATP,增加产热。T_4、T_3 又促进线粒体中生物氧化过程,提高氧化量。据估计,1 mg T_4 可使人体产热增加 4 184 kJ。故甲状腺功能亢进症患者产热增多,喜凉怕热,多汗,基础代谢率可较正常人高 25%~80%;反之,甲状腺功能减退症患者产热减少、喜热怕冷、基础代谢率可较正常人低 20%~40%。

2. 对蛋白质、糖、脂肪代谢的影响　生理水平的甲状腺激素对营养物质的合成代谢及分解代谢均有促进作用。生理浓度的甲状腺激素可以促进蛋白质合成,因此,甲状腺激素与人体的生长发育密切相关,但剂量过大则促使蛋白质分解。甲状腺功能亢进症患者骨骼肌中的蛋白质大量分解，由于肌组织消耗，病人常感疲乏无力；而甲状腺功能减退症患者皮下组织中黏蛋白增多，引起黏液性水肿。

甲状腺激素促进糖的吸收，增加糖原分解和糖异生作用，并加强肾上腺素、胰高血糖素、皮质醇和生长素的升糖作用。但由于它又促进糖的分解，加速外周组织对糖的利用，所以又有降低血糖的作用。甲状腺功能亢进症患者的血糖常升高，甚至出现糖尿。

对脂肪的影响，甲状腺激素既促进脂肪合成又加速动员、分解，总效果是分解大于合成。甲状腺激素对胆固醇代谢有明显作用，除能增加胆固醇合成外，更为重要的是作用于肝促进胆固醇转变为胆酸从胆汁排出，从而使血浆胆固醇水平降低。甲状腺功能减退症患者血胆固醇高于正常。

（二）对生长发育的影响

T_4、T_3 是促进机体生长、发育的重要激素，尤其是对婴儿脑和长骨的生长发育影响极大。T_4、T_3 对生长发育的影响，在出生后最初的 4 个月内最为明显。先天性甲状腺功能不足的婴儿，出生时身长与发育基本正常，但脑的发育已受到不同程度的影响，如在 4 个月内得不到甲状腺激素的补充，则将出现脑和长骨生长发育障碍，不仅身材矮小，而且脑不能充分发育，智力低下，称为呆小症，又称**克汀病**（cretinism）。故治疗呆小症必须抓住时机，应在出生后 3 个月以前补给甲状腺激素。

甲状腺激素影响生长、发育的机制可能与它促进神经细胞的生长以及骨的生长有关，此外，甲状腺激素还对垂体生长素有允许作用，缺乏甲状腺激素，生长素就不能很好地发挥作用。

（三）其他作用

1. 对神经系统　T_4、T_3 不仅能促进神经系统的发育、成熟，而且对已经分化成熟的中枢神经系统也有作用，主要是提高中枢神经系统的兴奋性。因此，甲亢患者有烦躁不安、多言多动、喜怒无常、失眠多梦等症状；甲状腺功能减退症患者则有言行迟钝、记忆减退、表情淡漠、少动嗜睡等表现。

2. 对心血管系统　T_4、T_3 可使心搏加快、加强，心排血量增大，组织耗氧量增加，外周血管扩张，外周阻力降低，使收缩压升高，舒张压正常或稍低。甲亢患者可因心脏做功量增加而出现心肌肥大，最后可导致充血性心力衰竭。研究表明，T_4、T_3 增强心脏活动是由于它们直接作用于心肌，促使心肌细胞的肌质网释放 Ca^{2+} 的缘故。

二、甲状腺激素分泌的调节

甲状腺功能活动主要受下丘脑－垂体－甲状腺轴的调节。此外，还可进行一定程度的自身调节和神经调节（图 11－4）。

（一）下丘脑－垂体－甲状腺功能轴

下丘脑分泌的促甲状腺激素释放激素（TRH）经垂体门脉系统至腺垂体，有促进促甲状腺激素（TSH）合成和释放的作用。下丘脑神经元可受某些环境因素的影响而改变 TRH

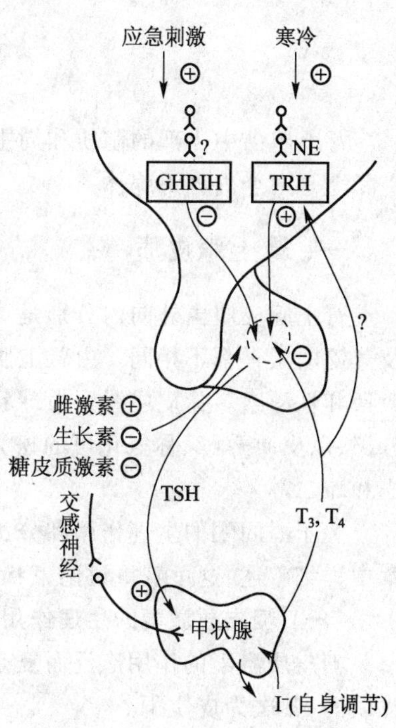

图 11－4　甲状腺激素分泌调节
⊕表示促进或刺激　⊖表示抑制

的分泌量，最后影响甲状腺的分泌活动。例如，寒冷刺激的信息到达中枢后，通过一定的神经联系使 TRH 分泌增多，继而通过 TSH 的作用促进 T_4、T_3 的分泌。

TSH 对甲状腺激素合成、释放的每个环节，从细胞聚碘到甲状腺球蛋白水解释放 T_4、T_3，均有促进作用。TSH 还能刺激甲状腺腺泡细胞核酸与蛋白质的合成，使腺细胞增生，腺体增大。因此，TSH 对甲状腺具有全面的促进作用。

(二) 甲状腺激素的反馈调节

T_4、T_3 能与腺垂体促甲状腺激素细胞核的特异受体结合产生抑制性蛋白，它能抑制 TSH 的合成与分泌。因此，血液中 T_4、T_3 浓度升高时，TSH 的合成与分泌即减少，T_4、T_3 的释放也随之减少；反之则增多。这种负反馈作用是体内 T_4、T_3 浓度维持生理水平的重要机制。当饮食中缺碘造成甲状腺激素合成减少时，甲状腺激素对腺垂体的负反馈作用减弱，TSH 的分泌量增多，从而刺激甲状腺细胞增生，甲状腺肿大，临床上称为单纯性甲状腺肿。

(三) 自身调节

甲状腺能根据碘供应的情况，调整自身对碘的摄取和利用以及甲状腺激素的合成与释放，这种调节完全不受 TSH 影响，故称自身调节或自我调节。

外源碘量增加时，最初 T_4、T_3 合成增加，但超过一定限度后，T_4、T_3 合成速度不再增加，反而明显下降。这种过量的碘所产生的抗甲状腺效应称为 Wolff－Charkoff 效应。临床上常用大剂量碘治疗甲状腺危象和作手术前准备。自身调节作用使甲状腺功能适应食物中碘供应量的变化，从而保证腺体内合成激素量的相对稳定。

第四节 肾 上 腺

肾上腺由中央部的髓质和周围部的皮质两部分组成，两者在发生、结构和功能上均不相同，实际上是两个内分泌腺体。

一、肾上腺皮质

肾上腺皮质由外向内分别是球状带、束状带和网状带。这三层细胞的组织学结构、所含酶类及分泌的激素都不相同。由肾上腺皮质分泌到血液中的激素主要有 3 类：即盐皮质激素、糖皮质激素和性激素。盐皮质激素由球状带合成分泌，以醛固酮为代表；糖皮质激素主要由束状带合成分泌，以皮质醇（又称氢化可的松）为代表；性激素由网状带合成和分泌，量少，主要是脱氢表雄酮和雌二醇。

关于醛固酮的生理作用和分泌的调节在第八章中已经介绍，有关性激素的问题将在第十二章中详细叙述，这里着重讨论束状带所分泌的糖皮质激素。

(一) 糖皮质激素的生理作用

糖皮质激素的作用广泛而复杂，是维持生命所必需的激素。人体血浆中糖皮质激素主要为皮质醇，其次为皮质酮。

1. 对物质代谢的作用

(1) 糖代谢　糖皮质激素是调节机体糖代谢的重要激素之一，它促进糖异生，升高血糖，这主要是由于它促进蛋白质分解,有较多的氨基酸进入肝,同时增强肝内与糖异生有关酶的活性,致使糖异生过程大大加强。此外,糖皮质激素又有抗胰岛素作用,降低肌肉与脂肪等组织细胞对胰岛素的反应性,使外周组织对葡萄糖的利用减少,促使血糖升高。如果糖皮质激素分泌过多(或服用此类激素药物过多),可使血糖升高,甚至出现糖尿;相反,肾上腺皮质功能低下的患者,则可出现低血糖。

(2) 蛋白质代谢 糖皮质激素促进肝外组织,特别是肌肉组织蛋白质分解,加速氨基酸转移至肝,生成肝糖原。糖皮质激素分泌过多时,由于蛋白质分解增强,合成减少,将出现肌肉消瘦、骨质疏松、皮肤变薄,甚至可见皮下血管分布而呈现紫纹,伤口亦可因大量使用皮质醇而不易愈合。

(3) 脂肪代谢 糖皮质激素促进脂肪分解,增强脂肪酸在肝内的氧化过程,有利于糖异生作用。但全身不同部位的脂肪组织对糖皮质激素的敏感性不同,四肢敏感性较高,面部、肩、颈、躯干部位敏感性较低却对胰岛素(促进合成脂肪)的敏感性较高,因此,长期大剂量使用糖皮质激素或肾上腺皮质肿瘤的病人,体内脂肪重新分布、面部和肩颈部脂肪多而呈现"满月脸"、"水牛背",四肢脂肪相对减少消瘦,形成特殊的向心性肥胖。

(4) 水盐代谢 皮质醇有较弱的储钠排钾的作用,即对肾远球小管和集合管重吸收 Na^+ 和排出 K^+ 有轻微的促进作用。另外,皮质醇还可以降低肾小球入球小动脉的阻力,增加肾小球血浆流量、增加肾小球滤过率,利于水的排出。肾上腺皮质功能减退症患者,水代谢可发生明显障碍,甚至出现"水中毒",如补充适量的糖皮质激素即可得到缓解,而补充盐皮质激素则无效,这也说明了糖皮质激素对水代谢具有特殊作用。

2. 在应激反应中的作用 当机体遇到感染、缺氧、饥饿、创伤、疼痛、手术、寒冷及精神紧张等刺激时,引起 ACTH 分泌增加,导致血中糖皮质激素浓度升高,一般将能引起 ACTH 与糖皮质激素分泌增加的各种刺激称为应激刺激,而产生的反应称之为**应激反应**(stress reaction)。

在应激反应中,除了垂体-肾上腺皮质系统之外,交感-肾上腺髓质系统也参与应激活动,使血中儿茶酚胺含量增加,近年发现,生长素、催乳素和血管升压素等分泌也可增加。

在应激反应中,下丘脑-腺垂体-肾上腺皮质系统功能增强,提高机体对应激刺激的耐受能力和生存能力。实验表明,动物切除肾上腺皮质后,给以维持量的皮质醇,其虽然可以生存,但遇到应激刺激则难免死亡。由此可见,糖皮质激素对机体抵抗有害刺激的伤害作用及维持生存是必需的。糖皮质激素在应激反应中的作用机制尚未完全明了,目前认为可能和以下几个途径有关:减少一些对机体有损害的物质(如缓激肽、前列腺素、蛋白水解酶)的产生量及降低这些物质的不良反应;糖代谢增强,血糖增高,以保证各器官对糖的需要量;通过允许作用增强儿茶酚胺对血管的调节作用,维持血压。

另外,大量的糖皮质激素有抗炎、抗过敏、抗中毒、抗休克的作用,这也是糖皮质激素临床应用的依据。

3. 对其他器官组织的作用

(1) 血细胞 糖皮质激素使血液中红细胞和血小板的数量增多。同时它能促使附着在小血管壁边缘的粒细胞进入血液循环,使血液中中性粒细胞增多。糖皮质激素还能抑制淋巴细胞 DNA 的合成过程,因而使淋巴细胞数量减少。此外,它对巨噬细胞系统吞噬和分解嗜酸粒细胞的活动有增强作用,使血中嗜酸粒细胞的数量减少。

(2) 心血管系统 糖皮质激素能增强血管平滑肌对儿茶酚胺的敏感性(允许作用),有利于提高血管的张力和维持血压。另外,糖皮质激素可降低毛细血管壁的通透性,减少血浆的滤出,有利于维持血容量。动物心脏离体实验表明,糖皮质激素可增强心肌的收缩力,但在整体条件下对心脏的作用并不明显。

(3) 消化系统 糖皮质激素能增加胃酸分泌和胃蛋白酶的生成,因而有加剧和诱发溃疡病的可能。因此,溃疡病患者应用糖皮质激素时应加以注意。

(4) 神经系统 糖皮质激素有提高中枢神经系统兴奋性的作用。小剂量可引起欣快感,大剂量则引起思维不能集中、烦躁不安和失眠等现象。

(二) 糖皮质激素分泌的调节

糖皮质激素主要受下丘脑－垂体－肾上腺皮质轴的调节,维持血中糖皮质激素的相对稳定和在不同状态下的生理需要。

下丘脑促垂体区神经细胞合成释放的促肾上腺皮质激素释放激素(CRH)是一种小分子肽类激素,它通过垂体门脉系统被运送到腺垂体,促使腺垂体合成、分泌促肾上腺皮质激素(ACTH),ACTH可促进肾上腺皮质合成、分泌糖皮质激素,同时也刺激束状带和网状带发育生长。

在下丘脑－垂体－肾上腺皮质轴中,还存在着反馈调节。当垂体分泌的ACTH在血中浓度达到一定水平时通过短反馈作用于下丘脑CRH神经元,抑制CRH的释放。当血液中糖皮质激素浓度升高时又可反馈作用于下丘脑和腺垂体,抑制CRH和ACTH的分泌,这种反馈即长反馈(图11－5)。但在应激状态下,可能由于下丘脑和腺垂体对反馈刺激的敏感性降低,使这些负反馈作用暂时失效,ACTH和糖皮质激素的分泌大大增加。

值得注意的是,由于糖皮质激素对下丘脑－腺垂体的负反馈作用,在医疗中长期大量使用糖皮质激素时,可抑制腺垂体,使ACTH的分泌长期减少,因而使患者的肾上腺皮质功能减退,甚至萎缩。如果突然停用糖皮质激素制剂,则可由于患者本身肾上腺皮质功能不足以致体内糖皮质激素突然减少而引起严重后果。因此,在治疗中最好是糖皮质激素与ACTH交替使用;在停药时,要逐渐减量。

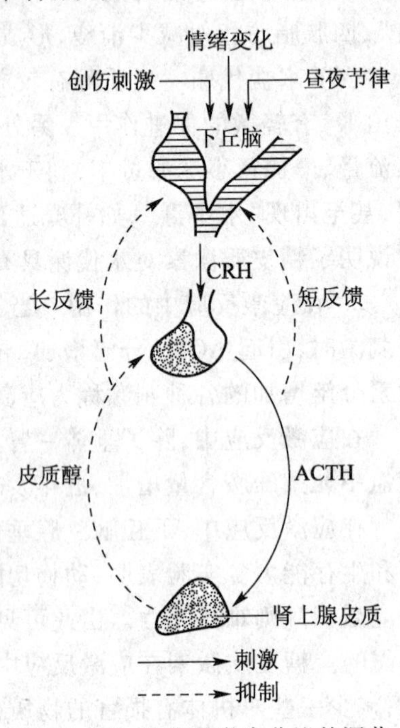

图11－5 糖皮质激素分泌的调节

二、肾上腺髓质

肾上腺髓质分泌肾上腺素(E)和去甲肾上腺素(NE),它们属于儿茶酚胺类化合物。肾上腺髓质嗜铬细胞是分泌储存肾上腺素及去甲肾上腺素的场所,其胞质中存在大量的苯乙醇胺氮位甲基移位酶(PNMT),可使去甲肾上腺素转化为肾上腺素,交感神经末梢不含PNMT,故不能产生肾上腺素。正常情况下,肾上腺髓质释放的肾上腺素与去甲肾上腺素的比例大约为4:1,在不同生理情况下,两者比例可能发生变化。

(一) 髓质激素的生理作用

肾上腺素与去甲肾上腺素的生理作用广泛而多样,其主要生理作用已在有关章节中分别介绍。这里讨论其在应急反应中的作用。

当机体内外环境急剧变化时,如运动、低血压、创伤、寒冷、恐惧等紧急情况,不仅肾上腺皮质激素大量分泌,而且出现交感神经系统与肾上腺髓质同时活动的现象。人们把交感－肾上腺髓质系统活动的加强称之为**应急反应**(emergency reaction)。当这一系统活动加强时,髓质激素大量分泌,作用于中枢神经系统,提高其兴奋性,使反应灵敏;同时心率加快,心收缩力加强,心排血量增加;呼吸频率增加,每分通气量增加;加强肝糖原、肌糖原分解,加速脂肪分解,促使乳酸合成糖原,抑制胰岛素的分泌,使血糖升高,为骨骼肌、心肌等活动提供更多的能源。这些变化,有利于随时调整机体各种功能,以应付环境急变,使机体度过紧急时刻而“脱险”。需要指出,应急与应激是两个不同但有关联的概念。引起应急反应的刺激,同样也引起应激反应,二者既有区别又相辅相成,使机体的适应能力更加完善。现在有人主张把交感－肾上腺髓质系统的反应也包括在应激反应中。

(二)髓质激素分泌的调节

1. 交感神经　支配肾上腺髓质的神经属交感神经节前纤维,其末梢释放乙酰胆碱,通过N型胆碱受体引起髓质嗜铬细胞释放肾上腺素和去甲肾上腺素。在应急情况下,可使肾上腺素和去甲肾上腺素分泌量增加到基础分泌量的1 000倍,较长时间的交感神经兴奋可促进儿茶酚胺某些合成酶的数量增加和活性增强。

2. ACTH与糖皮质激素　ACTH与糖皮质激素也可促进某些合成酶的活性,促进肾上腺素和去甲肾上腺素的合成和分泌。

3. 自身反馈调节　肾上腺髓质激素的分泌也存在负反馈调节,当血中儿茶酚胺的浓度增加到一定数量时,又可反馈地抑制儿茶酚胺的某些合成酶类的活性,使儿茶酚胺合成减少,浓度下降。

第五节 胰 岛

胰岛是存在于胰腺中的内分泌组织,介于分泌胰液的腺泡组织之间,人胰岛细胞主要有A细胞、B细胞和D细胞。A细胞占20%,分泌胰高血糖素;B细胞占70%,分泌胰岛素;D细胞占10%,分泌生长抑素。本节主要介绍胰岛素和胰高血糖素。

一、胰岛素

胰岛素是含51个氨基酸的小分子蛋白质,相对分子质量5 800,由含有21个氨基酸的A链和含有30个氨基酸的B链借助2个二硫键联结而成。正常成人空腹血清胰岛素浓度为35～145 pmol/L。血液中胰岛素部分以游离形式存在,部分与血浆蛋白质结合。只有游离型的胰岛素有生物活性,其半衰期为4 min,主要在肝灭活,肌肉和肾也能灭活胰岛素。

(一)胰岛素的生理作用

胰岛素是促进合成代谢、维持血糖正常水平的主要激素。

1. 对糖代谢的调节　胰岛素加速全身组织,特别是肝、肌肉和脂肪组织摄取和利用葡萄糖,促进肝糖原和肌糖原的合成,抑制糖异生,促进葡萄糖转变为脂肪酸,储存于脂肪组织,从而使血糖降低。胰岛素缺乏时,血糖浓度升高,如超过肾糖阈,尿中将出现糖,引起糖尿病。

2. 对脂肪代谢的调节 胰岛素可促进脂肪的合成与储存,促进葡萄糖进入脂肪细胞,合成三酰甘油和脂肪酸。胰岛素还抑制脂肪酶的活性,减少脂肪的分解。胰岛素缺乏时,糖的利用受阻,脂肪分解增强,产生大量脂肪酸,在肝内氧化生成大量酮体,引起酮血症与酸中毒。同时血脂升高易引起动脉硬化。

3. 对蛋白质代谢的调节 促进氨基酸进入细胞内;加快细胞核的复制和转录过程,促进脱氧核糖核酸、核糖核酸和蛋白质的合成;抑制蛋白质的分解。由于能促进蛋白质合成,所以胰岛素对机体的生长有调节作用,但需与生长素共同作用,促生长效果才显著。

(二) 胰岛素分泌的调节

1. 血糖的作用 血糖是调节胰岛素分泌的最重要因素。当血糖浓度升高时,胰岛素分泌明显增加,血糖降低;血糖浓度降低至正常水平时,胰岛素的分泌回到基础水平,从而维持血糖浓度相对稳定。

此外,血中脂肪酸、酮体和氨基酸(主要为精氨酸和赖氨酸)浓度升高均可促进胰岛素分泌。

2. 激素的作用 胰高血糖素可直接作用于相邻的 B 细胞,刺激其分泌胰岛素。胰高血糖素又可以通过升高血糖而间接刺激胰岛素分泌。胃肠道激素如促胃液素、促胰液素、缩胆囊素和抑胃肽等都有刺激胰岛分泌的作用,这一调节有重要的生理意义。生长素、糖皮质激素、甲状腺激素可通过升高血糖浓度而间接促进胰岛素的分泌,肾上腺素则抑制胰岛素的分泌。

3. 神经调节 胰岛接受迷走神经和交感神经双重支配。迷走神经兴奋时,可通过胰岛 B 细胞膜上的 M 受体引起胰岛素的释放,也可刺激胃肠道激素的分泌而间接促进胰岛素分泌。交感神经兴奋可通过 B 细胞膜上的 α 受体,从而抑制胰岛素的分泌。

二、胰高血糖素

胰高血糖素是由 29 个氨基酸组成的多肽,是动员体内供能物质的重要激素之一。

(一) 生理作用

与胰岛素的促进合成代谢作用相反,胰高血糖素是体内促进分解代谢、促进能量动员的激素。胰高血糖素具有很强的促进肝糖原分解,促进糖异生的作用,使血糖浓度升高,这是胰高血糖素最显著的作用。胰高血糖素通过 cAMP - PK 系统激活肝细胞的磷酸化酶,加速糖原分解;通过加快氨基酸进入肝细胞,并激活与糖异生过程有关的酶系增强糖异生。胰高血糖素还能激活脂肪酶,促进脂肪分解,同时可加强脂肪酸氧化,使酮体生成增多。胰高血糖素上述效应的靶器官是肝,切除肝或阻断肝血流,这些作用消失。

胰高血糖素还可促进胰岛素和胰岛生长抑素的分泌。药理剂量的胰高血糖素可使心肌细胞内 cAMP 增加,能增强心肌的收缩力。

(二) 分泌调节

血糖浓度是调节胰高血糖素分泌最重要的因素。血糖升高抑制胰高血糖素的分泌,血糖下降则起促进作用。饥饿可促进胰高血糖素的分泌,比正常时高 3 倍。这对于维持血糖水平,保证脑的代谢和能量供应具有重要作用。氨基酸可促进胰高血糖素的分泌,这对防止由氨基酸引起的胰岛素分泌所致的低血糖有一定的生理意义。

胰岛素可直接作用于 A 细胞,抑制胰高血糖素的分泌,也可通过降低血糖间接刺激胰高血糖素的分泌。此外,交感神经兴奋,通过 β 受体促进胰高血糖素的分泌,迷走神经则通过 M 受体抑制其的分泌。

血糖浓度相对稳定是机体内环境稳态的重要内容之一,也是组织器官获得能源物质的重要保证。血糖浓度主要受胰岛素和胰高血糖素调节,同时血糖浓度对它们的分泌又有调节作用,这样就构成一个闭合的自动反馈调节系统,保证了血糖浓度的相对稳定。

第六节　甲状旁腺素、降钙素和维生素 D_3

血浆 Ca^{2+} 水平与机体的许多重要生理功能有密切关系,而调节血浆 Ca^{2+} 水平的因素主要是体液因素,其中甲状旁腺素、降钙素和维生素 D_3 是重要的三种体液因素,它们通过对骨、肾和肠三种靶组织的作用,维持血中钙和磷水平的相对稳定。

一、甲状旁腺素

甲状旁腺素(PTH)是由甲状旁腺主细胞合成分泌的。PTH 是由 84 个氨基酸组成的直链肽。

(一)生理作用

PTH 是调节血钙与血磷水平的最重要的激素,其生理作用主要是升高血钙和降低血磷。动物甲状旁腺摘除后,血钙水平逐渐下降,出现低钙抽搐、死亡。而血磷水平则往往呈相反变化,逐渐升高。在人类甲状腺手术时,误将甲状旁腺去除,可造成严重的低钙血症。可见 PTH 是生命的必需激素。甲状旁腺激素的主要作用途径如下。

1. 作用于骨　PTH 动员骨钙入血,使血 Ca^{2+} 浓度升高。其作用分为两个时相:

(1) 快速效应　在 PTH 作用数分钟后即可出现,是通过对骨细胞膜系统的作用实现的,骨细胞膜上的钙泵可将骨液中的钙转运至细胞外液中。PTH 可提高细胞膜对钙的通透性,使骨液中钙进入细胞内,进而促进钙泵活动,将钙转运至细胞外液中,使血钙升高。

(2) 延缓效应　在 PTH 作用后 12 ~ 14 h 才能表现出来,经数天甚至数周才达高峰。这一效应是通过激活破骨细胞的活动而实现的。PTH 使骨钙溶解加速、钙大量入血,血浆钙长期升高。

PTH 的上述两种效应相互配合,既能对血钙的急切需要作出迅速反应,又保证有较长时间的持续效应。

2. 作用于肾　PTH 促进远端小管对钙的重吸收,减少尿钙排出,血钙升高;同时,PTH 抑制近端小管对磷酸盐的重吸收,促进尿磷排出,血磷下降。

3. 作用于肠道　PTH 能促进肠道吸收钙,产生这种现象的原因是由于 PTH 能增加肾内 1α - 羟化酶的活性,从而促进 25 - OH - D_3 转变为 1,25 - $(OH)_2$ - D_3,后者使细胞合成一种与钙有高度亲和力的钙结合蛋白,参与钙的转运而促进肠吸收钙。所以,PTH 是通过间接影响钙在肠内的吸收升高血钙的。

(二)分泌调节

血浆 Ca^{2+} 浓度是调节 PTH 分泌的最重要的因素。血钙浓度降低可直接刺激甲状旁腺细胞分泌 PTH。血中钙浓度是以负反馈形式调节 PTH 分泌的,当血钙升高时,甲状旁腺活动减弱,PTH 分泌减少。当血钙浓度降低时,PTH 分泌增多,在 PTH 作用下,促进肾重吸收钙增多,并促使骨内钙的释放，结果使已降低了的血钙浓度迅速回升。较长时间的低血钙，可刺激甲状旁腺增生。

此外，血磷升高也可引起 PTH 的分泌，这是由于血磷升高可使血钙降低，间接地引起了 PTH 的释放。降钙素也能促进 PTH 的分泌。

二、降钙素

降钙素（CT）主要是甲状腺腺泡旁细胞（C 细胞）合成和分泌的肽类激素，正常人血清 CT 浓度为 10 ~ 20 ng/L，其主要作用是降低血钙和血磷。

（一）生理作用

1. 对骨的作用　CT 抑制破骨细胞活动，减弱溶骨过程，这一反应发生很快。CT 作用后 1 h 左右，成骨细胞活动增强。由于溶骨过程减弱和成骨过程加速，骨盐沉积，使血钙、血磷浓度下降。

2. 对肾的作用　抑制肾小管对钙、磷、钠、氯等的重吸收，增加它们在尿中的排出量。

此外，CT 还可抑制小肠吸收钙和磷。

（二）分泌调节

降钙素的分泌主要受血钙浓度的调节，血钙浓度增加时分泌增加，反之，分泌减少。此外，胰高血糖素和某些胃肠道激素，如促胃液素、缩胆囊素也可促进 CT 分泌。

三、维生素 D_3

在维生素 D 族中，以维生素 D_3（VD_3）最重要，它可由食物中摄取，在肝、乳、鱼肝油等食物含量丰富。而体内的 VD_3 主要由皮肤合成，即在紫外线照射下，皮肤 7 - 脱氢胆固醇转化为无生物活性的 VD_3，在肝中羟化为 25 - 羟维生素 D_3（25 - OH - D_3），这是 VD_3 在循环血液中存在的主要形式，然后进一步在肾羟化为 1,25 - 二羟维生素 D_3（1,25 - $(OH)_2$ - D_3），这是 VD_3 发挥作用的主要形式。1,25 - $(OH)_2$ - D_3 是通过作用于小肠、骨和肾来调节钙、磷代谢的。

PTH、CT、VD_3 是调节血钙浓度的重要因素，而它们的分泌又都受到血钙浓度的反馈性调节，从而形成一个复杂的自动调节体系，共同维持着血中钙、磷浓度的正常。

瘦素

瘦素是由肥胖基因编码的蛋白质，在人类循环血液中的瘦素为 146 个氨基酸残基构成的肽，相对分子质量为 16 000。瘦素主要由白色脂肪细胞组织合成和分泌，其分泌具有昼夜节律，夜间分泌水平较高。体内的脂肪储存量是影响瘦素分泌的主要因素。

瘦素具有调节体内脂肪储存量和维持能量平衡的作用。瘦素可直接作用于脂肪细胞，抑制脂肪合成，降低体内脂肪的储存量，并动员脂肪，使脂肪储存的能量转化和释放，避免肥胖的发生。

学习要点

（一）概述

1. 内分泌系统和激素　内分泌系统包括内分泌腺和散在各处的内分泌细胞，激素是由内分泌细胞产生的高效能有机化学物质，分为含氮类激素、类固醇类激素两大类。

2. 激素作用的一般特征　包括激素的信息传递作用、相对特异性、高效能生物放大作用、激素间的相互作用（竞争作用、协同作用、拮抗作用和允许作用）。

3. 激素作用的机制　含氮类激素作用于膜受体后，激活膜内的某些酶，产生某些物质，这些物质作为第二信使再引起细胞各种生物效应；类固醇激素进入细胞核后，调控 DNA 的转录、复制，诱导蛋白质合成，引起生物效应。

（二）下丘脑与垂体

1. 下丘脑　下丘脑“促垂体区”核团的神经元合成和分泌的下丘脑调节肽进入垂体门脉系统，进而转运至腺垂体，刺激或抑制腺垂体激素的分泌。催产素和血管升压素在视上核和室旁核合成后沿下丘脑-垂体束的轴浆流动运送并储存于神经垂体的神经末梢处，在适宜的刺激作用下，由神经垂体释放进入血液循环。

2. 腺垂体　生长素的作用：① 促进个体生长发育，它能促进组织的生长，特别是骨骼和肌肉的生长。GH 对骨的作用是通过生长素介质的间接作用造成的。② GH 对代谢过程有广泛影响，总的来说，促进蛋白质的合成，促进脂肪分解和抑制糖代谢。

腺垂体功能活动的调节：① 下丘脑神经元所分泌活性肽的调节作用。② 外周靶腺激素对下丘脑-腺垂体系统的反馈调节。

3. 神经垂体　生理剂量的血管升压素只有抗利尿作用，浓度明显升高时，表现出缩血管作用。调节其分泌的主要因素是血浆晶体渗透压和循环血量。

催产素具有促进乳汁排出和刺激子宫收缩的作用。其调节因素是：哺乳时的吸吮刺激及分娩时子宫和阴道受到的压迫和牵拉刺激。

（三）甲状腺

1. 甲状腺激素的生理功能

（1）对代谢的影响　① 产热效应：甲状腺激素能增加体内绝大多数组织细胞的耗氧量，增加产热。② 对蛋白质、糖、脂肪代谢的影响：生理浓度的甲状腺激素可以促进蛋白质合成，剂量过大则促使蛋白质分解，甲状腺功能减退症患者皮下组织中黏蛋白加多，引起黏液性水肿；甲状腺激素促进糖的吸收，增加糖原分解和糖异生作用，故甲状腺功能亢进症患者的血糖常升高；对脂肪的影响是既促进合成又加速动员分解，总效果是分解大于合成。

（2）对生长发育的影响　T_4、T_3 是促进机体生长、发育的重要激素，尤其是对婴儿脑和长骨的生长发育影响极大，幼年期甲状腺激素过少将导致呆小症。

（3）对心血管系统的影响　甲状腺激素可提高中枢神经系统的兴奋性，可使心搏加快、加强，心排血量增大。

2. 甲状腺激素分泌的调节　下丘脑分泌的 TRH 促进腺垂体 TSH 合成和释放，后者可促进 T_4、T_3 的分泌。而血中 T_4、T_3 能负反馈抑制 TSH 的合成与分泌。甲状腺还能根据碘供应的情况，进行自身调节。此外，交感神经兴奋可使甲状腺激素合成、分泌增加；副交感神经作用则相反。

（四）肾上腺

1. 肾上腺皮质　糖皮质激素的作用包括：① 对物质代谢的作用。糖皮质激素促进糖异生，使外周组织对葡萄糖的利用减少，升高血糖；促进肝外组织，特别是肌肉组织蛋白质分解；糖皮质激素促进脂肪分解,分泌过多时可导致向心性肥胖。② 糖皮质激素可增强机体对有害刺激的耐受性。③ 糖皮质激素还可对血细胞数量产生影响;增强血管平滑肌对儿茶酚胺的敏感性,增强心肌的收缩力,提高中枢神经系统兴奋性。

下丘脑合成释放的 CRH 促使腺垂体合成、分泌 ACTH,ACTH 可促进肾上腺皮质合成、分泌糖皮质激素;血液中糖皮质激素浓度升高时又可反馈作用于下丘脑和腺垂体,抑制 CRH 和 ACTH 的分泌。

2. 肾上腺髓质　当机体内外环境急剧变化时,交感－肾上腺髓质系统活动(应急反应)。主要作用有:提高中枢神经系统兴奋性,使反应灵敏;心排血量增加;通气量增加;升高血糖等。

支配肾上腺髓质的交感神经节前纤维,刺激髓质嗜铬细胞释放肾上腺素和去甲肾上腺素,ACTH 与糖皮质激素也促进 E 和 NE 的合成和分泌,此外,肾上腺髓质激素的分泌也存在负反馈调节。

(五) 胰岛

1. 胰岛素

(1) 胰岛素的生理作用　胰岛素是促进合成代谢、维持血糖正常水平的主要激素。胰岛素加速全身组织摄取和利用葡萄糖,促进糖原合成,抑制糖异生,降低血糖;促进脂肪的合成与储存,减少脂肪的分解;促进氨基酸进入细胞内,促进蛋白质的合成,抑制蛋白质的分解。

(2) 胰岛素分泌的调节　血糖浓度是调节胰岛素分泌的最重要因素。

2. 胰高血糖素　与胰岛素的促进合成代谢作用相反,胰高血糖素是体内促进分解代谢、促进能量动员的激素。胰高血糖素具有很强的促进肝糖原分解,促进糖异生的作用,使血糖浓度升高。胰高血糖素还能增强心肌的收缩力。

调节胰高血糖素分泌最重要的因素也是血糖浓度。

(六) 甲状旁腺素、降钙素和维生素 D_3

甲状旁腺素是调节血钙与血磷水平的最重要的激素,其生理作用主要是升高血钙和降低血磷。作用机制包括动员骨钙入血、促进肾远端小管对钙的重吸收、促进肠道吸收钙。其调节的主要因素是血浆钙浓度。

降钙素可减弱溶骨和加速成骨,抑制肾小管对钙、磷的重吸收,抑制小肠吸收钙和磷,使血钙、血磷浓度下降。降钙素的分泌主要受血钙浓度的调节。

$1,25-(OH)_2-D_3$ 可促进小肠黏膜上皮细胞对钙、磷的吸收,促进骨盐沉积(当血钙低时则动员骨钙入血),促进近曲小管对钙、磷的重吸收,从而升高血钙、血磷。$1,25-(OH)_2-D_3$ 的分泌受到血钙、血磷调节。

(况　炜)

第十二章 生　殖

学习目标

1. 掌握　雄激素、雌激素与孕激素的生理作用。
2. 熟悉　雄激素的分泌调节，月经周期及其调节过程。
3. 了解　男性生精功能及其调节，女性卵巢的生卵功能，胎盘的内分泌功能。

生殖(reproduction)是指生物体发育成熟后，产生与自身相似的子代个体的生理过程，是保持种族延续的各种生理过程的总称。人类的生殖过程必须由男女两性共同完成，其过程非常复杂，包括生殖细胞(精子和卵子)的形成、受精、着床、胚胎发育和分娩等。

人类的生殖活动，不仅是一个生物学问题，而且还涉及政治、经济、教育、伦理等一系列社会问题。本章讨论男女两性的生殖功能以及生殖的基本过程。掌握这部分知识，对于临床工作和科学地指导计划生育、优生优育具有重要意义。

第一节　男性生殖

男性的主性器官是睾丸，附性器官有附睾、输精管、前列腺、精囊腺、尿道球腺、阴茎等。睾丸由曲细精管和间质细胞组成，前者是生成精子的部位，而后者具有内分泌功能，可分泌雄激素。睾丸的功能受下丘脑－腺垂体－睾丸轴活动的调节。本节主要介绍青春发育期后的睾丸功能。

一、睾丸的功能

睾丸具有生精和内分泌的双重功能。

(一) 睾丸的生精功能

睾丸主要由曲细精管和间质细胞组成。睾丸曲细精管是男性生殖细胞发生和发育成熟的场所，曲细精管上皮由生精细胞和支持细胞构成。生精是指精原细胞发育成为精子的过程。从精原细胞发育成为精子的整个过程为一个生精周期。原始的生精细胞为精原细胞，属于干细胞，紧贴于曲细精管的基膜上。青春期时，在有关激素的作用下，精原细胞即进行分裂、分化，依次经过初级精母细胞、次级精母细胞、精子细胞等几个阶段，最后形成精子并进入管腔。精原细胞发育成为精子约需 60 余天，一个精原细胞经过大约 7 次分裂可产生近百个精子。

支持细胞有支持、营养生殖细胞和内分泌功能。在精子的生成过程中,支持细胞构成了特殊的"微环境",既对生精细胞起支持作用,又为生精细胞提供多种必需的营养物质。精子的生成还需要适宜的温度,阴囊内温度比腹腔低 1 ~ 8 ℃,适合于精子生成。有些人因胚胎发育原因,睾丸未能下降到阴囊内而仍留于腹腔,称为隐睾症,由于腹腔温度较高,影响了精子的生成,这是男性不育症的原因之一。

在曲细精管的精子不具有运动能力,需借助于曲细精管肌上皮细胞的收缩和管道上皮细胞纤毛的运动被运送到附睾内储存并进一步成熟,才能获得运动能力。精子产生后运送至附睾,在其中发育成熟并获得运动能力。在男性性活动过程中,精子被移送到阴茎根部的尿道内,与精囊腺、前列腺和尿道球腺等分泌的液体混合在一起,组成精液,在性高潮时射出体外,此即为射精。射精过程为一复杂的反射活动,其初级中枢在脊髓骶段。正常男性每次射出精液 3 ~ 6 mL,每 mL 精液中含精子 2 000 万至 4 亿个,少于 2 000 万个则不易使卵子受精。精子也在输精管壶腹部、精囊等处储存,故在输精管结扎术后的一段时间内,射出的精液中还有少量精子。

(二)睾丸的内分泌功能

睾丸的内分泌功能是由间质细胞和曲细精管的支持细胞完成的,睾丸间质细胞能分泌雄激素,支持细胞分泌抑制素。

1. 雄激素　睾丸间质细胞分泌的雄激素主要有睾酮、双氢睾酮(DHT)等,其中活性最强的为睾酮。除睾丸外,肾上腺皮质和女性的卵巢也可分泌少量睾酮,以上物质均进入血液。正常男子的睾丸每日分泌睾酮 4 ~ 9 mg,有昼夜周期性波动。早晨醒来时最高,傍晚最低,但波动范围较小。绝大部分睾酮在血液中与性激素结合球蛋白结合,只有约 2% 处于游离状态。结合状态的睾酮可以转变为游离状态,只有游离状态的睾酮才有生物活性。睾酮主要在肝中被灭活,形成的 17 - 氧类固醇主要由尿排出。甲基睾酮不被肝破坏,故口服有效。

睾酮的主要生理作用有:

(1) 促进男性附性器官的生长发育　睾酮能刺激前列腺、阴茎、阴囊、尿道球腺等附性器官的生长发育,并维持它们处于成熟状态。

(2) 促进副性征的出现　青春期开始,男性外表出现一系列区别于女性的特征,称为男性副性征或第二性征。主要表现有:胡须长出、喉结突出、嗓音低沉、汗腺和皮脂腺分泌增多、毛发呈男性型分布、骨骼粗壮、肌肉发达等。睾酮能刺激并维持这些特征。睾酮还能产生并维持性欲。

(3) 维持生精作用　睾酮自间质细胞分泌后,可透过基膜进入曲细精管,经支持细胞与生精细胞的相应受体结合,促进精子生成。

(4) 影响代谢　睾酮对代谢的影响,总的趋势是促进合成代谢。如:① 促进蛋白质的合成,特别是肌肉、骨骼内的蛋白质。② 影响水、盐代谢,有利于水、钠在体内的保留。③ 使骨中钙、磷沉积增加。④ 刺激红细胞的生成,使体内红细胞增多。男性在青春期,由于睾酮及其与垂体分泌的生长素的协同作用,可使身体出现一次显著的生长过程。

(5) 影响胚胎的发育　在雄激素的诱导下,含有 Y 染色体的胚胎向男性方面分化,促进内生殖器的发育,而双氢睾酮则主要刺激外生殖器发育。

2. 抑制素　抑制素是睾丸支持细胞分泌的一种相对分子质量为 32 000 的糖蛋白激素,对腺垂体 FSH 的分泌有很强的抑制作用,生理剂量的抑制素对 LH 的分泌无明显影响。此外,在性腺还存在与抑制素结构近似而作用相反的物质,称为激活素,其作用是促进腺垂体分泌 FSH。

二、睾丸功能的调节

睾丸的生精功能与内分泌功能均受下丘脑－腺垂体－睾丸轴的调节,此外,还存在睾丸局部调节的作用。

(一) 下丘脑－腺垂体对睾丸活动的影响

下丘脑、腺垂体、睾丸在功能上密切联系,互相影响,构成下丘脑－腺垂体－睾丸轴调节系统。下丘脑分泌的促性腺激素释放激素(GnRH)经垂体门脉系统到达腺垂体,促进腺垂体合成和分泌促性腺激素,包括促卵泡激素(FSH)和黄体生成素(LH)。FSH 主要作用于曲细精管的各级生精细胞和支持细胞,调节生精过程;LH 主要作用于间质细胞,调节睾酮的生成。

1. 腺垂体对睾丸生精功能的调节　睾丸的生精功能既受 FSH 的调节,又受 LH 的调节,两者对生精功能都有促进作用,只是 LH 的作用是通过睾酮实现的(图 12－1)。另外,在 FSH 的作用下,睾丸支持细胞还可产生抑制素,抑制素可抑制腺垂体分泌 FSH,从而使 FSH 的分泌稳定在一定水平,保证睾丸生精功能的正常进行。

2. 腺垂体对睾丸内分泌功能的调节　睾丸的内分泌功能直接受 LH 的调节。腺垂体分泌的 LH 与间质细胞膜上受体结合,通过 G 蛋白介导,使细胞内 cAMP 生成增加,加速细胞内功能蛋白质的磷酸化过程,导致胆固醇酯水解增强,并促进胆固醇进入线粒体,从而促进间质细胞分泌睾酮。同时,LH 还可通过增强与睾酮合成有关酶系的活性以加速睾酮的合成;增高细胞内的 Ca^{2+} 浓度以促进睾酮的分泌。

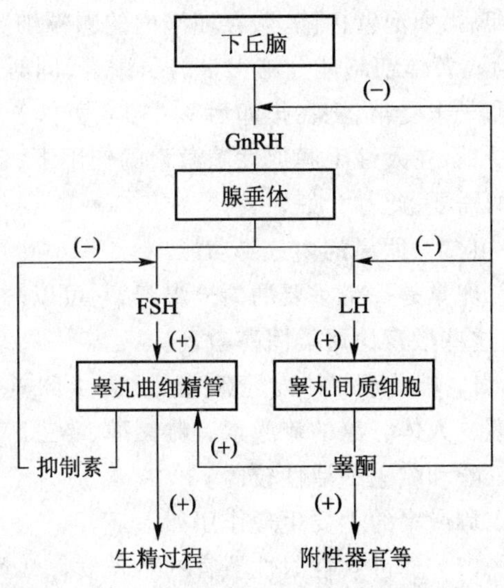

图 12－1　下丘脑－腺垂体－睾丸轴的调节作用
＋表示促进　－表示抑制

(二) 睾丸激素对下丘脑－腺垂体的反馈调节

血液中的睾酮对下丘脑和腺垂体具有负反馈作用。当血中睾酮达到一定浓度时,将分别抑制 GnRH 和 LH 的分泌,另外前已提及支持细胞产生的抑制素对腺垂体 FSH 分泌具负反馈调节作用。这些作用使血液中睾酮的浓度保持在一个相对稳定的水平(图 12－1)。

睾丸的功能除受下丘脑－腺垂体－睾丸轴的调节外,睾丸的支持细胞与生精细胞、间质细胞与支持细胞之间,还以旁分泌或自分泌的方式在局部调节睾丸的功能。

第二节　女 性 生 殖

女性的主性器官是卵巢,附性器官有输卵管、子宫、阴道、外生殖器等。卵巢也具有双重功能,即生卵功能和内分泌功能。

一、卵巢的功能

（一）卵巢的生卵作用

卵巢的主要功能之一是产生卵子。卵子(卵细胞)的前身是卵原细胞,它是在卵泡中生长发育的。出生后两侧卵巢中有30万~40万个原始卵泡,每个原始卵泡内含有一个初级卵母细胞,周围被一层卵泡细胞所包绕,在青春期以前可长期处于静止状态。从青春期开始,在腺垂体促性腺激素的影响下,部分静止的原始卵泡开始发育,原始卵泡经历初级卵泡、生长卵泡,最后形成成熟卵泡。在每个月经周期中,起初有15~20个原始卵泡同时开始发育,但一般只有一个卵泡被选择为优势卵泡而得以发育成熟,其余卵泡则退化为闭锁卵泡。在卵泡成熟的过程中,卵泡细胞可向卵泡腔分泌卵泡液,其中含有高浓度的雌激素。

卵泡成熟后破裂,卵细胞、透明带与放射冠同卵泡液一起排入腹腔,称为**排卵**(ovulation)。排卵后,卵泡壁内陷,残存卵泡内的颗粒细胞与内膜细胞转变为黄体细胞,形成**黄体**(corpus luteum)。黄体细胞能分泌大量的孕激素,同时也分泌雌激素。排卵后的7~8 d,黄体发育到顶峰,若卵子未受精,则在排卵后9~10 d黄体开始变性,最后细胞被结缔组织所代替,成为白体;如卵子受精,在人绒毛膜促性腺激素的作用下,黄体继续生长,体积增大,并维持一定时间,以适应妊娠的需要,此称为妊娠黄体。

（二）卵巢的内分泌功能

卵巢是一个重要的内分泌腺,它可以分泌多种激素,其中主要有雌激素、孕激素和少量雄激素,这些激素均属类固醇激素。

1. 雌激素　体内的雌激素主要由卵巢分泌(包括卵泡和黄体),在妊娠期,胎盘也可分泌雌激素。人体分泌的雌激素有雌二醇、雌三醇和雌酮三种,其中雌二醇的分泌量最大,活性也最强,雌三醇和雌酮的活性较弱。

雌激素的主要生理作用如下。

(1) 促进女性附性器官的生长发育　雌激素对女性生殖器官的作用是多方面的,其中对子宫的作用较明显,可促进子宫平滑肌的增生,提高子宫平滑肌对催产素的敏感性;促使子宫内膜发生增殖期的变化,即内膜逐渐增厚,血管和腺体增生,但不分泌;可使子宫颈分泌稀薄的黏液,有利于精子的通过。此外,雌激素还具有促进输卵管的运动,刺激阴道上皮细胞分化,增强阴道抵抗细菌的能力等作用。

(2) 促进副性征的出现　雌激素可促进乳房发育,刺激乳腺导管系统增生,产生乳晕;使脂肪和毛发分布具有女性特征,音调变高,骨盆宽大,臀部肥厚等,表现出女性第二性征,并维持之。

(3) 影响代谢　雌激素对人体新陈代谢有多方面的影响,如影响钙和磷的代谢,刺激成骨细胞的活动,加速骨骼生长,促进骨骺与骨干的融合;促进肾小管对水和钠的重吸收,增加细胞外液的量,有利于水和钠在体内保留;促进肌肉蛋白质的合成等。可见雌激素对青春期的生长和发育起着重要作用。

2. 孕激素　人体内分泌的孕激素主要是孕酮,由卵巢的黄体产生,也称黄体酮。此外,肾上腺皮质和胎盘也可产生孕酮。

孕激素的主要作用是为胚泡着床做准备和维持妊娠,但通常要在雌激素作用的基础上才能发挥作用。

（1）对子宫的作用 孕激素使子宫内膜在增殖期的基础上出现分泌期的改变，即进一步增生变厚，且有腺体分泌，为胚泡的着床提供良好的条件。与此同时，它还能使子宫平滑肌的兴奋性降低，从而减少子宫平滑肌的活动，保证胚胎有一个适宜的生长发育环境。另外，孕激素还可减少子宫颈黏液的分泌量，使黏液变稠，不利于精子通过。总之，孕激素对子宫的综合作用是保证妊娠过程能安全顺利地进行。在临床上可以见到，如孕激素缺乏，有导致早期流产的危险。

（2）对乳腺的作用 促进乳腺腺泡和导管的发育，为分娩后泌乳创造条件。

（3）产热作用：孕激素可促进机体产热，使基础体温升高。在月经周期中，排卵后体温升高便是孕激素作用的结果。可将这一基础体温的改变作为判断排卵日期的标志。

3. 雄激素 卵巢可分泌少量雄激素，适量的雄激素可刺激阴毛的生长，维持性欲。如女性雄激素分泌过量，可引起女性男性化与多毛症。

二、月经周期

卵巢活动受下丘脑－腺垂体的调控，而卵巢分泌的激素使子宫内膜发生周期性变化，同时对下丘脑－腺垂体进行反馈调节。下丘脑－腺垂体－卵巢轴中三者的相互作用和制约表现为正常女性的月经周期及生殖器官形态与功能的周期性变化。以下通过对月经周期及其形成机制的介绍，来阐述女性生殖器官的周期性活动及其调节机制。

（一）月经周期的概念

女性从青春期开始，除妊娠外，卵泡的生长发育、排卵与黄体形成呈现周期性变化，每月一轮，周而复始，称为卵巢周期。在卵巢类固醇激素的作用下，子宫内膜发生每月一次的脱落出血，经阴道流出的现象，称为**月经**（menstruation）。因此，女性的生殖功能具有明显的周期性，这种生殖周期，称为**月经周期**（menstrual cycle，MC）。月经周期的时间界定为本次月经的第一天开始至下次月经来潮的前一天结束。

月经周期的时间有个体差异，平均为 28 d，范围为 20～40 d，但每个女性自身的月经周期相对稳定。通常，女孩子成长到 12～14 岁可出现第一次月经，称为初潮。初潮后一段时间，月经周期可能不规则，经 1～2 年后才趋于规律，逐渐进入性成熟期。到更年期（45～50 岁），月经周期又不规则，而后月经周期停止，进入绝经期。女性进入绝经期可出现或多或少的绝经期综合征（更年期综合征）的表现，如：潮热、心悸、忧虑、抑郁、易激动、失眠，少数人甚至喜怒无常。

（二）月经周期中卵巢和子宫内膜的变化

在月经周期中，子宫内膜会出现一系列形态和功能的变化，根据子宫内膜的变化可将月经周期分为三期，依次为：增殖期，历时约 10 d；分泌期，历时约 14 d；月经期，历时 3～5 d。卵巢周期活动包括卵泡期、排卵期和黄体期，月经周期的前两期处于卵巢周期的卵泡期，而分泌期则与黄体期相对应。

1. 增殖期 从月经停止到排卵为止，即月经周期的第 5～14 天。此期内，卵巢中的卵泡处于发育和成熟阶段，并不断分泌雌激素。雌激素促使子宫内膜增生变厚，其中的血管、腺体增生，但腺体尚不分泌。此期末，卵泡发育成熟并排卵。

2. 分泌期 相当于黄体期。从排卵后到下次月经前，即月经周期的第 15～28 天。此期内，排卵后的残余卵泡形成黄体，继续分泌雌激素和大量孕激素。这两种激素，特别是孕激素能促使子宫内膜进一步增生变厚，其中的血管扩张充血，腺体迂曲并分泌。子宫内膜变得松软并富含营养物质，子宫平滑肌相对较静止，为胚泡着床和发育作好充分准备。

如果排出的卵子受精，黄体则继续生长发育形成妊娠黄体，并继续分泌孕激素和雌激素，从而使子宫内膜不但不脱落，反而继续增厚，形成蜕膜，故妊娠期间没有月经。

3. 月经期　从月经开始至月经停止，即月经周期的第 1～4 天。此期与增殖期相连续，相当于卵泡期。排出的卵子未受精，排卵后 8～10 d，黄体开始退化、萎缩，孕激素、雌激素分泌迅速减少。子宫内膜由于突然失去这两种激素的支持，发生血管痉挛，导致内膜缺血、坏死、脱落和出血，即月经来潮。月经期出血量为 50～100 mL，脱落的子宫内膜混于月经血中。子宫内膜组织中含有较丰富的纤溶酶原激活物，将经血中的纤溶酶原激活为纤溶酶，故经血不凝固。在月经期，由于子宫内膜脱落形成的创面容易感染，应注意保持外阴清洁和避免剧烈运动。

（三）月经周期形成的机制

月经周期的形成主要是下丘脑－腺垂体－卵巢轴活动的结果（图 12－2）。

1. 增殖期的形成　青春期前，下丘脑－腺垂体发育尚未成熟，促性腺激素释放激素（GnRH）分泌很少，使腺垂体的卵泡刺激素（FSH）、黄体生成素（LH）分泌极少，不能引起卵巢和子宫内膜的周期性变化。随着青春期的到来，下丘脑发育成熟，下丘脑分泌的 GnRH 增多，使腺垂体分泌 FSH 和 LH 也增多，FSH 促使卵泡生长发育，并与 LH 配合，使卵泡分泌雌激素。在雌激素的作用下，子宫内膜发生增殖期的变化。此期末，也就是相当于排卵前 1 天左右，雌激素在血中的浓度达到最高水平，通过正反馈作用使 GnRH 分泌进一步增加，进而使 FSH 特别是 LH 的分泌达到高峰，在 LH 峰的作用下，已发育成熟的卵泡破裂排卵。

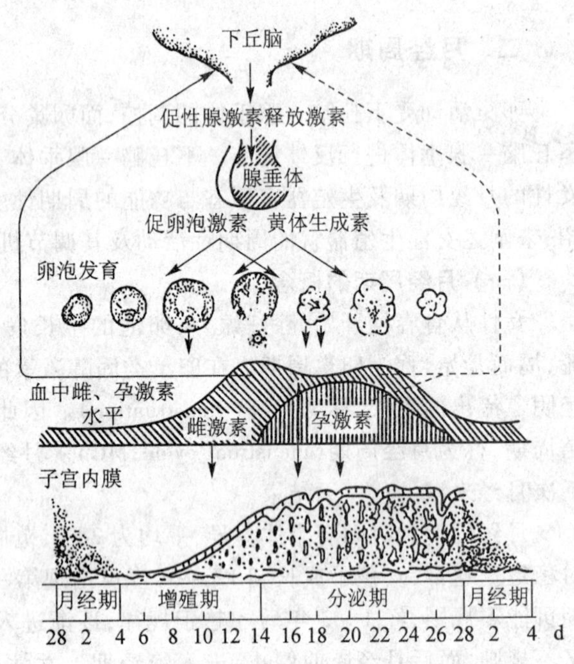

图 12－2　月经周期形成机制

2. 分泌期和月经期的形成　卵泡排卵后，其残余部分在 LH 的作用下形成黄体。黄体分泌雌激素和大量孕激素，特别是孕激素，使子宫内膜发生分泌期的变化。到排卵后第 8～10 天，孕激素在血中的浓度达到高峰，雌激素则出现第 2 次高峰。高浓度的雌激素、孕激素通过负反馈作用抑制下丘脑和腺垂体，使 GnRH、FSH 和 LH 分泌减少，致使黄体开始退化、萎缩，因而，雌激素和孕激素的分泌突然减少，使血中浓度迅速下降到最低水平，子宫内膜由于突然失去了这两种激素的支持，便脱落出血，进入月经期。

血中雌激素、孕激素浓度的降低，对下丘脑、腺垂体的抑制作用解除，GnRH、FSH 和 LH 的分泌逐渐增多，新的月经周期又重新开始。到 50 岁左右，卵巢功能退化，卵泡停止发育，雌激素、孕激素分泌减少，子宫内膜不再呈现周期性变化，月经停止，进入绝经期。

由此可见，子宫内膜的周期性变化受到卵巢周期性活动的严密控制，而卵巢的周期性变化，又受到下丘脑－腺垂体内分泌活动的调控，而且大脑皮质也参与调节。因此，月经周期是较容易受社会和心理因素影响并对身体健康状况较敏感的一种生理过程。强烈的精神刺激、急剧的环境变化、生殖器官疾病以及体内其他系统的严重疾病，均可引起月经失调。月经周期的正常与否可作为判断女性生殖功能与内分泌功能的重要指标。

第三节　妊娠、分娩与避孕

妊娠（pregnancy）是指母体内胚胎的形成及胎儿的生长发育过程，包括受精、着床、妊娠的维持及胎儿的生长发育。**分娩**（parturition）是成熟胎儿及其附属物从母体子宫娩出体外的过程。**避孕**（contraception）是指采用一定方法使妇女暂不受孕。

一、妊娠与分娩

（一）受精与着床

精子和卵子结合的过程称为**受精**（fertilization）。正常情况下，受精的部位在输卵管的壶腹部。因此，只有精子和卵子都能适时地到达这一部位，受精过程才有可能顺利实现。

1. 精子的运行　精子在女性生殖道内运行的过程较为复杂，需要穿过子宫颈管和子宫腔，并沿输卵管运行相当长的一段距离才能到达受精部位。精子运行的动力，一方面依靠其自身尾部鞭毛的摆动，另一方面借助于女性生殖道平滑肌的运动和输卵管纤毛的摆动。一次射出的精液中含数亿个精子，但能到达受精部位的仅有数百个或更少。这是因为精子在运行过程中，要受到多种因素的影响，如阴道内 pH、宫颈黏液的黏度等都可影响精子的运动。精子从阴道运行到受精部位大约需要 30～90 min。

2. 精子获能　精子必须在女性生殖道内停留一段时间后，才能获得使卵子受精的能力，这一过程称为**精子获能**（capacition）。精子在附睾内虽然已经发育成熟，但尚不具备使卵子受精的能力，因为男性的生殖管道内可产生一种称为去获能因子的抑制性物质，对精子有抑制作用。而女性生殖道内，尤其是子宫和输卵管中，含有解除这种抑制作用的物质，主要有 β 淀粉酶、β 葡萄糖苷酸酶、胰蛋白酶及唾液酸酶。因此，在正常情况下，精子只有进入女性生殖道以后，才能获得受精的能力。

3. 受精过程　卵子由卵泡排出后，很快进入输卵管的伞端，依靠输卵管平滑肌的运动和上皮细胞纤毛的摆动到达受精部位（图 12－3）。精子在女性生殖道中可存活 1～3 d，但其受精能力仅可维持 20 h 左右。卵子排出若不受精，24 h 后即行退化。当精子与卵子相遇时，精子的顶体释放顶体酶以溶解卵子外围的放射冠与透明带，协助精子进入卵细胞，这一过程称为顶体反应。当精子进入卵细胞后，卵细胞的性质即发生变化，并产生一些物质，封锁透明带，使其他的精子难以再进入，保证单精受精，此称为透明带反应。精子进入卵细胞后，立即激发卵细胞完成第 2 次成熟分裂，并产生第二极体。进入卵细胞的精子尾部迅速退化，细胞核膨大形成雄性原核，随即与雌性原核融合，形成一个具有 46 条染色体的受精卵。

4. 着床　受精卵在向子宫腔运行途中，一面移动，一面不断进行细胞分裂。大约在受精后的第 4 天抵达子宫腔，此时，受精卵已经形成胚泡。进入宫腔后，开始时处于游离状态，然后透明带消失（孵化）准备附着，大约在受精后的第 8 天，胚泡附着在子宫内膜上，并通过与子宫内膜的相互作用而逐渐进入子宫内膜，于受精后第 10 ~ 13 天，胚泡完全埋入子宫内膜中。这种胚泡进入子宫内膜的过程，称为**着床**(implantation)(图 12 -3)。

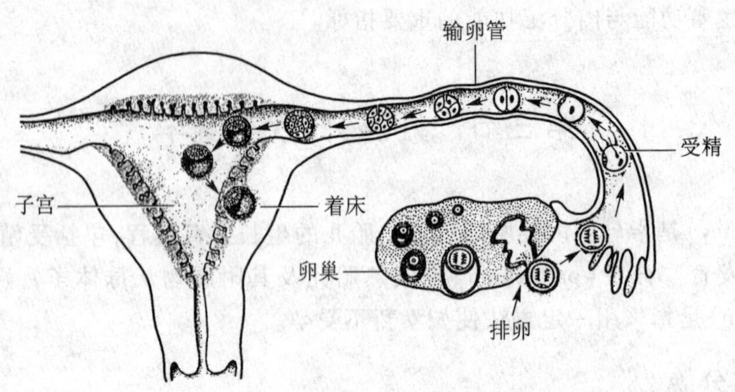

图 12 -3 排卵、受精与着床

人工授精

人工授精(artificial insemination)是指将取得的男性精子注入女性阴道或子宫颈管内，以达到受孕的目的。

体外受精和胚胎移植(in vitro fertilization and embryo transfer, IVF - ET)，是指从妇女体内取出卵子，放入器皿中培养后，加入处理过的精子，待卵子受精后，继续培养。当受精卵分裂成 2 ~ 8 个卵裂球时，再将它转移到妇女子宫内着床，发育成胎儿，直至分娩。由于这个过程的最早阶段是在体外试管内进行，故俗称试管婴儿。世界上首例试管婴儿于 1978 年 7 月 25 日诞生于英国剑桥。我国大陆首例试管婴儿诞生于 1988 年 3 月 10 日，由当时的北京医科大学第三临床医学院妇产科实施成功。

(二) 胎盘激素与妊娠的维持

胚泡着床后，其最外层的一部分细胞发育为滋养层，其他大部分细胞则发育成为胎儿。滋养层细胞发育很快，不久就形成绒毛膜，其绒毛突起可吸收母体血液中的营养成分以供给胎儿。与此同时，子宫内膜也增殖成为蜕膜。这样，属于母体的蜕膜和属于胎儿的绒毛膜共同形成胎盘，实现母体与胎儿之间的物质交换，同时起屏障作用。胎盘还可提供维持妊娠所必需的一些激素。因此，虽然正常妊娠的维持是由多种因素共同完成的，但胎盘在其中起着极重要的作用。下面就胎盘的内分泌功能加以讨论。

胎盘是妊娠期间一个重要的内分泌器官。人类胎盘可以产生多种激素。主要有**人绒毛膜促性腺激素**(human chorionic gonadotrophin, hCG)、雌激素、孕激素和**人绒毛膜生长素**(human chorionic somatomammotrophin, hCS)等。

1. 人绒毛膜促性腺激素　人绒毛膜促性腺激素(hCG)是一种糖蛋白，其生理作用主要有：① 在妊娠早期刺激母体的月经黄体转变为妊娠黄体，并使其继续分泌大量雌激素和孕激素，以维持妊娠的顺利进行。② 抑制淋巴细胞的活性，防止母体产生对胎儿的排斥反应，具有“安胎”的效应。

hCG 在受精后第 8 ~ 10 天就出现在母体血中，随后其浓度迅速升高，至妊娠第 8 周左右达到顶峰，然后又迅速下降，在妊娠 20 周左右降至较低水平，并一直维持至分娩（图 12－4）。由于 hCG 在妊娠早期即可出现在母血中，并由尿排出，因此，测定血或尿中的 hCG，可作为诊断早期妊娠的指标。

2. 雌激素和孕激素　胎盘和卵巢的黄体一样，能够分泌雌激素和孕激素。在妊娠第 8 周后，随着 hCG 分泌的减少，妊娠黄体逐渐萎缩，由它分泌的雌激素和孕激素也减少。此时胎盘分泌雌激素和孕激素逐渐增加，可接替黄体的功能以维持妊娠，直到分娩（图 12－4）。

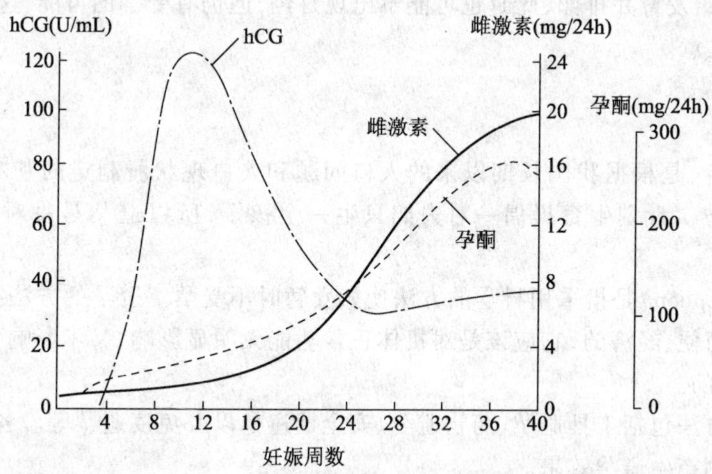

图 12－4　妊娠期人绒毛膜促性腺激素（hCG）、雌激素和孕酮分泌的变化

在整个妊娠期，孕妇血中雌激素和孕激素都保持在高水平，对下丘脑－腺垂体系统起着负反馈作用。卵巢内没有卵泡发育和排卵，故妊娠期无月经。胎盘分泌的雌激素主要为雌三醇，其前体主要来自胎儿。如果在妊娠期间胎儿死于宫内，孕妇的血和尿中雌三醇会突然减少，因此，检验孕妇血或尿中雌三醇的水平，有助于判断是否发生死胎。

3. 人绒毛膜生长素　人绒毛膜生长素（hCS）是一种多肽。最初的动物实验表明，它具有催乳作用，所以曾被称为人胎盘催乳素，但后来的研究发现，它的化学结构、生理作用、生物活性以及免疫特性均与生长素相似，被定名为人绒毛膜生长素。它的主要作用是调节母体与胎儿的糖、脂肪及蛋白质代谢，促进胎儿生长。

（三）分娩与授乳

分娩是指成熟的胎儿及其附属物从子宫娩出体外的过程。人类的孕期约为 280 d。妊娠末期，子宫平滑肌的兴奋性渐渐提高，最后引起强烈而有节律的收缩，驱使胎儿离开母体。分娩过程是一个正反馈过程。分娩时，子宫颈受刺激可反射性地引起催产素的释放，催产素可加强子宫肌的收缩，使子宫颈受到更强的刺激，如此，直至分娩过程完成为止。

预产期推算

这里仅介绍一种简单的公历推算法——时钟法。将妊娠前末次月经的第 1 天的月份加上 9，日期加上 7，即可推算出预产期（注意 12 进制）。如：某妇女妊娠前末次月经的第 1 天为 2009 年 2 月 7 日，则其预产期为 2009 年 11 月 14 日。

妊娠后，由于催乳素、雌激素、孕激素分泌增加，使乳腺导管进一步增生分支，并促进腺泡增生发育，但尚不泌乳，因为此时血中雌激素、孕激素浓度过高，能抑制催乳素的泌乳作用。分娩后，由于胎盘的娩出，雌激素和孕激素的浓度大大降低，对催乳素的抑制作用解除，于是，乳腺开始泌乳。在哺乳过程中，婴儿吸吮乳头，可引起排乳反射，促使乳汁排出。

由哺乳引起的高浓度催乳素，对促性腺激素的分泌具有抑制作用。因此，在哺乳期间可出现月经暂停，一般为 4 ~6 个月，它能起到自然调节生育间隔的作用。但其中也有部分妇女，在激素作用下，卵泡又开始发育并排卵，此时也可能不出现月经，但仍有受孕的可能，这种现象在计划生育工作中应予以注意。

二、避孕

实行计划生育，是根据我国长期以来的人口问题和人口现状所制定的基本国策，是优生优育的重要组成部分。计划生育提倡一对夫妇只生一个孩子，所以避孕是每对夫妇必须面对的问题。

避孕(contraception)是指采用科学的方法使妇女暂时不受孕。避孕的方法很多，理想的方法应是安全、有效、简便、经济的，它应该是对机体正常功能无明显影响，又不影响下一代发育，而且最好是长效、可逆的。

常用的避孕方法包括工具避孕、药物避孕、安全期避孕以及免疫避孕等。各类避孕方法主要通过以下几种机制产生避孕效果。

(一) 抑制卵子或精子的生成

目前应用的女性避孕药，多为人工合成的高效能性激素，包括雌激素(如炔雌醇等)和孕激素(如炔诺酮等)。使用后，血中雌激素和孕激素的浓度明显升高，通过负反馈作用抑制下丘脑-腺垂体-卵巢轴的功能，从而抑制卵泡发育与排卵；孕激素类药物还使子宫颈黏液的分泌量减少、黏稠度增加，阻碍精子的通过。男性服用棉酚可阻碍精子的生成。

(二) 阻止精子和卵子的相遇与结合

利用避孕工具，如男性用安全套、女性用阴道隔膜等，可阻止精子进入阴道、子宫腔。安全套的使用，同时也大大地减少了性病的传播。控制性生活时间，如安全期避孕法，使精子和卵子错过相遇的机会，但这种避孕措施不太可靠，因为女性排卵时间受多种因素的影响。

(三) 使女性生殖道内环境不利于精子获能和生存

激素可以影响精子的获能，如给予孕激素，精子在子宫内就不能获能。

(四) 改变宫腔环境使之不适宜胚泡的着床与生长

如使用宫内节育器，节育器可使宫腔内体液环境发生变化，使内膜内核苷酸酶、酸性磷酸酶与碱性磷酸酶等活力增加，从而影响受精卵的生长、发育和着床。在性交后给予大剂量的雌激素，可影响子宫内膜腺体发育和分泌，干扰着床时的激素水平，破坏雌激素和孕激素在数量上、时间上的精细平衡或使受精卵提早或推迟进入宫腔，从而破坏胚泡与子宫内膜的同步发育，达到避孕的目的。

可实行的避孕措施种类很多，应当根据自身情况，在医生的指导下选择。人工流产对孕妇身心可造成危害，因而只作为避孕失败的补救措施，不应作为主要节育措施来对待。

绝育

绝育是指采用手术方法达到永久性不育的目的。女性绝育通常采用输卵管结扎术或黏堵术;男性绝育,通常采用输精管结扎术或黏堵术。

1. 输卵管结扎术 基本方法是切断双侧输卵管,在断端结扎。该手术阻断了卵子与精子相遇,达到绝育目的,但不影响卵巢分泌雌、孕激素的功能和生卵作用。所以,结扎输卵管不影响女性副性征、生殖周期及性功能,也不影响机体的功能。

2. 输精管结扎术 基本方法是在阴囊根部剪断双侧输精管,在断端结扎,从而阻断了精子排出的途径,达到绝育目的。输精管结扎后,性生活时仍有不含精子的精液即精浆排出。施行该手术,不影响男性副性征、性欲和性功能,亦无害于健康。

三、社会心理因素对生殖的影响

社会心理因素与生殖过程有着密切关系,对生殖的影响也是多方面的,包括对男性精子的生成,女性月经周期、妊娠的发生和发展、母体的健康和胎儿的发育等很多方面。

(一)对男性生殖功能的影响

精神过度紧张或强烈精神刺激以及环境污染等因素对男性生殖细胞的数量和质量都可产生影响;此外,紧张的心理状态或过强的精神压力还可能会导致男性性欲减弱,性功能障碍等。

(二)对月经周期的影响

强烈的精神刺激,急剧的环境变化以及体内其他系统的严重疾病,往往能引起月经失调,如周期紊乱、月经过多、经期延长等。

(三)对妊娠的影响

长期忧虑、抑郁或恐惧,可造成不孕,这种情况的不孕患者一般在不利因素解除后,可恢复受孕能力。

(四)对妊娠过程的影响

良好的心态、融洽的生活和工作环境,可使妊娠过程顺利进行;动荡的社会环境和自然灾害以及环境污染、紧张、恐惧的心理状态等,均可影响胚胎的发育,甚至导致流产。

(五)对胎儿发育的影响

社会和心理因素不仅影响孕妇本人,而且还将影响胎儿的生长发育。调查发现,在妊娠期间,情绪良好的妇女所生的子女,无论在精神上还是躯体上都优于情绪不佳的妇女所生的子女。

良好的社会环境及健康的心态,对两性的生殖活动是有利的;不良的社会和心理因素则会引起相反的结果。此外,值得注意的是,生殖活动的某些过程,尤其女性月经期、妊娠期以及绝经期的功能变化,将对心理产生显著影响,此时女性可能会产生一些不良的心理变化,对社会和心理因素的刺激更加敏感,故在这些阶段,女性更应该积极适应社会,乐观调适自己,保持良好的情绪,维持健康的心态。

学习要点

（一）男性生殖

1. 睾丸的功能　睾丸具有产生精子和分泌激素的双重功能。雄激素（主要是睾酮）的主要生理作用是：① 刺激雄性附性器官的发育并维持它们处于成熟状态。② 刺激男性副性征的出现，并维持它们的正常状态。③ 维持正常性欲。④ 促进蛋白质的合成。

2. 睾丸功能的调节　睾丸活动一方面受下丘脑 GnRH 和腺垂体 FSH、LH 的控制，另一方面睾酮对下丘脑－腺垂体有反馈抑制作用，从而保证睾丸活动的稳定。

（二）女性生殖

1. 卵巢的功能　卵巢具有产生卵子和分泌雌激素、孕激素的双重功能。

（1）雌激素的主要作用　① 对生殖器官的作用主要是刺激性器官的发育并维持它们的成熟状态。② 促进女性副性征的出现。③ 对代谢的影响是促进蛋白质的合成，加强钙盐沉着，促进骨骼生长，促进水、钠潴留。

（2）孕激素的作用　通常在雌激素作用的基础上产生效应，主要是保证受精卵着床和维持妊娠：① 使子宫内膜产生分泌期变化，降低子宫平滑肌的活动。② 促进乳腺腺泡发育。③ 产热作用，使基础体温在排卵后升高 0.5 ℃左右，在分泌期维持于此水平。

2. 月经周期　月经是指在卵巢类固醇激素的作用下，子宫内膜发生每月一次的脱落出血，经阴道流出的现象。女性的生殖功能具有明显的周期性，特称月经周期。在月经周期中，子宫内膜会出现一系列形态和功能的变化，根据子宫内膜的变化可将月经周期分为三期：依次为增殖期、分泌期、月经期。月经周期形成主要是下丘脑－腺垂体－卵巢轴活动的结果。

（三）妊娠、避孕与胎盘激素

1. 妊娠与避孕　妊娠是指母体内胚胎的形成及胎儿的生长发育过程。避孕是指采用科学的方法使妇女暂时不受孕。

2. 胎盘激素及其作用

（1）人绒毛膜促性腺激素　主要作用是使母体卵巢中的黄体变成妊娠黄体，妊娠黄体分泌大量的孕激素和雌激素；降低淋巴细胞活力，防止母体产生对胎儿的排斥反应，达到“安胎”效应。

（2）孕激素和雌激素　接替妊娠黄体的功能，以维持妊娠，直至分娩。

（郭　兵）

第十三章 老年生理

学习目标

了解衰老的主要特征、人的寿命及其影响因素、延缓衰老的途径。

人的衰老是生命发展的自然规律。一般认为45岁以前是生命的发育成熟期,45岁以后开始进入衰老时期,而65岁以后则明显进入老年期。我国按联合国的有关规定,确认年满60岁者为老年人。在老年期,人各部分组织结构、各种生理功能和心理行为都发生退行性变化,称为生理性老化,即衰老。

第一节 衰老的表现和原因

人的衰老是一个渐进的、连续的、不平衡的过程,个体的表现不尽相同,人们对衰老过程和原因尚未完全认识清楚。本节主要介绍目前大家比较认同的衰老的表现和原因。

一、衰老的表现

人体随着年龄的增长,将出现毛发变白、牙齿脱落、肌肉萎缩、血管硬化、记忆力减退、代谢功能下降、免疫力和储备力降低等老化现象。个别器官的功能甚至丧失(如老年妇女的卵巢停止排卵)。细胞结构方面表现为细胞萎缩、数量减少、细胞内脂褐素沉积、组织纤维化等。体内各器官、系统在衰老过程中的表现各不相同。

(一)循环系统

随着年龄的增长,人的动脉血管逐渐硬化,老年人的心脑血管改变大多由此引起。老年人的动脉硬化,对血压的缓冲能力减弱,引起收缩压明显增高,舒张压也增高,使心脏的后负荷增大,可引起心肌肥大和心室扩大。老年人心肌硬度增加,顺应性降低,心力储备减少,如果突然遇到过重的负荷,易引起心力衰竭。

冠状动脉硬化,可使心肌供血量减少,导致心肌营养不良,心排血量减少。据测定,65岁的老年人的心排血量仅为年轻人的60%~70%。

静脉血管壁弹性降低,可造成静脉血流缓慢,易发生静脉淤血。颈动脉窦、主动脉弓压力感受器敏感性降低,对血压的调节能力减弱,从卧位突然转变为直立位时,易发生直立性低血压。

（二）消化系统

老年人的消化道平滑肌萎缩，胃肠运动功能减弱，易发生胃、肠下垂。食物在消化道中停留时间过长，易发酵产气，水分吸收过多，引起便秘。牙齿脱落，咀嚼功能减弱，味觉减退使食欲减退，消化腺分泌的消化液减少，食物的消化、吸收功能均减弱，易发生营养不良。肝萎缩，肝功能减退，胆囊的收缩功能减弱，胆汁在胆囊中过度浓缩，胆固醇沉积，易发生胆囊疾病。

（三）呼吸系统

老年人的呼吸道管壁萎缩变薄，管腔扩大，肺泡扩张、融合，易发生肺气肿，此时呼吸膜的总面积缩小，毛细血管数目减少；呼吸肌萎缩，胸廓变形，肺组织萎缩，弹性减退，使胸廓和肺的扩张均受限，顺应性降低，肺活量减小，以上两方面均可使肺的通气效率和换气效率降低。所以老年人的呼吸频率比年轻人快，体力活动时更明显。

（四）神经系统

老年人的脑动脉硬化，血流量减少，脑组织逐渐萎缩，脑室和蛛网膜下腔扩大，脑细胞的代谢水平降低，细胞中的脂褐素增加，均严重影响脑细胞的功能，表现为健忘、感知觉减退、思维的敏感性降低、学习能力和语言能力下降等。再加上神经纤维的传导速度减慢，使机体的调节能力和适应环境的能力减弱。但一般智力并不减退，情绪体验的强度和持久性反而提高。

老年人对事物的兴趣范围变小，易产生孤独感、自卑感，行为、思维刻板，易产生焦虑、恐惧、抑郁等心理状态。老年人的心理变化虽然有一些共性，但个体之间存在明显的差异，生理衰老和心理衰老也不是平行的，有些人未老先衰，而有些人在古稀之年仍能保持旺盛的精力。

（五）泌尿系统

老年人的肾萎缩，有效肾单位减少，肾小动脉硬化，血流量减少，使肾小球的滤过率减小、肾小管和集合管的重吸收及分泌功能降低。肾对尿的浓缩能力减退，易发生多尿。膀胱萎缩，纤维组织增生，膀胱容量减少，括约肌萎缩，尿道因纤维化而变硬，再加上神经的调控能力降低，易发生尿频、尿失禁和夜尿多等现象。

（六）其他系统

老年人的感觉器官萎缩退变，感觉功能降低。晶状体弹性降低，表现为老视。中耳的鼓膜、听骨链僵硬和听神经退变，听力下降，甚至出现老年性聋。其他各种感觉器官的功能均有不同程度的减退，各种相应的感觉功能也随之下降。

老年人的骨骼肌萎缩，肌腱僵硬，弹性降低，收缩力减弱；骨质中骨胶原和黏蛋白含量减少，骨质疏松而易变形，钙盐沉积过度，使骨的脆性增加而易骨折。几乎所有的老年人都伴有不同程度的骨质增生，多发生在脊柱的骶段和腰段。关节软骨磨损并纤维化，关节囊硬化，关节的灵活性降低。椎间盘萎缩变薄，脊柱变短且易弯曲，故老人的身高降低。

老年人的性腺萎缩，功能减退。性器官和副性征逐渐退变，但性欲仍可保持。男性的精子生成减少，精子活力降低。女性的卵巢排卵不规则，月经不调，直至排卵停止、闭经，失去生育能力。从壮年期到老年期往往有一个过渡时期称为更年期，女性在45～50岁，男性在55～65岁。在更年期，由于内分泌失去平衡，自主神经功能失调，会引起一系列生理功能的改变，如头晕、耳鸣、眼花、失眠、焦虑、易激动、记忆力减退、心悸、肥胖、关节肌肉疼痛等表现。这些表现有很大的个体差异，一般女性较男性明显。

老年人甲状腺功能减退，代谢水平降低，怕冷、倦怠。血液中胆固醇含量增高，可使动脉硬化加快。肾上腺皮质功能减退，对外伤、感染等有害刺激的应激能力减弱。胰岛 B 细胞功能降低，细胞膜胰岛素受体减少，可使血糖水平升高，易患糖尿病。

细胞的衰老

生物体内的绝大多数细胞都要经过未分化、分化、衰老、死亡这几个阶段。可见，细胞的衰老和死亡也是一种常见的生命现象。我们知道，生物体内每时每刻都有细胞在衰老、死亡，同时又有新增殖的细胞来代替它们。各种细胞的寿命很不一样。一般来说，能够保持继续分裂能力的细胞是不容易衰老的，寿命比较长。

细胞衰老的过程是细胞内生理和生化发生复杂变化的过程，最终反映在细胞的形态、结构和功能上发生了变化，因而具有细胞衰老的主要特征：① 衰老的细胞内水分减少，结果使细胞萎缩，体积变小，细胞新陈代谢的速度减慢。② 衰老的细胞内，有些酶的活性降低。③ 细胞内的色素会随着细胞衰老而逐渐积累。由于细胞内脂褐素占有的面积增大，阻碍了细胞内物质的交流和信息的传递，影响细胞正常生理功能的进行，最后导致细胞的衰老和死亡。④ 衰老的细胞内呼吸速度减慢，细胞核体积增大，染色质固缩、染色加深。⑤ 细胞膜通透性改变，使物质运输功能降低。

关于细胞衰老的原因，历来是研究人员极为关注又很难回答的课题。近几十年来，先后提出过多种假说，例如，体细胞突变和 DNA 损伤论、自由基理论和细胞程序死亡理论，等等。但是，至今还没有一种假说能够真正揭示细胞衰老的原因。目前的科研工作表明，细胞衰老可能是多种内因和外因共同作用的结果。

二、衰老的原因

关于人体衰老的原因至今也没有认识十分清楚，目前比较认同的学说有以下几种。

（一）遗传因素学说

遗传因素学说认为，人的衰老过程是由基因决定的。根据之一是随着年龄的增长，细胞核中的染色体会发生一些规律性的变化，如端粒逐渐变小。根据之二是每一种动物都有自己的最长寿命，如鼠类约 3 年，狗约 20 年，人约 100 年等。根据之三是人的寿命具有家族特点，尤其是同卵双胞胎的相关性最大。按照该学说，衰老是人体固有的、随着时间推进的退变过程，即人体的生长、发育、成熟、衰老和死亡都是按照遗传程序进行的。有人根据生物的中心法则提出差错学说，认为生命就是蛋白质，蛋白质的衰老、衰变就是生命的衰老和终结。有些学者认为，衰老的产生是由于核蛋白对基因的失控，组蛋白可以调节全部基因的活性，一般情况下 90% 的基因都被抑制着。因此，当组蛋白异常时，激活了那些平时不用的基因，从而启动、加速了衰老的步伐。还有人提出生物钟学说，认为人一出生后，其细胞的新陈代谢、生长、发展、繁殖和衰老、死亡都已经按照固定的程序，像时钟一样安排好了的。这一时钟，生物学家称之为“生命钟”或“寿命钟”。由于生命钟是在种系发生发展过程中形成的，所以个体生命一出生就在产生个体的生殖细胞性染色体中的遗传基因内遗传下来。因此，个体寿命的长短、衰老的程序是一代一代传下来的，是由遗传基因严密控制的。

（二）环境因素学说

环境因素学说强调内、外环境因素在衰老过程中的作用。如自由基学说认为，自由基是在机体的代谢过程中产生的，是一种带有奇数电子的、具有高度自由能的强氧化剂，它可使细胞膜中的不饱和脂肪酸发生过氧化作用，使膜的通透性改变，信息传递功能发生障碍；自由基易与细胞中的蛋白质、核酸等物质发生反应，使蛋白质变性，从而导致细胞衰老。由脂质过氧化产生的脂褐素，可随年龄的增长积聚于脑、心等器官的组织细胞中，使其功能下降。近年来研究发现，免疫力下降与衰老的发生、发展有密切的关系，老年人的胸腺萎缩，脾的免疫功能降低，各种特异性受体减少，而自身免疫现象却大为增强，从而导致老年人免疫功能低下，各种自身免疫性疾病逐渐增加，促使了衰老的发生。

遗传因素学说和环境因素学说分别反映了衰老过程中内因和外因的作用，两者相互联系、相互作用，促使衰老的发生和发展。

第二节 延缓衰老

医学的任务之一就是延缓人的衰老过程，延长人的寿命。就目前的认识水平而言，要达到以上目的，就要从青少年时期开始，按人体的正常生命活动规律，通过自我保健、家庭保健和社会保健，使人体各个器官系统的衰老速度延缓，才能达到健康长寿的目的。

一、养成科学的饮食习惯

老年人消化系统的功能减退，所以要食用一些营养丰富又易于消化的平衡膳食，使每日的热量消耗和食物供给的热量基本平衡，避免热量过剩引起肥胖。应鼓励老年人选择荤素杂食，多吃易消化的高蛋白质食物，保证每日每千克体重有1.0～1.5 g的蛋白质供给。脂肪的摄入量每日每千克体重不超过1.0 g，并应选择富含不饱和脂肪酸的植物油为主。要限制食盐的摄入量，每日不超过6 g。老年人易缺钙、铁、碘，在饮食方面应予以注意。维生素在抗氧化、抗衰老、促进钙的吸收等方面有很强的作用，因此老年人应多吃蔬菜、水果，以保证足够的维生素供应。另外，应注意摄入适量的纤维素，以预防便秘的发生。

二、适度的体力活动

适度的运动和劳动，能延缓肌肉的萎缩，减慢骨质疏松、骨质增生和关节的退行性变，并使循环、呼吸系统得到锻炼。还能保持大脑对人体功能的调节作用不至衰退，预防并延缓帕金森病、增生性骨关节炎等老年性疾病的发生。但是，老年人的运动和劳动要量力而行，合理安排，循序渐进，经常坚持，注意安全。

三、保持良好的心理状态和乐观的情绪

人类的大脑是结构和功能最复杂的器官，它调控着人体的各种功能。研究表明，神经细胞只有在不断的适宜刺激作用下才能保持其形态结构和功能的完整，已经衰老萎缩的神经细胞在适宜刺激的作用下甚至可以出现一定程度的新生。所以，积极合理地用脑，适当增加脑的血液供应，能起到促进神经细胞代谢、延缓大脑衰老过程的作用。老年人经常参加社会活动、从事家务劳动、写诗作画、种花养草等，都有利于推迟大脑衰老的发生。

四、养成良好的生活习惯，积极防治疾病

不良的生活习惯，不仅能使人过早地衰老，而且可能导致疾病的发生。据临床研究，心脑血管疾病、恶性肿瘤、糖尿病、呼吸系统疾病等均与生活习惯密切相关。因此，良好的生活习惯，如合理的休息、充足的睡眠、不吸烟、控制饮酒等均对人的健康长寿大有益处。

研究认为，人的生理年龄应在 100 岁以上，但在实际生活中，能活到 100 岁的人非常少见。造成人过早死亡的主要原因是疾病，目前占死因前三位的疾病是心脑血管疾病、恶性肿瘤、呼吸系统疾病。如果能延缓或控制这些疾病的发生，人的寿命可能增加 10 年左右，预防这些疾病的过早发生应从中年甚至青年时代就开始。到了老年则应该定期检查身体，对疾病做到早发现、早治疗，以一种积极的态度安度晚年。

老年人用药

人们在进入老年后，身体的各个组织器官（如脑、心、肝、肾）的功能不断衰退，自身免疫力下降，患病的机会增多，用药的频率及数量也比青年和壮年人都高。药物的不良反应发生率也高。根据美国波士顿药物监测中心的报告，65 岁以上老人的药物不良反应发生率是年轻人的 2～5 倍。老年人的肝、肾功能随着年龄的增长而越趋降低，肝内药物代谢酶活性降低，由此药物在体内的解毒、分解、排泄过程变得缓慢。代谢速度的迟缓使药物容易在体内积蓄，引起中毒。肾功能的退化使药物及其代谢产物排泄减少。为此，老年人用药时要特别注意。为防止发生药物的副作用、毒性反应和过敏反应，要结合老年人的疾病状况、健康水平以及用药史、过敏反应史、家族史、目前用药情况以及个体特点综合考虑，适当给药。① 老年人用药剂量要适当，不宜太大。60 岁以上的老年人，其用药量相当于成人用药量的 3/4，对 80 岁以上的老年人，只能给予成人量的 1/2。② 严格掌握药物指征，一定要对症下药，切忌滥用药物。对一些老年慢性病患者，应尽量不用或少用药物治疗，多用其他疗法，如针灸、按摩、理疗及锻炼与饮食相结合等方法。③ 在用药过程中，如发生与原疾病无关的症状，应及时停药，或改用其他安全有效的药物，若不良反应严重，应及时送医院抢救，以防止发生不测。④ 老年人常同时患多种疾病。在用药时，应根据病情的轻重缓急，先服用治疗急、重病症的药物，待病情稳定后，再适当兼顾其他病症的治疗而服用其他药物。

学习要点

人到老年，各个器官、系统的结构发生萎缩，功能随之降低，各种疾病也更易发生，这些都将严重影响老年人的身体健康和寿命。虽然人们目前对人衰老的原因提出了许多假说，但是每一种假说都不能说明所有问题，衰老很可能是多方面因素综合作用的结果。在目前认识水平的基础上，只有运用科学的方法养成良好的生活习惯，保持乐观向上的生活态度，积极防治疾病，才能达到延年益寿的目的。

（丁玉琴）

参考文献

[1] 刘爱玲. 生理学. 5版. 北京:人民卫生出版社,2003.

[2] 朱大年,王庭槐. 生理学. 8版. 北京:人民卫生出版社,2013.

[3] 姚泰. 生理学. 2版. 北京:人民卫生出版社,2010.

[4] 朱文玉,田仁,孔晓霞. 人体生理学. 3版. 北京:北京大学医学出版社,2008.

[5] 吴博威. 生理学. 2版. 北京:人民卫生出版社,2007.

[6] 李国彰. 神经生理学. 北京:人民卫生出版社,2007.

[7] 钟国隆. 生理学. 4版. 北京:人民卫生出版社,2002.

[8] 窦肇华. 人体结构与功能. 北京:人民卫生出版社,2001.

[9] 张冬梅. 生理学. 2版. 北京:科学出版社,2008.

[10] 范少光. 人体生理学. 3版. 北京:北京大学医学出版社,2006.

[11] 王庭槐. 生理学. 2版. 北京:高等教育出版社,2008.

[12] 朱思明. 生理学纲要. 2版. 北京:北京科学技术出版社,2003.

[13] 朱文玉. 医学生理学. 2版. 北京. 北京大学医学出版社,2009.

[14] 张守信,金连弘. 神经生物学. 北京:科学出版社,2002.

[15] 吴庆余. 基础生命科学. 2版. 北京:高等教育出版社,2006.

[16] 夏强. 医学生理学. 北京:科学出版社,2002.

[17] 宋今丹. 医学细胞生物学. 3版. 北京:人民卫生出版社,2004.

[18] 范少光,汤浩. 人体生理学(双语教材). 北京:北京医科大学出版社,2000.

[19] 徐承焘,曹承刚. 人体结构功能学. 北京:中国协和医科大学出版社,2003.

[20] 杨昌辉. 正常人体学. 郑州:郑州大学出版社,2004.

[21] 倪江. 生理学. 北京:人民卫生出版社,2000.

[22] 张镜如. 生理学. 4版. 北京:人民卫生出版社,2001.

[23] Hammond C. Cellular and molecular neurobiology. 2nd ed. London:San Diego:Academic Press,2001.

[24] Davies A,Blakeley AGH,Kidd C. Human physiology. Edinburgh:Churchill Livingston,2001.

[25] 冯志强. 生理学. 北京:科学出版社,2007.

[26] 孙久荣. 神经解剖生理学. 北京:北京大学医学出版社,2004.